小児鍼の基本

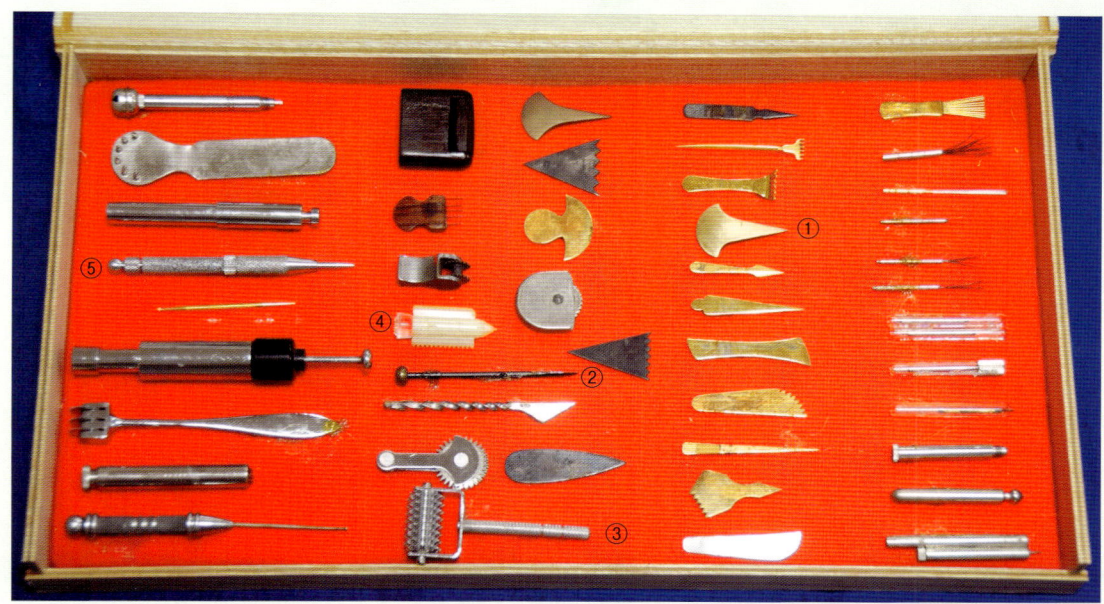

①米山式イチョウ鍼，②大師はり，③ローラー鍼，④セイリン製ディスポーザブル小児鍼，⑤振り子鍼

■ **小児鍼の種類**（森ノ宮医療学園はりきゅうミュージアム所蔵）

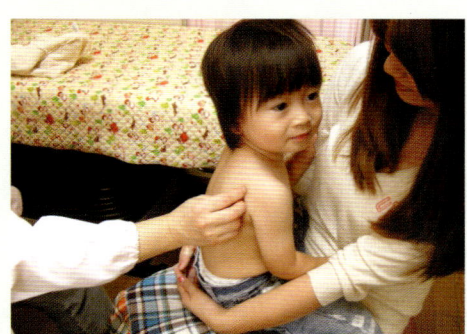

● 安定感のある姿勢

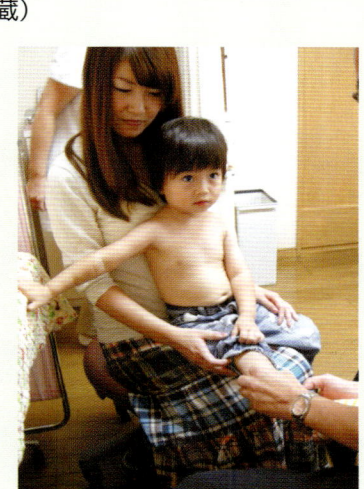

● 前向きでの姿勢

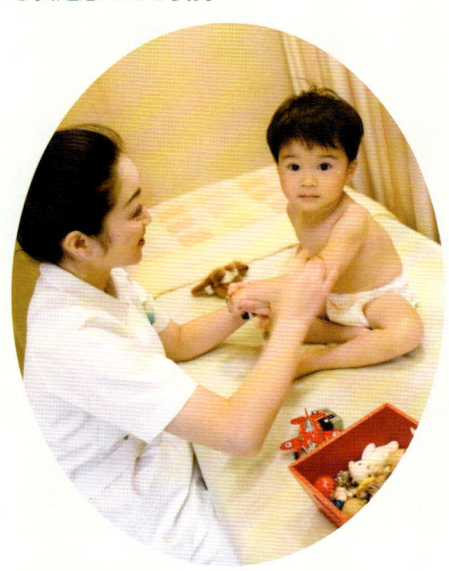

● 慣れた幼児のベッドでの姿勢

■ **乳幼児の基本姿勢**

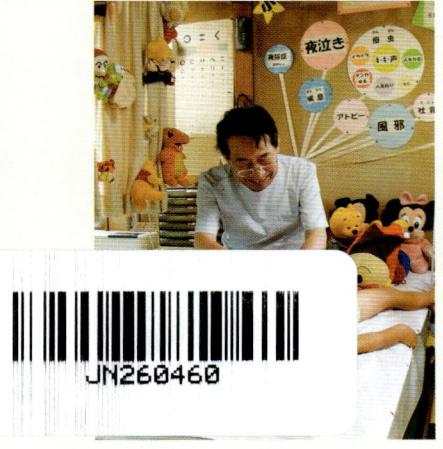

● 腹部打診（大師はり）

小児鍼の診察法と実際

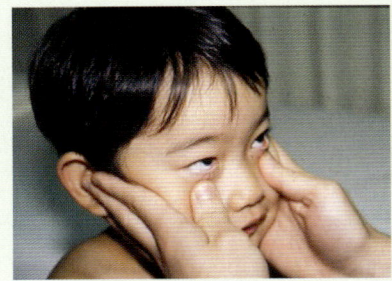
●眼・結膜を診る

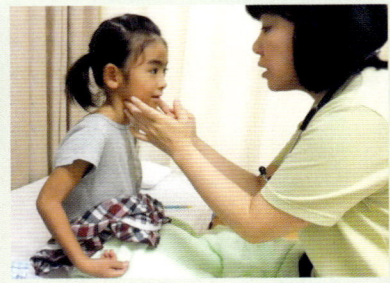
●頸部・顎下リンパ節を診る

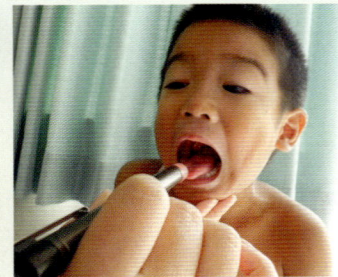
●口腔内視診

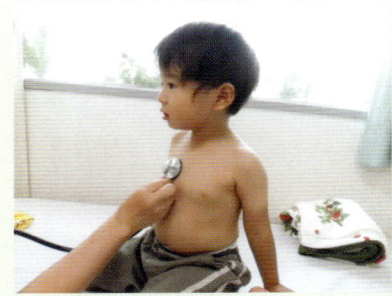
●胸部の聴診

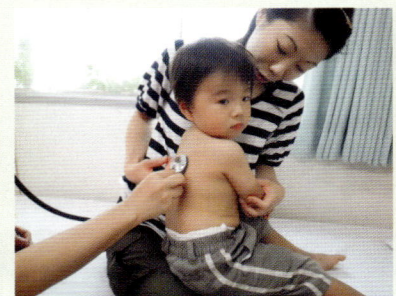
●背部の聴診

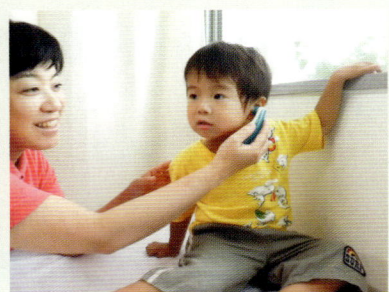
●検　温

■基本的な診察法

弱〜中刺激　　　　　強刺激

接触鍼
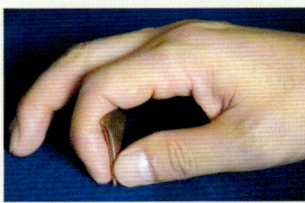

摩擦鍼
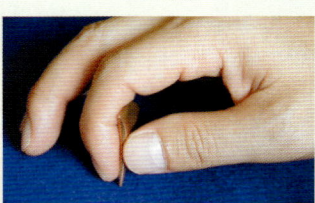
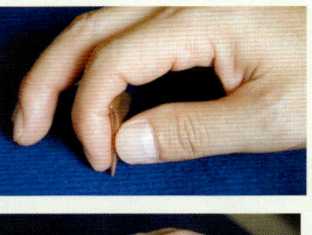

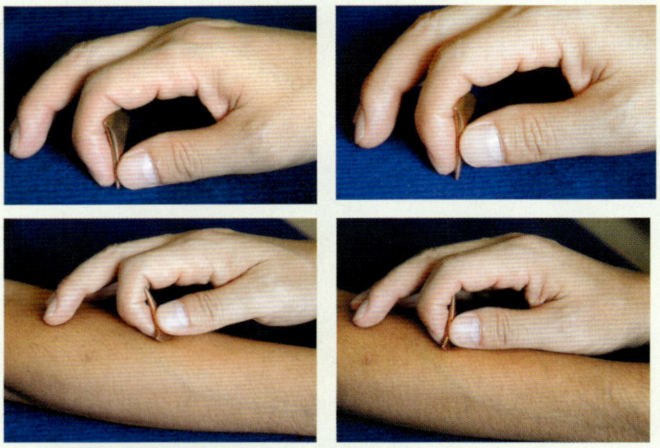

●米山式イチョウ鍼での接触鍼・摩擦鍼
（刺激の差による小児鍼の持ち方）

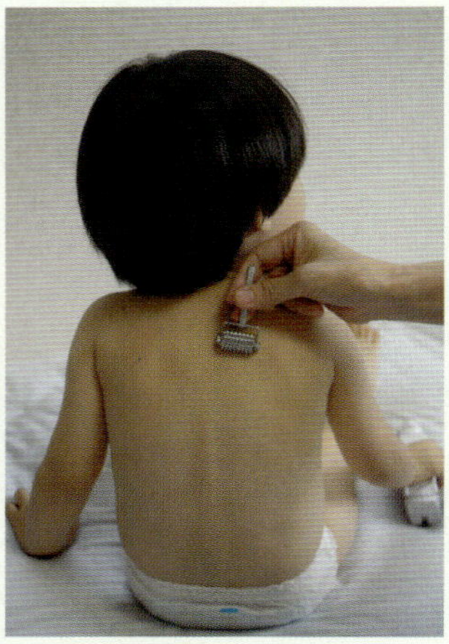

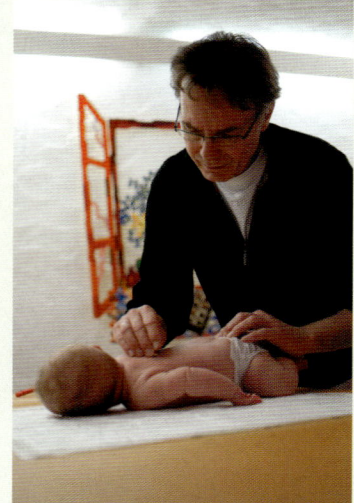
●ローラー鍼による摩擦鍼

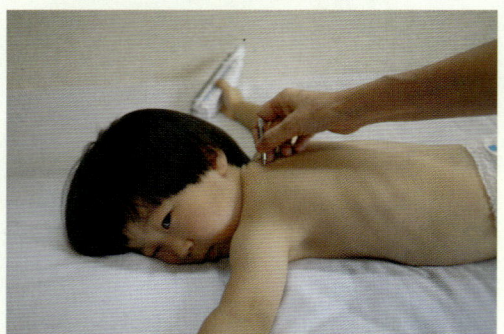
●振り子鍼による接触鍼

■小児鍼の実際

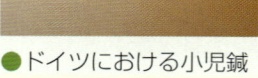
●ドイツにおける小児鍼

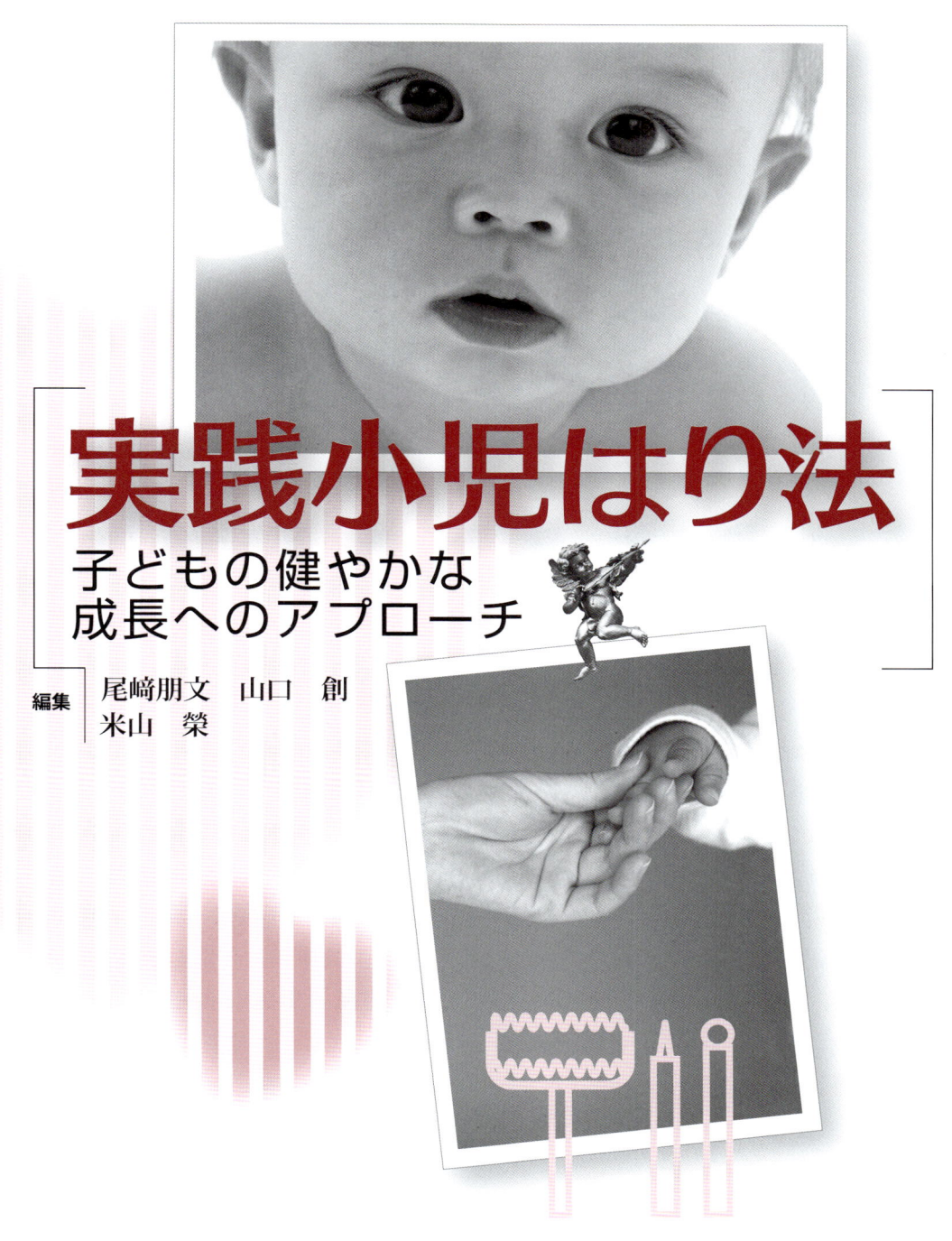

[実践小児はり法]

子どもの健やかな
成長へのアプローチ

編集 尾﨑朋文　山口　創
　　　米山　榮

医歯薬出版株式会社

編集・執筆者一覧

● **編　集**／尾﨑　朋文・山口　　創・米山　　榮

● **執筆者**（執筆順）

尾﨑　朋文	（おざき　ともふみ）	森ノ宮医療大学保健学部鍼灸学科教授，森ノ宮医療学園専門学校副校長
山口　　創	（やまぐち　はじめ）	桜美林大学　心理・教育学系教授
久徳　重和	（きゅうとく　しげかず）	医療法人健育会　久徳クリニック院長
鈴木　　信	（すずき　しん）	（一社）日本小児はり学会理事，米山鍼灸院院長
横山　浩之	（よこやま　ひろゆき）	森ノ宮医療学園はりきゅうミュージアム研究員
長野　　仁	（ながの　ひとし）	北里大学東洋医学総合研究所客員研究員・鍼灸鴻仁院長
谷岡　賢徳	（たにおか　まさのり）	（一社）日本小児はり学会理事，大師はり灸療院院長
久保　晴美	（くぼ　はるみ）	福井県鍼灸師会理事，久保鍼灸院院長
篠原　新作	（しのはら　しんさく）	日本スキンタッチ協議会議長，徳島県鍼灸師会会長
清水　尚道	（しみず　なおみち）	（一社）日本小児はり学会理事，森ノ宮医療学園理事長，清水鍼灸院
首藤　順子	（しゅとう　じゅんこ）	大師流小児はりの会本部副会長，首藤鍼灸院
永澤　充子	（ながさわ　みちこ）	永澤鍼灸院院長
井上　悦子	（いのうえ　えつこ）	（一社）日本小児はり学会理事，森鍼灸院
杉原　朝香	（すぎはら　あさか）	日本スキンタッチ協議会理事，スギハラ鍼灸院
菊谷　敏士	（きくたに　さとし）	森ノ宮医療学園附属みどりの風鍼灸院
惠美公二郎	（めぐみ　こうじろう）	（一社）兵庫県鍼灸師会会長，（一社）日本小児はり学会会長，学校法人兵庫医療学園理事
米山　　榮	（よねやま　さかえ）	米山クリニック院長，Yoneyama-Acu-Therapy 院長
Thomas Wernicke	（トーマス・ヴェルニケ）	国際日本伝統医学協会会長
（訳）Frank Büttgen	（フランク・ビュトゲン）	国際日本伝統医学協会副会長
Thomas Nash	（トーマス・ナッシュ）	Pacific College of Oriental Medicine（PCOM）New York 校　漢方学科・学科長（MA. MS. LAc）
（訳）吉田美智子	（よしだ　みちこ）	森ノ宮医療大学講師，清香堂鍼灸院

This book was originally published in Japanese
under the title of：
Jissen Syouni Hari Hou
(Shonishin, pediatric acupuncture—for the well-being of children—)

Editors：OZAKI, Tomofumi et al.
Associate Professor,
Morinomiya University of Medical Sciences

Ⓒ 2012　1st ed.

ISHIYAKU PUBLISHERS, INC.
　7-10, Honkomagome 1 chome, Bunkyo-ku,
　Tokyo 113-8612, Japan

序

　小児鍼（しょうにしん，しょうにはり）は，日本を起源とし，昭和時代までは関西，特に大阪を中心に盛んに行われていた治療法である．毫鍼のように体内へ刺鍼せず，皮膚刺激による治療であるため，衛生面での問題も少ない，安心・安全で，患児にとっても心地よい治療法であることから，日本鍼灸を代表する治療法の一つとして，世界に大いにアピールできるものであると確信している．

　小児鍼は簡便な治療法であるが，全国的に普及していないのは，少子化や核家族化，啓蒙不足などの問題だけではない．小児鍼の実態調査の結果，卒前・卒後での知識・技術の不足によって，近年，小児鍼ができない鍼灸師が増えていることも原因の一つであることがわかった．

　そこで，実践方法に加えて，鍼灸師が自信を持って小児鍼ができるようになることを本書の目的の一つとして内容を検討した．もちろん，技術の習得には日々の努力が必要であるが，技術力アップのヒントが本書には随所に盛られている．

　また，技術習得のベースとして小児鍼の歴史的背景，小児の成長発達や西洋医学的診察，さらに子育て論や保護者への対応の仕方など，小児に関するあらゆる分野からのアプローチを惜しげもなく披露し，小児鍼では類を見ない書物になったと自負している．

　鍼灸師のみならず，保育士，コメディカルスタッフ等，小児にかかわる方々にも小児鍼を理解していただけるよう解説したつもりである．

　本書には，大師流小児はりの谷岡賢徳氏のモットーである「子どもの笑顔のために」のように，子どもたちを愛し，子どもたちがすくすく育つことを切望する小児鍼を実践する先生方の熱意が込められている．それを感じとって，より多くの方々に小児鍼が実践されることを願っている．

　本書の作成にあたり親身にさまざまなアドバイスをしていただいた医歯薬出版株式会社，ならびに編集の竹内大さんに深甚なる謝意を表します．

2012年5月吉日

森ノ宮医療大学
日本臨床鍼灸懇話会会長
尾﨑 朋文

目　　次

口絵　小児鍼の基本／小児鍼の診察法と実際 ···· *i*

序 ······ *v*

はじめに ······ *1*

I 皮膚と心の身体心理学

1 現代の子育てを問う ······ 3
1. 子どもを取り巻く環境の変化 ······ 4
   1）家族の変化／4　　2）子どもの遊びの変化／5
2. 子どもの心身のおかしさ ······ 5

2 皮膚と心の身体心理学 ······ 6
1. 身体からの子育て ······ 6
   1）身体から心を変える―身体心理学／6　　2）頭育て，心育て，体育て／8
   3）他者の心を理解するミラーニューロン／9
2. 心の発達と皮膚 ······ 10
   1）皮膚と脳の関係／10　　2）皮膚感覚と心の関係／11

3 身体接触とオキシトシン ······ 14
1. オキシトシンの役割 ······ 14
   1）「闘争か逃走か」反応／15　　2）「安らぎと結びつき」反応／15
   3）子どもに触れる母親へのメリット／16
2. 身体接触の神経機能 ······ 18
   1）C触覚線維の役割／18　　2）自律神経の役割／19

4 現代に甦らせる癒しの技 ······ 21
1. 伝統にみる癒しの技 ······ 22
2. 鍼灸，按摩，マッサージ ······ 23
   文献 ······ 23

II 小児の成長・発達，疾病の診察・治療

1 小児の成長と特徴 ······ 25
1. 生物としてのヒトの特徴 ······ 25
2. 小児の成長と環境の関わり ······ 26
   1）ヒトの子は栄養だけでは育たない／26　　2）健康な成長のために必要なもの／26
   3）成長と発育の基本的原則／26

3．成長に関わる基本的事項 ……………………………………………………………… 28
　　　1）生下時の状態／28　　2）発育時期による呼称／28　　3）身体的発育／28
　　　4）運動および行動の発達／28　　5）性格および情緒の発達／28
　4．成長のひずみとして現れる疾患 ………………………………………………………… 30

2 小児患者の西洋医学的診療 …………………………………………………………… 30
　1．西洋医学と東洋医学 …………………………………………………………………… 30
　2．西洋医学的（身体医学的）診療とは ………………………………………………… 31
　3．小児の診療 ……………………………………………………………………………… 31
　　　1）小児診療の特殊性／31　　2）小児の診察／32　　3）各種検査の実施／33
　　　4）小児疾患の治療（現状と展望を含めて）／33
　　　文献 …………………………………………………………………………………… 33

Ⅲ 小児鍼の概論・方法，その歴史

1 小児鍼の概論・方法 ……………………………………………………………………… 35
　1．小児鍼の概要 …………………………………………………………………………… 35
　　　1）小児鍼の適応・不適応／36　　2）小児鍼の種類と手技／36
　　　3）小児鍼の実際，やり方と姿勢／37　　4）刺激量と治療間隔／38
　2．子どものルーチンな診察法 …………………………………………………………… 39
　　　1）顎下リンパ節・扁桃部の腫脹と圧痛／39　　2）体温計測／40　　3）胸部聴診／40
　3．小児鍼とプライマリ・ケア，保護者対応，治療時間の短さ ……………………… 40
　　　1）小児科領域（総合診療）である／40　　2）保護者対応の重要性／41
　　　3）短時間で治療効果が明瞭／41
　4．小児鍼の治効理論 ……………………………………………………………………… 42
　　　まとめ ………………………………………………………………………………… 42
　　　参考文献 ……………………………………………………………………………… 42

2 小児鍼の前史とその歴史 ………………………………………………………………… 43
　1．平安期から明治期まで ………………………………………………………………… 44
　　　1）前哨期／44　　2）萌芽期／44　　3）形成期／45　　4）確立期／47　　5）定着期／48
　2．大正期から現在まで …………………………………………………………………… 49
　　　1）第1次流行期／49　　2）第2次流行期／50　　3）第3次流行期／52
　　　おわりに ……………………………………………………………………………… 52
　　　主要文献 ……………………………………………………………………………… 54

Ⅳ 小児鍼の実際

1 疳虫 ………………………………………………………………………………………… 55
　1．小児鍼との関わり ……………………………………………………………………… 56

2．大師流小児鍼の特徴 ... 56
　　3．刺激量の指標 ... 57
　　4．小児鍼の実際 ... 58
　　　　症例　1．下痢・頭を壁にぶつける　2．寝つきが悪く，昼寝もしない　3．笑わない　4．特殊な例
　　　参考文献 ... 61

2　扁桃炎 ... 61
　　1．小児鍼を診療に取り入れる ... 61
　　2．扁桃炎とは ... 63
　　3．小児鍼治療 ... 64
　　　　1）接触鍼について／64　　2）小児鍼のディスポーザブル化／65　　3）保護者への説明／65
　　　おわりに ... 66
　　　参考文献 ... 66

3　鼻炎・中耳炎・副鼻腔炎 ... 66
　　1．小児鍼の体験談 ... 67
　　　　1）成長痛・抜歯前処理／67　　2）乗物酔い・副鼻腔炎／68
　　2．症例 ... 68
　　　　1）中耳炎／68　　2）多重障害児／70
　　　まとめ ... 71

4　気管支炎・喘息 ... 71
　　1．小児と小児鍼の特徴 ... 72
　　2．気管支炎・喘息の東洋医学的みかた ... 73
　　　　1）小児鍼の実際／74　　2）喘息治療の注意点／75

5　食思不振・便秘 ... 76
　　1．小児鍼の特徴 ... 76
　　　　1）施術方法／76　　2）保護者との対応／78
　　2．症状別の施術について ... 78
　　　　1）便秘について／78　　2）食思不振について／79
　　3．初診時の注意点 ... 80
　　　まとめ ... 80

6　夜尿症 ... 81
　　1．夜尿症の概略 ... 81
　　2．夜尿症の小児鍼 ... 82
　　　　症例　8歳，女児
　　　まとめ ... 83

7　アトピー性皮膚炎 ... 84
　　1．アレルギーとアトピー性皮膚炎 ... 84

2．子どもの体質改善は小児鍼で 85
　3．小児鍼でアトピー性皮膚炎を治療 85
　4．治療の実際 86
　　症例　1．3歳児のアトピー性皮膚炎　2．小学生のアトピー性皮膚炎
　まとめ 90
　参考文献 91

8 小児の肩こり 91
　1．今日にみる小児の肩こり 92
　2．小児の肩こり治療 92
　3．治療の実際 95
　　症例　1．10歳，男児　2．4歳，男児　3．8歳，女児　4．2歳6カ月，男児
　おわりに 98
　参考文献 98

9 眼精疲労・仮性近視 99
　1．小児鍼の実際 99
　　1）診察・診断／99　　2）治療・養生／99
　2．考察 100
　　1）診察・診断／100　　2）治療／102　　3）養生／102
　おわりに 103
　参考文献 103

10 チック・吃音（現代医学と東洋医学の比較と症例報告） 103
　東洋医学からみた小児の生理・病理の特徴，診断方法 104
　1．チック 105
　　1）現代医学での「チック」／105　　2）東洋医学での「チック」／107
　2．吃音 108
　　1）現代医学での「吃音」／108　　2）東洋医学での「吃音」／109
　3．チック治療の実際 110
　　症例　6歳，女児
　おわりに 111
　参考文献 111

11 発達障害 112
　1．症例とその背景 112
　2．治療の実際 113
　　症例　A君，5歳4カ月
　まとめ 115
　参考文献 115

V 小児鍼に対するこれからの展望と，海外での小児鍼

1 内科・神経内科医の立場から ... 117
1. 古くから知られている理論による説明 ... 117
   - 1）ヘレン・ケラー／117　2）タッチング理論（身体言語としての触覚）／118
   - 3）Magoun, Morruzi の脳幹網様体／118　4）乾布摩擦と免疫／119
2. 新しい理論による説明 ... 120
   - 1）触覚と脳科学／120　2）HSP（熱ショックタンパク）／120
   - 3）小児鍼臨床が捉える症例の意味（世代を超えた臨床観察）／121
   - まとめ ... 121
   - 参考文献 ... 121

2 臨床鍼灸師の立場から ... 122
1. 大師流小児鍼の歴史 ... 122
2. 小児鍼普及の方程式 ... 123
3. 外国でも小児鍼は普及する ... 124
   - 1）ドイツでの講習会／124　2）ドイツでの出版『Shōnishin』／125　3）ドイツを越えて／125
4. いずこへ向かうか日本鍼灸 ... 125
5. 小児鍼（と鍼灸）の展望 ... 126

3 スキンタッチの立場から ... 127
1. 鍼灸を知らない世代へのアプローチ ... 127
2. 時代を読み協力者を得る ... 128
3. 親子スキンタッチのメリット ... 129
   - 1）学生からベテランまで役割があり，個性を発揮できる／129
   - 2）地域密着型で新規患者が増える／130　3）組織や流派を超えての活動が可能／130
   - 4）リスクマネージメントの重要性／130
   - おわりに ... 131

4 教育現場の立場から ... 131
1. 小児鍼の現状 ... 132
2. 教育現場の立場から ... 133
3. 小児鍼の有効性を EBM で立証する必要性 ... 134
4. 小児鍼の普及について ... 134
   - 1）地域との連携／134　2）口コミ・大師流小児はり・日本小児はり学会・スキンタッチ／135
   - 3）ディスポーザブル小児鍼／135　4）海外での小児鍼／135
5. 小児鍼の適応症 ... 136
6. 小児鍼の普及とプラス効果 ... 137
   - まとめ ... 137
   - 参考文献 ... 138

5 海外での小児鍼 ·· 138
1．ドイツにおける小児鍼 ·· 138
　　　1）ライン・マイン治療院／138　　2）小児鍼治療者の養成／139
　　　3）身体エネルギーの発達パターン／140　　4）小児鍼の適用範囲／141
　　　5）斜頸の治療に関する調査／141　　6）共益的な社会参加／142
　　　7）国際日本伝統医学協会（IGTJM）／143
　　　まとめと展望 ·· 143
2．米国における小児鍼の現状 ··· 143
　　　1）アメリカ人にとっての小児鍼／144　　2）私と小児鍼／145
　　　3）米国における小児鍼の今日と今後／146　　4）臨床と小児鍼／147
　　　おわりに ·· 148

索　引 ··· 149

はじめに

　2011年10月31日，世界の人口が70億人に達した．Unicef（ユニセフ）の『世界子供白書』（2005年）の報告では，世界の子どもの人口は22億人であった．また，日本では，総務省統計局の調べで，平成22年4月1日現在における15歳未満の子どもの人口は，1,694万人で，総人口比で13.3％となっている．日本はじめ世界の子どもたちがすくすく育つようにすることは，われわれ大人の使命である．そのための手段として，小児鍼の存在価値は高いと考える．

1. 小児鍼について

　小児鍼は，昭和年代には関西を中心にさかんに行われていたが，現代に入り，少子化や核家族化など社会構造の変化に伴い，小児鍼を受ける子どもたちの数は減少傾向にあるといわれている．
　日本では，鍼灸臨床で一般的に採用されている方法は管鍼法である．これは日本人の繊細さに対応したもので，この鍼管を用い押手を使用する刺鍼方法は，患者に対して優しい手技といえる．しかし，この押手を用いた日本式の手技は，海外でスタンダード化しつつあるクリーンニードル・テクニック（CNT）に抵触することから，国際的に技術を普及させるにはマイナスの影響を与える可能性もある．その点，小児鍼は毫鍼のように体内への刺鍼はなく，皮膚刺激による治療法であり，衛生面からも問題なく，患児にとっても心地よい安心・安全な治療法である．日本鍼灸を代表する治療法の一つとして，世界に大いにアピールできるものであると確信する．

2. 小児鍼と現代の子育て

　全国の児童相談所によると，平成21年度の児童虐待相談対応件数は約4万4千件にも上った．虐待の内容別相談対応件数で，身体的虐待が39.3％と最も多く，次いでネグレクトが34.3％となっている．ネグレクトは，子どもの食事や衣服の世話を怠ったり，長時間放置したりするなど養育を放棄することで，児童虐待の一形態である．育児放棄ともいう．これらの原因には，基本的に子どもが嫌いなど，保護者としての根本的な資質の欠落もあるものの，なかには子育てにおける心理的・肉体的負担感の増大とそのことからくる養育の不安や自信喪失，子どもとのコミュニケーション不足なども挙げられている．
　経験上，小児鍼を継続的に行った子どもは，すくすく育ち，思春期でも親子関係はよく保たれ，荒れる子どもは少ないとされている．小児鍼は子どもを助けるとともに，お母さんらを助け，さらにスキンシップから親子関係を良好にする．
　たとえば，子どもの夜泣きにより親は慢性的な睡眠不足を呈し，肩こり，頭痛，食思不振，便秘などを発症して，精神的にまいってしまい，育児ノイローゼに陥る．最悪の場合，子どもを虐待する．
　子どもは子どもで，母親の顔色をみるようになり，そのストレスから，ますます夜泣きが激しくなる．つまり，親子ともども心身が疲れ果てる結果となる．小児鍼は，その悪循環を根本的な部分で断ち切り，虐待を防止する．同時に，親子関係を良好なものへ導く治療法と考える．

また子どもたちは必ず保護者，特に母親と来院することが多く，小児鍼で子どもが健康になることで，母親自身も鍼灸治療に抵抗感がなくなり，日頃訴えていた腰痛や肩こりを鍼灸治療で解消するなど，お母さん自身も元気になり，親子関係がさらに良くなる…というプラスの循環が生まれる．さらにその子どもの祖父母についても，腰痛や膝関節痛を鍼灸治療によって改善していただけるなど，家庭円満だけでなく，受療者拡大に寄与するなど，メリットは多大である．つまり，小児鍼の普及は，親子や家族関係のみならず，地域，さらに日本全体に良い影響を与えると考える．

3. 本書の成り立ち

　小児鍼は，安心・安全で子どもの健やかな成長を応援する治療方法であるが，子どもを取り巻くさまざまな視点から考慮する必要がある．ただ単に小児鍼をすれば良いというものではない．

　本書では，小児鍼に関わる小児科医，内科医，人間学の専門家，鍼灸師など，20数名がそれぞれ専門の立場から小児鍼の歴史，現状，展望などについて解説する．

　「Ⅰ．皮膚と心の身体心理学」では，人間学の立場から「現代の子育てを問う」と題して子どもを取り巻く環境の変化，心の発達と脳と皮膚の関係，身体接触と生理機能などの重要性について述べられる．

　また，「Ⅱ．小児の成長・発達，疾病の診察・治療」は，「小児の成長と特徴」と「小児患者の西洋医学的診療」と題して，子どもの発育・発達と，子どもの疾病の特徴など西洋医学的な観点から執筆していただいた．

　「Ⅲ．小児鍼の概論・方法，その歴史」では，「小児鍼の概論，やり方と注意」ならびに「小児鍼の歴史」に触れた．

　「Ⅳ．小児鍼の実際」では，日本各地で活躍する11名の先生が実際の小児鍼の臨床を記述している．

　「Ⅴ．小児鍼に対するこれからの展望と，海外での小児鍼」では，「小児鍼と鍼灸の展望」とともに，「海外での小児鍼事情について」，ドイツとアメリカでの小児鍼を紹介した．

　本書は，現在の子どもがかかえる諸問題について，鍼灸師に限らず，子どもに深く関わっておられる保育士の皆さんや幼稚園の先生方，さらにコメディカルスタッフの皆さんをも対象にして，小児鍼の可能性をご理解いただけるよう内容を吟味した．

（尾﨑朋文）

I 皮膚と心の身体心理学

1. 現代の子育てを問う

フリードリッヒの実験

　13世紀のことだ．当時，人間は本能的に言葉をしゃべるものだと信じられていた．ローマ帝国皇帝フリードリッヒ2世（FriedrichⅡ）はその言語は何かを確かめるため，ある実験を行った．彼は50人の赤ちゃんと乳母たちを集め命令をした．
　「赤ちゃんにおっぱいを飲ませ，おむつを換え，お風呂に入れ，寝かせなさい．ただし，一言も話しかけてはならない．抱いて可愛がることも禁じる」
　この実験の結果は，予想外の結果だった．50人全員が，1歳の誕生日を迎えることなく亡くなったという．十分な栄養，清潔が保たれていたにもかかわらず，赤ちゃんは全員死んでしまったのだ．
　なぜこのようなことが起こったのだろうか？

孤児院とその死亡率

　その後時代は下り，20世紀になっても欧米の孤児院では，子どもの死亡率の高さに悩まされていた．たとえば1915年のアメリカボルチモアの孤児院では，1年以内に9割もの赤ん坊が死亡した．1940年に入ると栄養状態が改善され，医療的なケアも注意深く行われるようになった．しかしそれにもかかわらず，孤児院で生活している子どもの実に3分の1は死亡していたという．
　なぜだろうか？
　その原因となったのは，当時最新のものとして流行していた育児法にあった．それは人間の「心」といった捉えどころのない曖昧なものはできるだけ排除することが，科学的で理性的な子育てのためには必要なのだ，というおぞましいともいえる考え方が流行していたのだ．その当時，もっとも流行っていた育児法は，「子どもにあまり触れてはいけない」というものだった．子どもに触れることは，子どもを情緒的に甘やかすことであり，甘やかされた子どもはだめになるため，泣いてもできるだけ放っておくことが推奨されたのだ．
　裕福な孤児院ではこの最新の育児書を購入しそれを実践できたが，あまり裕福ではない孤児院では，そのような最新の育児法の勉強をすることもできず，スタッフたちは本能のままに触れ続けてしまった．しかしその結果，そのような孤児院で生活していた子どもの死亡率は，裕福な孤児院の子どもの死亡率よりもはるかに低かったという．
　子どもの死亡率は，スキンシップがないことのストレスによって高まってしまったのだ．

触れるということ

　触れることの大切さについては，多くの動物実験からも明らかだ．アメリカの心理学者，Harlow（1958）[1]が行った，一連のサルの「隔離飼育」の実験を例にみていこう．Harlowの研究の発端になったのは，母親から離された生まれたばかりのアカゲザルの子どもが，床の布カバーやケージを覆っている布製のクッションに強い執着を示すことに気づいたことだ．
　彼の最初の実験は，離された母親の代わりに2つの母親人形（布製と針金製）を作り，それら2種類の人形から交互に授乳してみた．そのとき赤ん坊は常に布製の母親人形に愛着（attachment）を示すことがわかった．
　その後，Harlowはさまざまな実験をしたわけだが，彼の一連の実験の成果をまとめると，サルの子どもに

は，生後まもない時期にやわらかい肌ざわりに対する強い接触欲求があること，子の母への結びつきである愛着の形成の要因は，生理的欲求を満たす授乳といった一次的要因によるというよりも，しがみつくことによる接触経験といった二次的要因が重要な役割を果たしていることなどを明らかにしたことであった．

　この研究結果は，世界的な関心を呼び，人間の子どもの発達，特に母子関係の発達について，大きな示唆を与えることになった．しかし一方で，次のような事実も注目されてきた．つまり，隔離される時期にもよるが，実験のサルは，たとえ身体的健康については一定の水準を保つことはできても，成長後，母ザルといっしょに育った赤ん坊にはまったくみられない行動上の異常を示したり，群れに戻っても回復しがたい社会的適応上の困難を現したという．

1. 子どもを取り巻く環境の変化

　現代の子育てはどうなっているであろうか．ベビーカー，ゆらゆら椅子，哺乳瓶や粉ミルク，紙オムツなどなどのグッズが溢れんばかりに登場し，子育ては一昔前に比べて，格段に楽になった面がある．しかし，本当にそうだろうか．虐待の件数が年間5万件を超え，年々増加している現状をみると，必ずしも現代の母親たちが楽しんで充実した育児をしているとはいえない現状があろう．育児グッズは確かに1つ1つの行動を便利にはしてくれた．しかし子どもが望むことと，母親が子どもにしてあげることの本質は昔と少しも変わらないはずだ．その欲求を1つ1つ満たしてやることが子育てだ，といっても過言ではないだろう．

1）家族の変化

　子どもを育てる家族のあり方も変化した．一昔前の日本では，子どもたちは大家族の中で育ち，多くのきょうだいと寝食をともにしながら生活してきた．親は多くの子どもたちに囲まれ，ひとりひとりに目が行き届くことはなく，子どもは生きていくのに必要なことの多くをきょうだいや友人関係から学んだ．

　ところが，核家族が6割を超える現在では，出生率が1.2を下回り，祖父母とは別居することが多くなった結果，子どもは母親が孤軍奮闘して育てることが当たり前になった．一方で，働く母親が増えた結果，子どもは小さいうちから保育所などに預けられるようになり，子育ての外在化も進んでいる．

　子どもは健全な家族の中で育ってこそ，健全な心身に育つといえるが，子どもとの関わりという点からみると，2極化が起きていることがわかる．つまり，子どもとの距離が近すぎるべったり育児型の家庭と，子どもとの距離が遠すぎる家庭である．どちらにも弊害がある．前者は，母子の距離が近すぎるために，母親も子どもも行き詰まり，育児ストレスやノイローゼ，抑うつのリスクが高まる一方で，子どもは母親の監視の目が近すぎるために自由に冒険することができず，いつまでも母親に依存することになる．さらに，母子が密室のような状態でいるため，母親以外の人になつかない弊害もある．

　筆者の研究では，乳児期の赤ん坊は母親との身体接触によって情緒が安定するのに対し，父親との身体接触によって社会性が高まることがわかっている．母親との身体接触だけをしていればよいのではなく，さまざまな人と触れ合うことがまさに大切である．

　一方，母親との距離が遠い家庭では，子どもの心は満たされず，心の空白を抱えたまま成長してしまう可能性がある．よく「抱き癖」をつけるとたいへんだからあまり子どもを抱っこしていない，という母親がいる．しかし調べてみるとそれも誤りだった．乳幼児期にたくさん抱っこされた子どもの方が，ある年齢に達すると逆に自立して行動で

きるようになるのだ．それは，乳幼児期に母親に十分に甘えることができた満足感から心が満たされているため，ある年齢以降は自立して行動できるようになる．それに対して乳幼児期の抱っこが不足している場合，いつまでも心の空白を埋めようと母親に依存的になり，将来も自己不全感からさまざまな心の問題を生じさせている現実が明らかになったのだ．

2）子どもの遊びの変化

　子どもにとっての遊びは，自分の存在を知り自己を確立し，同時に友達との関わりを通して社会性を身につけていく，多くの重要な役割をもっている．

　一昔前の子どもの遊びといえば，馬跳びやおしくらまんじゅう，手つなぎ鬼，缶蹴りなど，子ども同士でぶつかり合い，身体接触を自然にするような遊びが多かった．このような遊びは，実は重要な人間関係のトレーニングになっていた．子どもは言葉で人間関係のルールを学ぶ以前に，身体感覚を通して学んでいる．「相手をこのくらいの強さで叩くとこんなに痛いんだ」，というような感覚である．そういった感覚に裏打ちされた人間関係のルールが，成長後も基本的な部分で人間関係をコントロールしている．

　われわれは心の痛みを身体の痛みと同じように感じている．両者は脳のほぼ同じ部位で反応している．そしてそのような身体に基づいた体験が，相手の気持ちを理解する基盤となっている．それに対して，現在の子どもたちが遊んでいる様子を観察すると，テレビゲームや携帯型のゲーム機などを介したものが多い．子ども同士が遊んでいる場でも，お互い会話もせずにそれぞれ別々の遊びに熱中していることもある．

　最近，相手の気持ちがわからない，キレやすい子どもが増えたという背景には，身体に基づく体験が不足していることも一因だと思う．

2．子どもの心身のおかしさ

　日本体育大学の正木健雄（2002）[2]のグループは，1979年から現在に至るまで，「子どものからだのおかしさ」に関する調査をほぼ5年おきに行ってきている．「おかしさ」とは，「今まではこんなことがなかった」という問題，つまり今までとは異なり「どこかおかしい」と感覚的に感じられる事柄をいう．保育園，幼稚園，小学校，中学校，高等学校の教諭らの実感から，子どもの「おかしい」と感じる内容を記述させ，その上位10項目を選び経年比較を行っている．たとえば2005年に行われた，保育士が「おかしい」と感じる内容は，1．皮膚がカサカサ，2．アレルギー，3．背中ぐにゃ，4．すぐ「疲れた」という，5．保育中じっとしていない，6．床にすぐ寝転がる，7．咀嚼力が弱い，8．喘息，9．転んで手が出ない，10．つまずいてよく転ぶ，であった．これら「おかしさ」の総数は年々増加しており，種類も多様化しているといわれる．

　また山田（2006）[3]らの研究によると，保育園児を対象に動作法で用いられる姿勢を数種類（あぐら座位，両膝立ちなど）試みさせ，その姿勢を評価すると同時に，園児の普段の行動面での問題点をチェックした．その結果，動作時の姿勢の悪さと，普段の行動面の問題の多さとの間に関連があることがわかった．

　このように，身体面のおかしさと，心理・行動面のそれとは関連があることがわかる．

　筆者も正木らと同様，保育者が最近の子どもの心身の問題として感じられる事柄を調査し，上位10項目を掲載した（**表Ⅰ-1-1**）（山口，2010）[4]．

　その結果，身体面では「疲れやすい」，「きちんと椅子に座れない」「すぐに体の不調を訴える」といった特徴があげられている．これらは戸外で十分な全身運動をする遊びをしてこなかったことが原因だと考えられ

表Ⅰ-1-1　幼児の身体面および心理・行動面の問題（各々，上位10項目ずつ例示した）（山口創，2010より改変）

順位	身体面	N	心理・行動面	N
1	疲れやすい	98	好き嫌いが多い ＊	73
2	きちんと椅子に座れない	91	攻撃的だ ＊	72
3	すぐに体の不調を訴える	41	すぐに泣く	72
4	転んだときに手が出ない	28	自分勝手だ	56
5	虫歯がある	26	身の回りのことが出来ない ＊	31
6	アレルギーがある	24	あきらめがはやい	30
7	体力の低下	18	集中力に欠ける ＊	29
8	足が長い	17	周囲のことを，自分のことと結びつけて考えられない	24
9	暑さ，寒さに弱い	16	何でも確認してから行動する ＊	21
10	体の成長が遅い	14	自分の事は棚に上げ，人の悪い所を言う	20

＊は軽度発達障害児の特徴を示す

る．さらに心理・行動面では，「好き嫌いが多い」，「攻撃的」，「すぐに泣く」といった情緒面や性格特性のほか，軽度発達障害児にみられる特徴もあげられている．仲間ときちんと接触して遊ぶことが少なくなった結果，自己中心的でわがままなパーソナリティになってしまうことが考えられる．

そして量的な分析の結果，身体面と心理・行動面の問題の多くは，密接な関係があることがわかった．「健全な精神は健全な肉体に宿る」ということわざがあるが，身体面の問題は心理・行動面の問題としても現れてくることがわかる．

2. 皮膚と心の身体心理学

これまで述べたように，子どもの心を育てるために，まずはその基盤となる身体を育まなければならないと思う．次に心理学や生理学などの学問的な立場から，この考えを裏づける理論を紹介したい．

心理学には古くから感情に関して諸説あるが，心理学の祖といわれるJames（1884）は，身体起源の感情説を唱えた．これはJames-Lange説とよばれており，身体末梢の感覚（たとえば胃の収縮や血流量の増加など）が感情に影響を与えることを主張するものである．たとえば"怒り"を感じている人は，胃などの内臓が収縮し胸騒ぎがする感覚や，心臓の鼓動，赤面や発汗といった身体感覚も同時に感じており，感情の主観的体験にとって，そのような身体末梢の感覚が必要であるとされる．現在では，感情は脳内神経伝達物質の変化や，認知の結果として生起するもの，つまり脳あるいは心に限局された理論が多いが，最近になって感情の生起に関する身体末梢の機能が再び見直されるようになってきた．

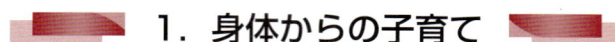

1. 身体からの子育て

1）身体から心を変える―身体心理学

　　　　　　　　　　　身体心理学はこのような観点から，身体と心の関係について追究する．つまり，ある

表情や姿勢といった身体末梢の変化によって，その人の感情や気分にいかなる影響を及ぼすのか追究する．身体心理学が人間の心についてこのような見方をする理由は，心と行動の関係を相互因果論的に捉えるからである．つまり心が行動を生みだすと同時に，行動がまた心に影響を与えると考えるからである．この考え方をさらに生理学の分野から裏づける研究者もいる．

(1)「感情の分子」

ジョージタウン大学の Pert (1997)[5] は，エンドルフィンの発見に大きな貢献をした生理学の研究者である．彼女は身体と心をつなぐ生化学的なつながりの存在を主張し，それを「感情の分子」と名づけた．彼女は，脳の活動のほとんどは神経シナプス結合によって行われているが，その割合は全身の2%しかないとして，脳の活動によって感情が支配されているという見方は正しくないと述べている．そうではなく，むしろ全身にある神経ペプチドに注目している．神経ペプチドは脳内だけではなく，免疫システムなどでも生産・貯蔵されて，身体全体を駆け巡り脳と体の交流を果たしているという．

パートは，ある特定の神経ペプチドはある特定の感情に対応していると考えている．たとえば，喜びや悲しみという感情は，それに対応する神経ペプチドによって筋肉や内臓や結合組織に情報として運ばれる．神経ペプチドを「感情の分子」と呼ぶ理由である．

行動は筋や神経系，循環系などの変化を必然的に伴うため，それらの身体末梢の変化が脳にフィードバックされ，心にも影響を与えることは自明である．

(2) ソマティック・マーカー仮説

さらに南カリフォルニア大学の Damasio (2000)[6] は，扁桃体や前頭前野など情動に関わる脳の領域を損傷した患者の研究をしたところ，理性的な判断や社会性が喪失していることに気づき，情動は意思決定の中核をなすというソマティック・マーカー仮説を提唱した．彼によれば感情の背後には身体感覚があり，それによって意思の決定が迅速に行われていると考えている．身体は外部の刺激に反応して無意識のレベルで情動を引き起こすのだが，大脳がそれを認識するまではわれわれはそれを感じることができないのである．われわれが日々の食事のメニューを決めたり，新聞のどの記事から読むかを決めるといった膨大な情報の中から1つを選ぶプロセスというのは，論理的・合理的に考えて決めているのではない．そんなことをしていたら，膨大な量の計算を脳で処理しなければならず，何も決められなくなってしまう．そうではなく，身体感覚に基づいた直感によってほとんどのことが決められているのである．

身体の調子は日によって異なるため，食べたい食べ物も変わってくる．新聞の読む記事を選ぶのも，案外紙面の読みやすさ（目の動かし方）などの影響を受けているのかもしれない．実際，"VF" と "VJ" の綴りの好き嫌いを聞いてみると，キーボードを打つのが速い人は後者を好むが，遅い人は差がないという研究結果もある（前者は左手の人差し指を2回動かすため負担が大きいことが無意識のうちに否定的な影響を与えている）．好き嫌いという感情的な判断に，身体の感覚が影響しているのである．

Damasio によれば大脳の主な役割は，内臓や筋肉あるいは皮膚などの全身からくる身体の情報を統合的に管理することで，身体の変化とそれに伴う情動とを結びつけるはたらきをしている．そしていったん身体の情報と感情の結びつきが成立すると，脳はその後は似たような状況ではいつでも自動的に無意識のうちに反応して，負担を軽くしてい

る．したがって身体感覚は，ある状況で意思決定をする羅針盤としての機能を果たしているといえる．

(3) ボディバウンダリー説

また身体の感覚（身体感覚）のなかでも，特に皮膚は自己の感覚と関わるもっとも重要なものである．ボディバウンダリー説（body boundary；身体境界）によると，人は不安や緊張が高まると自分の身体の境界の感覚が薄れてしまう．抽象的な言い方だが，状況に圧倒されるあまりに，確固とした「自分」という感覚が薄れ，その場にいる人や物が皮膚を通って体内に侵入してくるような感覚に襲われる．特に，人前で大勢の人の視線にさらされているようなとき，人の視線が突き刺さり痛いように感じることはないだろうか．このようなとき，自分の皮膚は薄くもろくなり，他人の視線が体内に侵入してくるような感覚を感じるだろう．

そこで，そのような状況への対処手段として，自身の身体に手を当て，撫でさすることで皮膚の感覚を呼び覚まし，境界感覚を強めているという説である．

一人の人間を環境から区別している境界面は物理的には皮膚であるが，心理的には必ずしもそうではない．前述のように，他人の視線にさらされて萎縮しているような状況では，自己の境界は皮膚の内側へと縮小し入り込んでいる．逆にお酒に酔ったり覚醒剤を使用したり，あるいは躁病の人などは，自己は皮膚の外側へと大きく拡張している．そのようなとき，皮膚を撫でたり叩いて刺激して皮膚感覚が覚醒されると，実際の境界が意識されて自己の境界は皮膚へと戻ってくる．不安や緊張が高まったときに自分に触れるのは，皮膚の内側へと縮小してしまった自己の境界を，皮膚にまで拡大させるための手段であるとも考えられる．

たとえば虐待を受けている子どもは，いつも顔や体の筋肉が強張っている．人と接することに恐怖や不安を感じているのだ．親に虐待されることの恐怖で筋肉が緊張していると，次第に慢性的に筋肉が緊張し，自分でも気づかなくなる．すると，体からの緊張した感覚によって，常に心も緊張しリラックスできなくなる．人との温かい親密な交流も，身体が緊張している限りは，溶け込んで楽しむことはできない．

そのような場合，もっとも効果的なのが皮膚に温かい接触をすることである．それによって身体の緊張も解けてゆくと同時に，心も溶け合うことができるようになる．

2) 頭育て，心育て，体育て

言葉をまだ十分に理解し操ることのできない子どもにとって，「他人の心がわかるようになりなさい」とか「思いやりのある行動をしなさい」と教え論したりするだけでは，抽象的でよくわからないだろう．そのとき身体を通した感覚によって「感じる」心のはたらきこそ，大切にしたい．相手の表情やしぐさと自らの身体を重ね合わせ，相手の動作に思わず自分も動作をしてしまうような，敏感に反応する身体をつくることが，乳幼児期を通じたもっとも重要な課題だと思う．このように考えると，子どもの心を育てるときに，身体から育てることをもっとも優先する必要があることがわかる．

ここで話をわかりやすくするために，子どもを知的な部分である「頭」，感情や情緒の部分である「心」，そして「体」の3つに分けて考えてみる（**図Ⅰ-2-1**）．

すると，これらは図のようにピラミッド型をしていると思う．まずは心の土台となる身体をしっかりと育むことが必要だ．それは筋肉や栄養素のことを指しているのではな

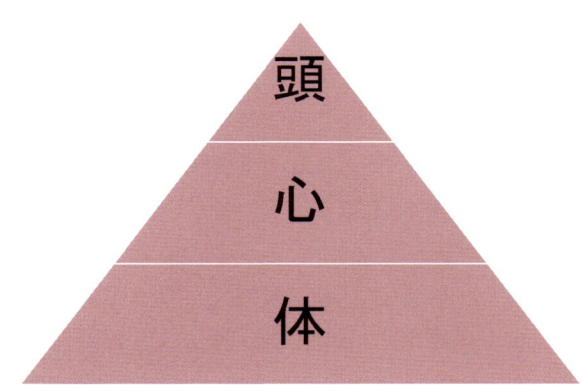

図Ⅰ-2-1 頭，心，体のバランス関係

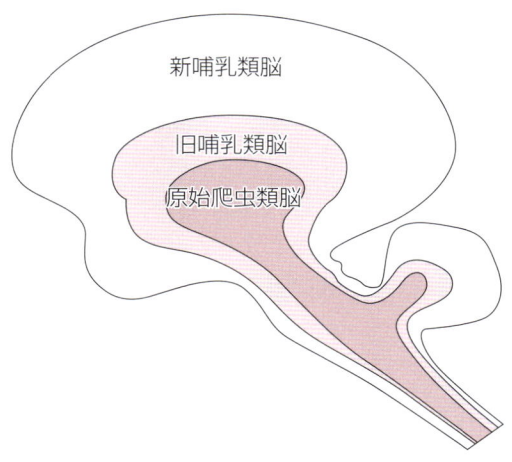

図Ⅰ-2-2 マクリーンによる脳の3層構造
（Maclean, 1990をもとに作成）

く，むしろ心の基盤となる体を指している．たとえば相手と身体を共振させ，相手の心と一体化するための柔軟な結合組織を育むことや，人と触れ合う温かさを感じることなどを意味している．そして，そのような身体的な基盤の上に，感情や情緒としての「心」が創られる．そこには豊かな感情の世界が実現される．そして，さらにその上に知的な部分である「頭」が育まれるという順序である．

この順序は，脳の進化の過程をみても，まったく同じことがいえる．

アメリカの脳科学者，Maclean（1990）[7]は脳を大きく3つの層構造からなるとみている（図Ⅰ-2-2）．

彼によれば，人間の脳は「爬虫類脳→旧哺乳類脳→新哺乳類脳」の順に進化し，機能を複雑化させ高度化させてきたという．爬虫類脳は最も古い年代に発生した脳器官であり，自律神経系の中枢である脳幹と大脳基底核より成り立つ．いわば，生きるための脳であるといえる．旧哺乳類脳は海馬，帯状回，扁桃体といった大脳辺縁系からなり，個体の生存維持と種の保存に役立つ快・不快の刺激と結びついた本能的情動や感情，行動につながる動機を生起させる機能を担っている．新哺乳類脳は最も新しい年代に発生した脳器官であり，大脳新皮質の両半球（右脳・左脳）から成り立つ．言語機能と記憶・学習能力，創造的思考能力，空間把握機能などを中軸とする高次脳機能の中枢であり，ヒトと高等哺乳類において特に発達した知性・知能の源泉でもある．

「個体発生は系統発生を繰り返す」という発達の原則がある．子どもの発達の順序も，この脳の発達の順序に沿って育てなければ，生物としてさまざまな弊害が出てくるのは当然ともいえる．

3）他者の心を理解するミラーニューロン

相手の身体と自分の身体を重ね合わせることは，相手の心を理解するための必要条件である．私たちは，なぜ友人がコップを手に取っているのか，1つ1つ順を追って理由を推測したりしなくても，その人が何をしているのかを瞬時に理解することができる．なぜなら，同じことが自分の頭の中でも起こっているからだ．これを可能にするのがミラーニューロンである．

ミラーニューロンとは，人間やサルがある行動を起こすときに発火する運動ニューロ

ンのうち，他人（他個体）の行動を見るだけで発火するニューロンのことだ．20年ほど前にイタリアのRizzolatti（1996）[8]によって偶然発見されたミラーニューロンは，他者の行動やその意図を理解する手助けになると考えられている神経細胞だ．たとえば，自分がコップを手に取るときと，他人が同じ行動をするのをただ見ているときのどちらの場合にも，ミラーニューロンは活動電位を発生する．

　たとえば，夫婦などが長年一緒に暮らしていると顔かたちが似てくるが，これは，夫婦同士がお互いにミラーニューロンのレベルで模倣（脳内模倣）し合っているからだという．この脳内模倣に続いて，大脳辺縁系の感情中枢に信号を送って，「共感」が生まれる．

　そもそもなぜミラーニューロンが誕生したのか．彼らは「赤ん坊が親と模倣し合う相互作用によって形成される」と考えている．赤ん坊が笑えば，それに応えて親が笑う行動を繰り返すことで，赤ん坊の脳の中に親の笑顔を映し出すミラーニューロンが生まれる．研究によると，生後わずか数時間しか経っていない赤ん坊でも，母親の表情の真似をしようとするという．親というもっとも身近な人との相互作用から始めて，さまざまな他人と接して，ミラーニューロンによる模倣をし合うことによって，「共感」をベースとした集団の伝統や道徳を生むと考えられている．

　この人間にも生まれつき備わったミラーニューロンシステムが，他者の行動を理解し他者の感情と共感する身体的基盤になっている．だからこそ，幼少期には他者との関係で身体を共振させることが重要であるといえる．親は子どもの笑顔に笑顔で応え，痛みには苦痛の表情で応対し，親子で面と向かって食事をする．身体を通した遊びをすることで呼吸が合い身体のリズムが同調してくる．テレビを見ながらの食事では，このようなことは起こらない．また，たとえば子ども同士でも，皆で音楽に合わせて踊ったり，声を合わせて歌ったりすることの楽しさを，このときにしっかりと身体で覚えることが，他者の身体に共振できる敏感な身体をつくるためには必要なことなのだと思う．

2. 心の発達と皮膚

　今から40年以上も昔，アメリカのMontague（1977）[9]は，母子間の身体接触の重要性を皮膚との関連で指摘するなかで，次のように述べている．

　「私たちの皮膚は身体でもっとも大きな感覚器官である．皮膚を構成しているさまざまな要素は，脳と非常に似た機能をもっている．触覚の衝撃を伝える神経線維は，総じて，他の感覚に関連するものより大きなサイズである」

　1970年代という，皮膚の科学的な知識はまだわずかしか発見されていない時代の彼の先見的な指摘は，その後の研究で次々と明らかになっており，皮膚に秘められた多くの未知の可能性を言い当てた点で多くの研究者から評価されている．

1）皮膚と脳の関係

　　　　たとえば最先端の研究では次のような事実がわかっている．
　　資生堂の傳田（2005）[10]は，皮膚は脳と似た構造をもつ情報処理器官であると考えている．皮膚の表皮には脳の海馬にあるNMDA受容体という組織をもち，ホルモンさえ産出している．そして，従来のように皮膚への刺激すべてが脳に伝達されて処理され，脳

の命令を待って皮膚の状態を変化させるのではなく，微細な情報は皮膚自体が情報処理を施し反応していると指摘している．

皮膚はなぜこのような能力を秘めているのだろうか．皮膚はかつては五感のすべてを感じる臓器であったようだ．皮膚は音を感じ，光を感じることさえできた．それは皮膚と脳の発生の過程を考えると納得できるだろう．両者は同じ外胚葉からできているのだ．

脳がない生物は現在でも非常に多いが，皮膚がない生物はいない．皮膚は脳ができるはるか以前に，生物の発生と同時にでき，脳に匹敵する機能を備えていったのである．だから，人間の皮膚にも原始の生物の時代の機能の名残が残っているのである．

2）皮膚感覚と心の関係

次に，皮膚の組織的な視点からではなく，皮膚感覚という点から脳との関係についてみていく．皮膚感覚は，皮膚の神経学的な変化と脳と心とが不可分に交わる現象であり，心とより直接的に関係している現象である．温感と触覚についての2つの脳の研究を通して考えてみたい．

（1）温感と脳

たとえば皮膚を温めると，どんな心の変化が起こるだろうか．

米国の行動経済学者 Williams（2008）[11]は，実験参加者を心理学の実験室に案内するエレベーターの中で，実験者がメモをとるあいだ，自分が持っている温かいあるいは冷たいコーヒーを，参加者に持っていってくれるように依頼する．実験室に到着後，参加者は Ash の印象評定の実験[注]を行い，その人物の印象について評定した．すると，手に温かいコーヒーを持った人は，他者の人格を「親切」，「寛容」だと判断した．さらに実験のお礼として「友人へのギフト」と「自分用の品」のどちらかを選んでもらうと，手を温めた人は前者を選ぶことが多かったという．

その後の実験では，皮膚を温めると人との対人距離が近くなること，人を信頼しやすくなることなどもわかっている．この実験では手の温度を操作したわけだが，手でなくてはいけないわけではなく，どの身体部位であっても同じ結果になるという．つまりは，全身のどの部位でも皮膚を温めると人に温かくなることがわかる．

なぜこのようなことが起こるのだろうか．

その理由は，脳の島皮質が，身体的な温かさと心の温かさの両方に関与していることにある．つまり，身体的な温かさを感じると「島皮質」が興奮する．この部位は心理的な温かさに興奮する部位でもあるため，他者に対しても温かい気持ちが高まるということになる．

ただし，次のような疑問が生じるだろう．「手が冷たい人は心が温かい」というのはウソなのか，と．この実験では詳しくは検討されていないが，ポイントは手の温度にあるのではなく，温度の変化にあるという指摘もある．つまり，「手が温かくなる」ことで，心理的な優しさが生まれる，ということであり，もともとの手の温度はあまり関係ない

注：アッシュ（Ash）は，ある人物の性格を記述したものだとして，2種類のカードを用意した．カードAには「聡明な…温かい…用心深い人」と書かれており，カードBには「聡明な…冷たい…用心深い人」と書かれていた．そして，それぞれのカードから受ける人物の印象を測定した．その結果，「温かい」と「冷たい」以外は同じ形容詞が書かれていたにもかかわらず，カードAの方が好印象であることがわかった．この結果から，人の印象の形成は，「温かい―冷たい」次元が中心的な機能を果たしていると主張した．

らしい．つまり，皮膚の温度の変化が起きると，それは自分でも気づかないうちに脳（心）に影響を与えることになるのである．

日本語にも，「心が温かい人」とか「温泉に入って心がほっこりする」などというが，皮膚感覚は心に直接的な影響を与えているのである．日本人は世界的にも風呂好きの民族として知られる．ほぼ毎日のように自宅では温かい湯船につかり，体を温める．休暇を利用してわざわざ遠方の温泉につかりに行く．それと同時に日本人は世界的にもまれに，人に親切で温かい民族としても知られる．東日本大震災のとき，先を争って暴動が起こることもなく，限られた食べ物を分け合って凌いだ美談は，世界的にも称賛を浴びている．これらの2つの現象は無関係ではないかもしれない．

(2) 触覚と脳

人間の触覚の能力は，非常に優れている．

わずか1μmの凸凹でも触ってわかるほどである．なぜそれほどまでに敏感な触覚を持っているのだろうか．そのメカニズムは皮膚の触覚の受容器と脳の両者に理由がある．触覚の受容器は4種類あり，それぞれが別個の物理的刺激をキャッチできるようになっている．だから皮膚上のどんな刺激でも逃すことはない．特に手は触覚の受容器の密度が非常に高く，触れるものの表面のツルツル，ベトベトといった特徴を精確に把握している．特に指は敏感である．そして単に触覚の受容器の密度が高いだけではなく，指先にある指紋も感度を増幅させるのに一役かっている．指紋に薄膜を1枚張っただけで，触覚の感度は一気に下がってしまう．

第2は，全身の触覚を解析する脳のシステム（体性感覚野）のなかで，手が占める面積が非常に大きいことがあげられる（**図I-2-3，4参照**）．

そのため，手による触覚は触れたものを敏感に捉えるシステムが二重に発達しており，触れて指を滑らせたときの摩擦による皮膚の振動を，掛け算のように増幅して感じるのである．だから体の他のどの部位よりも，手はその面積に比べて心（脳）に与える影響は非常に大きいのである．

このように，手の触覚の能力については，昔からたくさんのことがわかっている．しかしここでは少し違った観点から触覚と脳の関係についてみていきたい．

触覚が脳や心に知らないうちに影響を与えているのである．

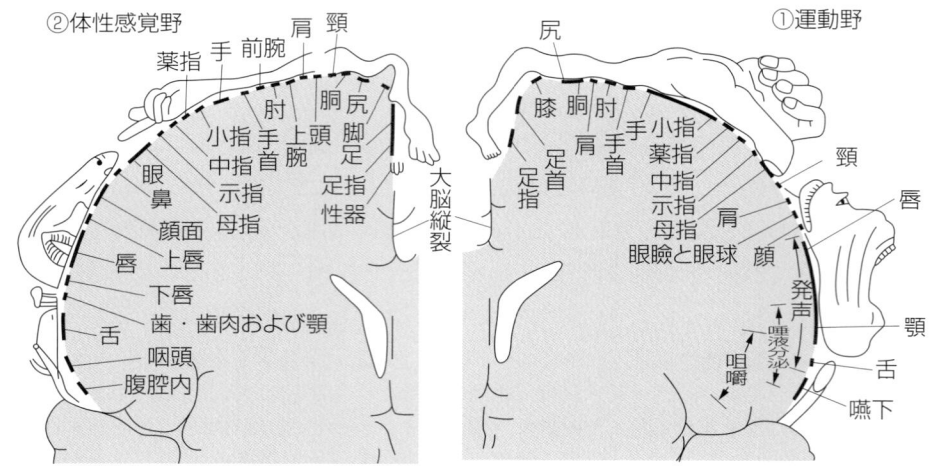

図I-2-3　大脳の運動野，体性感覚野における脳地図（佐藤優子・佐藤昭夫ら[12]による）

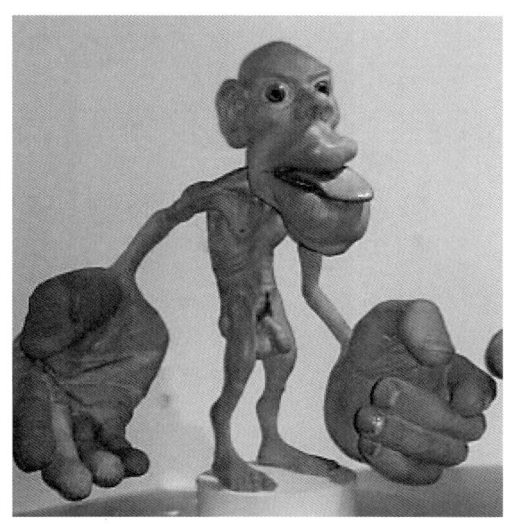

図 I-2-4 体性感覚野の面積に比例した人体図
(英国大英博物館より筆者が撮影)

米国の心理学者，Ackerman (2010)[13]は，街を歩く64人の通行人それぞれに，5ピースのパズルをやってもらった．半数の者はすべて滑らかなピースだったが，残り半数の者はすべて粗いサンドペーパーで覆われたピースだった．次に彼らに，ある人物の印象ついて評価してもらった．その結果，滑らかなピースに触った者は，ある人物の印象を，より柔らかく優しい性格だと答えたが，粗いピースに触った者は，より「がさつな」性格だと答えた．さらに柔らかいソファーに座らせた場合と，硬い椅子に座らせるといった受け身的な接触でも，同じ効果がみられた．

さらに別の実験では，二人ペアで参加してもらい，一方が実験者から宝くじをもらって，それを相手と分け合うゲームに参加してもらったところ，「滑らかな」ピースを触った者の7割は相手と協調的に分け合うのに対して，「粗い」ピースを触った者は75%の者が自己中心的な分け方をしていた．

同様の方法で，「硬さ」と「柔らかさ」について検討したところ，柔らかい布に触った者は，ある人物の印象をより柔らかく優しい性格だと答えた．さらに柔らかいソファーに座らせた場合と，硬い椅子に座らせるといった受け身的な接触でも，同じ効果がみられた．

このように触覚の刺激は，本人も気づかないところで心に大きな影響を与えており，皮膚感覚の1つである触覚が心に影響を与えていることは疑いのない事実であるといえる．

日本人は世界的にも触覚に敏感な民族だと思う．「ツルツル」「ネバネバ」といった触覚に関するオノマトペは日本語には豊富にある．さらに伝統的に日本人は和服の着心地である風合を追求し，和食は味だけでなく快適な食感も重視されている．日本人の繊細で他者の心情を気遣う性格というのは，日々の生活の中での触覚がつくり出したものなのかもしれない．

(3) 皮膚感覚からみる早期接触の大切さ

先に述べた2つの実験の理由について考えてみたい．

Williamsの実験では，手を温められた人は心が温かくなり人に優しくなった．なぜ，身体的な温かさと心理的な温かさは関係しているのだろうか．

その理由として考えられているのは，幼少期の両親などの重要な人との親密な接触にあると考えられている．身体的な温かさは，脳では「島皮質」の背中側が興奮する．一方で，人を信頼したり共感したりといった温かい気持ちになると「島皮質」の腹側が興奮する．そこで幼少期に両親の温かい手で優しく撫でられるという経験と，撫でられて安心し温かい気持ちになるという経験を繰り返すことで，「島皮質」の背中側と腹側の神経回路が形成されていく．そのため，これらの間につながりができる結果，身体的な温かさを感じると，人に対して温かい気持ちになる，というわけだ．

また，触覚の刺激が自分でも気づかぬうちに，その人の心に影響を及ぼすことを示したAckermanの実験結果はどのように考えたらよいだろうか．

第1は母親にとって，子どもに対して優しい気持ちになったから触れるのではなく，触れるから優しい気持ちになるということである．「赤ちゃんのやわ肌に触れると優しい気持ちになれる」ということをよく言うが，それは真実なのである．人が気持ち良く感じる触覚の特徴は，「柔らかさ」と「滑らかさ」の2つである．赤ん坊の肌はまさにこの2つの特徴を備えている．母親に触れてもらうために，この2つの特徴を備えるようになったのかもしれない．いずれにしても，赤ん坊に触れて育てることは，母親にとっても大きなメリットがあることがわかる．

第2は，触覚による心の変化は，母親だけの問題なのではなく，乳房に触れ吸いつく赤ん坊の側にも同じ心理的変化が起こる．まだ目のよく見えない，聞こえる言葉の意味もわからない赤ん坊にとって，触覚の情報は極めて大きな意味をもつ．赤ん坊にとって母親に触れられるという触覚の情報は，必ず何らかの他の体験とセットになっている．赤ん坊の時期に，抱っこやなでたりする触覚と安心感や満足感を繰り返しセットで与えることでこそ，他者への信頼感や自分自身の自尊感情が芽生えてくる．

だからこそ，発達初期の触覚的体験の重要性は強調しすぎることはないのである．

3. 身体接触とオキシトシン

親が子どもを抱きしめると愛情を深め，絆を強めることは経験からも十分にわかっている．しかしその生理学的メカニズムは最近になってやっとわかってきた．それはオキシトシンの効果である．そしてオキシトシンの効果は実に多岐にわたることが知られている．たとえば不安や痛みの低減，成長ホルモンの分泌，母性行動の促進，他者との相互作用の促進などである．

1. オキシトシンの役割

従来はオキシトシンの役割として，「脳下垂体後葉より分泌され，末梢組織では主に平滑筋の収縮に関与

し，分娩時の子宮収縮や乳腺の筋線維を収縮させて乳汁分泌を促すなどの働きを持つホルモンである」と考えられてきた．

確かにオキシトシンは妊娠・出産時に女性の体内で働く大切な機能をもっている．しかしわれわれがアロママッサージを受けるときや，好きな人と肌を合わせているとき，なぜあれほど気持ちよく，安らいだ気分になり，幸福感を感じるのか．その謎を解く鍵として，最近再びオキシトシンが注目されている．ここで，オキシトシンの代表的な役割について紹介する．

1）「闘争か逃走か」反応

これまでの生理学や心理学では主に，人間や動物に生まれながらに備わる自律的な反応として，「闘争か逃走か」反応が研究対象となってきた．これは，人間がストレスを受けたときに，「闘うか，逃げるか」，という二者択一的な手段で対処しており，これらの行動をしている際に起こる生理的な反応であり，自律神経の交感神経が優位になっている状態である．瞳孔は拡散し，心拍数が増加し血圧が上がり呼吸は速くなる．そして消化液の分泌量を減らし消化管の蠕動を抑制し，性行動も抑制する．

「闘争か逃走か」反応は，脳の視床下部から自律神経を経て各々の器官に到達する経路と，下垂体前葉から分泌されるホルモンがさまざまな体内の器官に到達する経路の2つがある．代表的なものは，コルチゾールの産出を促す副腎皮質刺激ホルモン，甲状腺刺激ホルモンなどである．そしてこれらのホルモンの元になる生化学物質の1つが，バソプレシンであることもわかっている．

2）「安らぎと結びつき」反応

一方，これとは正反対の反応は「安らぎと結びつき」反応である．この反応は，自律神経の副交感神経が優位な反応である．瞳孔は収縮し，心拍数が減少し，血圧は下がり呼吸は遅くなる．その代わりに，消化液の分泌量を増やし消化管の蠕動を促し，性行動を促進する．これらの反応を促す生化学物質の1つが，オキシトシンである．

オキシトシンは脳の視床下部で産出され，下垂体後葉に送られて血中に放出され，ホルモンとして体のさまざまな器官に届く．このはたらきとしては，前述のように出産時の子宮の収縮を促したり，出産後に乳汁の産出を促すというものである．そしてもう1つは，中枢神経系で神経伝達物質としてはたらくことがわかってきた．これによって，脳の他の部位，たとえば嗅球，海馬，縫線核，黒質などに届き，さまざまな行動次元に影響を与える．

こちらは母子の絆や，信頼や愛情といった感情，グループ認識などの社会的行動に複雑に関わっているものだ．人間もそうだが人間以外の動物では特に，他の個体への本来の正常な警戒心を一時的に緩め，接近行動を可能にすることで交配や集団の維持を促すはたらきがある．

たとえば，ヒツジは出生後の約1時間が母ヒツジと子ヒツジの絆の形成には重要で，この1時間のあいだに母子が引き離されると，母ヒツジが授乳を拒否してしまうようになる．ところが1時間をすぎても，母ヒツジにオキシトシンを注射すると自分の子を受け入れるようになるだけではなく，なんとほかのメスの子も受け入れるようになってしまうのだ．

メスのラットでも同じようにオキシトシンを注射すると，ラットは自分の子だけでなく，他の赤ちゃんラットの面倒をみるようになる．オキシトシンによってラットが群れ

あう傾向も強くなる．

　2005年，オキシトシンの神経伝達物質としてのはたらきを最初に解明したチューリッヒ大学のKozfeld（2005）[14]は，ユニークな実験を行った．大学生に実験に参加してもらい，オキシトシンを噴霧器で鼻腔に噴霧する群と偽薬として「水」を投与する群に分けた．もちろん，被験者は鼻にどんな液体が噴霧されたのかは知らされていないし，実験者自身もどちらを噴霧しているか知らされていなかった．

　その後「投資ゲーム」をしてもらった．ゲームは神経経済学的な手法として確立されたものである．学生は見知らぬ者同士が二人一組になり，「投資家」と「信託人」となる．「投資家」は「信託人」に自分のお金を預けて，「信託人」は儲けを生みだし還元するという内容だった．

　その結果，オキシトシンを噴霧されたグループの45％が，もっとも高い投資額を選んで「信託人」に預け，もっとも低い額を投資したのは21％しかいなかった．それに対して，偽薬を受けたグループの45％はもっとも低い投資額を選び，もっとも高い額を投資したのは21％と逆転した．一方「信託人」を，（人ではない）コンピューターにした場合は，預ける投資額に両グループで差はなかったという．

　Kozfeldはこの結果について，オキシトシンの投与により「投資家」と「信託人」二人の信頼が深まり，リスクを負おうとする気持ちが高まるからであると結論づけた．オキシトシンが向社会性，つまり人と人との接近を促す作用を持っていることを示している．

　これほど良い効果があるオキシトシンだが，体内に採り入れる方法は鼻に噴霧するしかないのだろうか．

　米ウィスコンシン大学のSeltzer（2010）[15]は，7～12歳の少女61人に，大勢の聴衆を前にスピーチコンテストに出場してもらうというストレスを与えた．

　実験では彼女らを3グループに分け，それぞれのグループではオキシトシンとコルチゾール（ストレスホルモン）のレベルを測定した．Aグループはスピーチ前に控室に母親を呼び，抱きしめるなど，スキンシップの激励を受けた．Bグループはスピーチ前に母親と電話で話す時間をとり，聴覚の刺激で激励を受けた．Cグループは心理的に差し障りのない映画鑑賞の時間をとり，母親からの接触や励ましはなかった．

　実験の結果，どのグループも，スピーチをした直後は，ストレスホルモンのコルチゾールが急激に増加していた．しかしAグループは，オキシトシンの分泌量がもっとも高く，コルチゾールの値は30分後に正常値に戻った．Bグループは，オキシトシンの分泌は次に高く，コルチゾールの値は1時間後にようやく正常値に戻った．Cグループは，オキシトシンの分泌はみられず，1時間が過ぎてもコルチゾールの分泌は，正常値よりも30％高い状態だった．

　別の研究では，同じように母親にスピーチをしてもらう前に自分の赤ん坊を10分間抱きしめた母親は，そうしなかった場合よりも，スピーチ後の血圧が低かったという．

　オキシトシンをもっとも分泌させるのは，何よりも親密な人とのスキンシップが大事であるといえる．

3）子どもに触れる母親へのメリット

　皮膚への接触はとりわけ子どもに必要である．

　スウェーデンのAnn-Sofi（2005）[16]らは，新生児に授乳している母親のオキシトシン

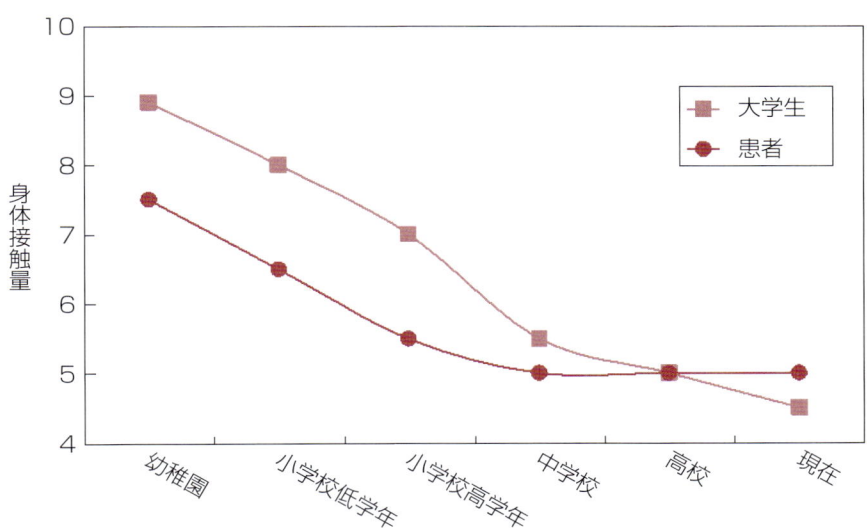

図 I-3-1　各発達段階における身体接触量の推移
(山口創, 2003 より改変)

のレベルを測定すると同時に, 乳を吸うときの赤ん坊の行動を観察した.

観察の結果, 乳を吸っているときには赤ん坊は手の動きを止めているが, しばらくすると乳房を吸うのをやめて手を動かし乳房をマッサージするように動かすことがわかった. このように乳房をマッサージされた直後に, 母親のオキシトシンのレベルが高まり射乳を促しているという. またオキシトシンは子宮の収縮作用もあるため, 母親の伸びきった子宮を元の状態に戻している. マッサージをすればオキシトシンは分泌され, マッサージを止めると分泌も止まった. ただし赤ん坊が乳首を吸っているときは, 母親のオキシトシンは分泌されなかったことから, 赤ん坊はマッサージをしてオキシトシンの分泌を促していると考えられる.

しかもこのようなマッサージを, 誕生後わずか10分で始めることもわかった. この世に生まれた赤ん坊が母親に最初にすることは, マッサージなのだ.

こうして母親は子どものために授乳し, 子どもは母親の体を元に戻すために乳房を吸い, マッサージをする. すると, 母子の体内でオキシトシンが分泌される. 母親のオキシトシンは射乳を促し子宮を元通りにすると同時に, 子どもへの愛情を深め絆を強くする.

一方子どもの側では, 生まれてすぐの母親との接触によって, オキシトシンの受容体が増加し, オキシトシンの影響をより受けやすくする. その結果, 母親への愛着を安定させ, 信頼の絆を高めると同時に, ストレス耐性も高められる. さらに, 生後すぐの身体接触により子育てや対人関係に関わる遺伝子レベルで変化が起こることから, その影響は脳に刻まれ, 将来のその子の恋人との愛着関係にまで影響を与え, その子が将来子どもを産んだときには, 母親から受けた養育行動を繰り返すことになる.

子どもは幼い時期ほど母親との身体接触を必要としており, その時期に必要な身体接触を受けないと, 将来にわたって悪影響が現れる. 山口 (2003)[17]の研究では, 健常な大学生と, 心療内科に通う患者とで, 幼少期に両親から受けた身体接触量を各々の発達段階ごとに想起してもらった. すると, 心療内科の患者は特に幼少期に両親からの身体接触が少なかったと想起することがわかった (**図 I-3-1**).

では具体的にどんなやり方でどのくらいのスキンシップをすると, オキシトシンを

もっとも高めることができるのだろうか.

スウェーデンのカロリンスカ研究所のLund（2002）[18]らは，ラットへの触れ方とオキシトシンの分泌量について検討した．その結果，オキシトシンは，触れてすぐに分泌されないが，少なくとも5分くらい触れていると分泌されるようになる．それ以上続けても分泌量が高まるわけではないが，触れるのを止めてからも10分程度は分泌され続けるという．だから，親子の絆を強める場合，長くても5分程度のマッサージや触れ合いを，1日に数回続けることが大事だといえる．遊びの中で，あるいはおむつ替えや授乳のとき，短時間でも良いので身体のあちらこちらに触れるだけで，オキシトシンの効果は発揮される．

2. 身体接触の神経機能

前述のように，オキシトシンにはリラクセーションや他者との親密な絆を築く作用がある．一方で，マッサージなどがそもそも快である理由については，別の生理メカニズムがある．英国の神経心理学者，Essick（1999）[19]は，3種類の材質（ベルベット，綿，メッシュ）を，対象者の顔と前腕に3つの異なる速さ（1秒に50 cm，1秒に5 cm，1秒に0.5 cm）で撫でたときに，どの程度「気持ちいい」と感じるか評価してもらった．実験の結果，わかったことは2つある．第1は，全体として顔と前腕を比べてみると，顔の方が気持ち良く感じるということだ．第2は1秒に5 cmほどの速度で撫でたときに，もっとも気持ち良く感じるということだ（**図I-3-2**）．

そして続く研究によって，1秒に5 cm程度で10 cm以下のゆっくりした速度で触れるときにもっとも反応する神経線維が発見された．それはC触覚線維と名づけられている．

1）C触覚線維の役割

通常，物に触れたときの「ツルツル」「ザラザラ」といった表面の物理的な性質を識別する触覚線維は，Aβ線維という太い神経線維を伝って脳へと届く．触れるスピードが速いほど神経は発火し（電気信号を高い頻度で脳へ送る），そのスピードが速いことを脳に知らせている（**図I-3-3右**）．脳では大脳の体性感覚野でその物理的な特徴が細かく解析される．

それに対してC触覚線維は1秒に5 cm前後（10 cm以下）の速度でもっとも発火し，それ以上でも以下でも発火はしなくなる．そして細い神経線維を伝って脳へとゆっくりした速度で届き，呼吸や血圧など生きるのに必要な部分を司る脳幹や，感情に関わる扁桃体，交感神経と副交感神経やホルモンの調節を司る視床下部，情動や身体図式を感じ「自己」の意識とも深く関わっている島（大脳半球の外側溝の底にある大脳皮質の一部），意思決定や感覚の統合をする役割をしている眼窩前頭皮質など，広い範囲に届く（**図I-3-3左**）．

こうした脳部位を刺激することで，体全体のホメオスタシス（体温や免疫力，血糖などすべてを一定の範囲内に保つ機能）や，アロスタシス（ストレスを受けたときに生じる体の変化を元に戻す機能）を一定に保つはたらきをしている．

このC触覚線維こそ，マッサージによる癒し効果をもたらす最大のメカニズムだといえる．

筆者は人に触れる場合でも速度を変えてその効果を確かめてみた．

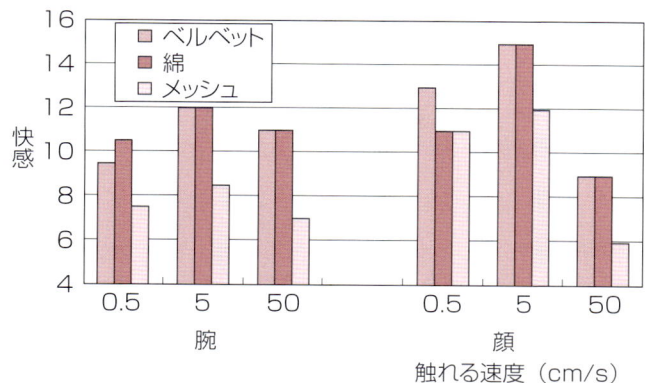

図Ⅰ-3-2 触れる部位と速度による快感の大きさ
(Essick, G et al., 1999 より改変)

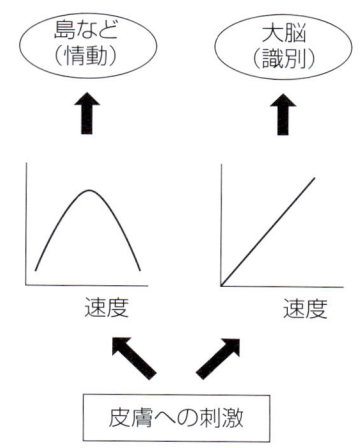

図Ⅰ-3-3 2種類の触覚を伝達する神経の特徴と脳の到達部位
(Bjornsdotter, et al., 2010 より改変)[20]

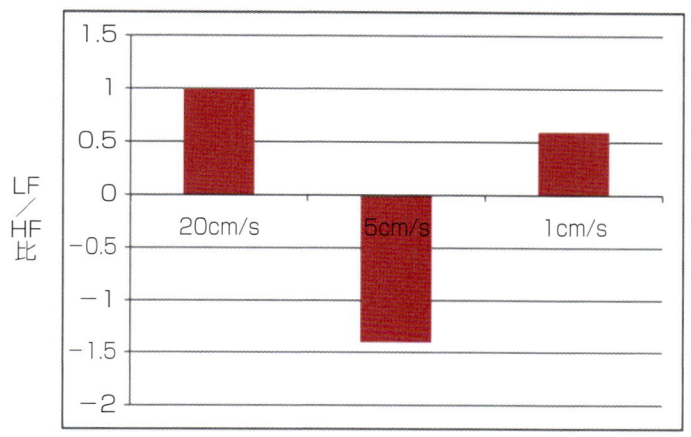

図Ⅰ-3-4 触れる速度による自律神経の変化
(図の上方向は交感神経,下方向は副交感神経が優位であることを示す)

　大学生の友人同士のペアを組んでもらい,一方が他方の背中を1秒に1 cm, 5 cm, 20 cm の3種類の速度でそれぞれ触れたとき,相手の気分の変化と自律神経の活動について測ってみた.すると Essick の結果と同様,1秒に5 cm の速度で触れられた場合にもっとも気持ち良く感じると同時に,もっとも副交感神経の機能が高まりリラックス効果があったのだ(**図Ⅰ-3-4**).

　このことから,1秒に5 cm ほどのゆっくりしたマッサージによって,もっともリラックス効果が得られることがわかる.逆に1秒に20 cm の速度で触れた場合は交感神経が優位になり,覚醒度が高くなることもわかった.皮膚への刺激は触れる速度によって効果がまったく異なるのである.

2）自律神経の役割

　神経を機能によって分類すると,自分の意思とは無関係にはたらいている自律神経は交感神経と副交感神経の2つに分類される.そして交感神経と副交感神経の機能については,これら2つのバランスがとれた状態がホメオスタシスを一定に保つうえで理想的

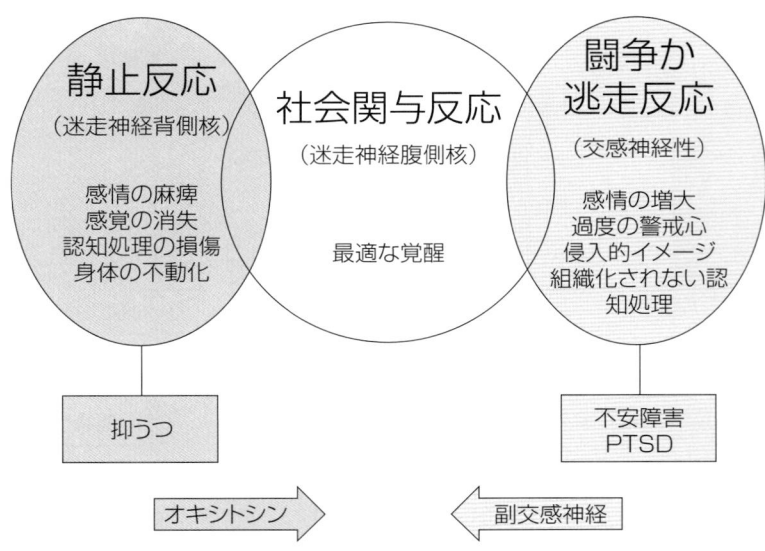

図Ⅰ-3-5　自律神経の変化と心の窓
(Ogden, et al., 2006 を一部改変)

であるとされる．

　どちらか一方だけが常に優位になっている状態は，ホメオスタシスの崩れた状態であり，望ましくはない．ストレスがあって交感神経優位な状態が続いたあとは，しっかりと休養をとって副交感神経優位な状態にする必要がある．

　このバランス理論は現在でも通説になっているが，自律神経のはたらきについて別の見方をしている研究者もいる．

　イリノイ大学の Porges（2001）[21]は，ホメオスタシスを保つために自律神経が備わったというより，むしろ敵から防衛したり社会的な絆を築くといった関係性に適応するために自律神経が進化したのだと主張する．これをポリヴェイガル理論(多重迷走神経説)という．彼は動物にとっての社会的な関係を，副交感神経的なはたらきをする2種類の迷走神経[注]と，交感神経による3段階の理論によって説明する（**図Ⅰ-3-5**）．

　簡単に説明すると，第1段階は逃走できない危機的な状況におちいると，動物は心臓，呼吸，筋肉などすべての身体のはたらきを低下させ，身体は「不動」の状態となる．ネコに追いつめられたネズミが急に動かなくなったり，ヘビににらまれたカエルが仰向けにひっくり返って動かなくなる状態である．迷走神経背側複合体（DVC）が支配する進化的にもっとも古い神経系であり，極度に副交感神経的な状態である．こうして生き延びてきた動物も多い．第2段階は，「闘争か逃走か」反応ともいわれ，心拍や呼吸が増加し，筋肉は硬くなる．「窮鼠，猫を噛む」というように敵に挑んで逆に攻撃を仕掛けたり，全力で逃げ延びようとするはたらきである．交感神経の優位な状態で，過覚醒の状態である．第3段階は，緊張や興奮による過剰な覚醒ではなく，最適な心地よい覚醒状態である．進化的にはもっとも新しく備わった機能である．たとえば顔の表情をつくったり，声を出す，あるいは口で吸うなど，他個体との関係性を築く行動を高めるはたらきである．迷走神経腹側複合体（VVC）が支配する機能で，最大覚醒の状態にする．こ

注：迷走神経は構造的な分類であり，脳幹と接続し主に胸腹部の内臓を支配する副交感性の神経である．生命の維持に直接関係するもっとも重要な神経であり，心拍数の調整，胃腸の蠕動運動，発汗や発話等にも関与している．

れは過覚醒と異なる点に注意が必要だ．

　この説は，外部環境の安全性や危険を意識のレベルで気づくのとは別に，神経系が独自に評価してそれに適した行動をすることも示している．このシステムは生まれつき体に備わっているため，子どもでも本能的に外部の危険を察知し対処することができる．

　たとえば震災に遭遇した子どもは，緊張して身動きがとれなくなったり，逆に全力で逃げ延びようとしたはずだ．震災がまだ続いている間，常に身体を緊張させて構えているが，その危険がなくなると，大人との，あるいは子ども同士の親密な関係を急速に求めるようになる．

　さらに Porges によると，それぞれの神経系のはたらきと「心」との間には密接な関係があるという．身体の神経支配によって3つの段階があると述べたが，それぞれは心のはたらきとも密接に関係している．第1段階は，心のはたらきとしては感情の麻痺や，認知処理ができず，身体活動が減退した状態であり，無気力で活動性がなくなるような心である．いわゆる抑うつや引きこもりである．第2段階は過度の覚醒状態で，感情が高ぶったり侵入的なイメージが沸いてきたり，まとまらない考えやイメージが次々と浮かび上がるような状態である．具体的には PTSD や不安障害などのように，過度に覚醒した心である．第3段階は最適な覚醒ゾーンであり，この場合，リラックスして広く人や社会に対して心が開かれた状態にある．

　子どもに触れることは，第1段階の子どもには，オキシトシンによって低覚醒のブロックを解いて第3段階の状態へと誘うはたらきがある．さらに第2段階の人には副交感神経を優位にすることで第3段階へと導くという作用がある．各々の効果は触れるスピードによって決まることからも，子どもに触れる場合，このことを踏まえたうえで最適な癒し効果を促す触れ方をするのがよいだろう．

4. 現代に甦らせる癒しの技

　快適な暮らしを享受しているわれわれの暮らしのなかで，大切なものが見過ごされてきている．科学的な近代医学が主流になったことから，伝統医療はすっかり影をひそめてしまった．しかし近代医学が苦手とする分野は依然としてある．たとえば，慢性的な疾患や原因が特定できないため治療法が見つからない癌や膠原病，アレルギー疾患など，その数は多い．

　また，「未病を治す」といった概念も近代医学にはない．そのため，病気とまではいえない子どもの症状，たとえば疳虫や虚弱体質などといった症状に対処するのは難しい．そのような分野こそ，東洋医学の得意とする領域である．特に鍼灸・按摩は近代医学の立場からもその効果は注目され，代替医学の筆頭格となっている．

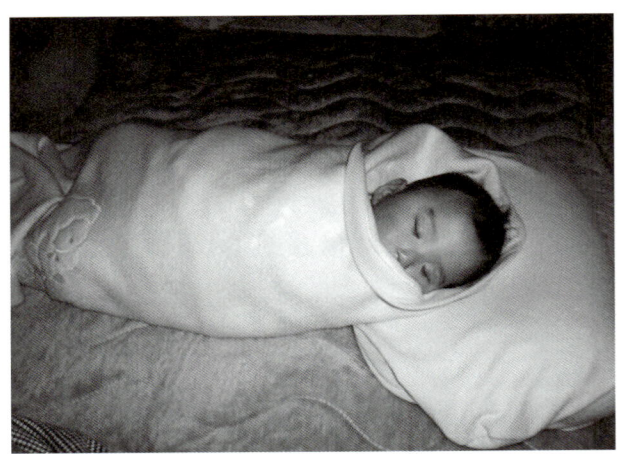

図Ⅰ-4-1　スウォドリングの例
全身を毛布で圧迫すると夜泣きが改善した
（筆者が撮影）

1. 伝統にみる癒しの技

　現代の核家族のなかで子育てに孤軍奮闘している母親たちには，子どもへの鍼によって疳虫などの症状が軽減されることはほとんど知られていない．病院に行くほどのことでもなく，ひたすら我慢するか，あるいはストレスをため込み，それが爆発して虐待に走ることもある．筆者は，娘がまだ生後7カ月のころ，毎晩のように夜泣きに悩まされることがあった．夜中に何度も起こされ，育児書に書かれているようなことはほとんど試してみたが，一向に改善されず，途方に暮れていた．そんなとき，昔からある子育て「スウォドリング」を思い出した（**図Ⅰ-4-1**）．

　これは子どもの全身を毛布のような布できつめに巻いた状態で子育てをする方法で，かつては世界中の多くの文化でみられる方法であった．この方法で育てられた子どもは，ほとんど泣くこともなく，しかも運動能力などに特に問題もなかったという．この方法を試してみたとたん，娘の夜泣きはぴたりと治まったのである．10カ月もの間生きていた母親の子宮の中は窮屈ではあるが，適度な温度の液体に満たされ，暑さ寒さも危険も空腹もない，極楽ともいえる環境であった．子どもは，そのときの記憶をおそらく宿しているのであろう．生まれてからも皮膚への圧の刺激があると安心するし，窮屈な空間を好むのもそのためである．

　科学的な知識もほとんどない時代，病気に苦しむ人々の皮膚にアプローチすることの重要性について，経験的によくわかっていたからであろう．だからこそ古い文明のいずれからも，患者の身体に直接触れ刺激を与える癒しの技が登場したのだ．

　近年，皮膚に関する新たな目覚ましい知見が次々と発見されている．

　脳に近い機能や構造を備えた皮膚であるためか，筆者の研究でも，幼少期の親から受けた身体接触の記憶が，成人後の性格特性や人間関係にも大きな影響を与えることが確かめられている．筆者は幼少期の身体接触の記憶は，皮膚自体に残されているのではないかとさえ考えている．もちろん，そのことはまだ実証できる段階にはないが，皮膚はますます大きな可能性を秘めた臓器であることは明らかである．特に子どもの場合，他の感覚に比べて触覚などの皮膚感覚はほぼ完成された状態で生まれてくる．皮膚に適当な刺激を与え，触覚を刺激することで心に及ぼす影響ははかりしれない．

　常識的にもいえることだが，身体内部の状態あるいは心理的な状態は皮膚に現れるものである．ストレスによって皮膚の張りや潤いが減少してくることや，デルマドローム（dermadrome）として身体内部の病気が皮膚に現れることもよく知られている．このような目に見えたり皮膚に触れてすぐにわかる変化がある一

方で，セラピューティック・タッチ（therapeutic touch）の考えでは，エネルギーの場の変化として現れるともいわれる．よって立つ理論的立場が異なっても，そのような皮膚の変化を捉え，それに対する治療を行うことは，いずれも皮膚への刺激によって自然治癒力を高めホメオスタシスやアロスタシスを高める効果をもたらしていることは疑問の余地はない．

2．鍼灸，按摩，マッサージ

　鍼灸や按摩，マッサージといった皮膚にアプローチする技は，より直接的に皮膚に刺激を与える．それにより触覚や温度感覚の膨大な情報が脳に入り影響を与える．皮膚に与えられる刺激が脳に与える影響は非常に大きい．しかも対人関係が絡んでくるため，その影響は複雑になり，「原因→結果」の直線的な理解を得意とする科学的な方法の俎上にのせることが困難であった．

　しかし人間の基本的な身体構造が変わっていない以上，その効果も変わっていないはずである．科学としての医療が「いたちごっこ」のように1つの問題を解決するや新種の病気が生まれ，私たちはいまだ病気から解放されることはない．この先もずっと「いたちごっこ」は続いていくに違いない．

　現代人は多かれ少なかれストレスの影響で健康を害し，半健康の状態で生活している．そのような未病を癒す技が現代にこそ求められている．そうであれば，病気に罹らない心身を創造する，あるいは病気に罹る前に心身をもとの健康な状態に戻す，そうした方向性こそがこれからの医療に求められるだろう．そのような癒しの手段として，古来からある皮膚にアプローチする技を現代に甦らせることはとても意味のあることだと思う．

　それは「心」と「身体」をつなげ，さらに現代社会で希薄になった人間関係の「絆」を取り戻し，人間を「社会」とつなげるものであるのだから．

　　（山口　創）

文　献

1) Harlow, H. F.: The nature of love. *American Psychologist*, 13：673-685, 1958.
2) 正木健雄：からだづくり・心づくり．農文協，2002.
3) 山田朋子・昇地勝人：保育園児における姿勢と行動の関係に関する研究．中村学園大学紀要，38：123-129，2006.
4) 山口創：幼児の身体的及び心理・行動的問題に関する研究．健康心理学研究，23（1）：32-41，2010.
5) Pert, C.: Molecules of Emotion.：Why you feel the way you feel. New York：Simon & Schuster, 1997.
6) ダマシオ，A. R.：生存する脳―心と脳と身体の神秘．講談社，2000.
7) Maclean, P.: Triune Brain in Evolution：Role in paleocerebral functions. New York：Plenum, 1990.
8) Rizzolatti, G et al.: Premotor cortex and the recognition of motor actions. *Cognitive Brain Research*, 3：131-141, 1996.
9) Montague, A.：タッチング―親と子のふれあい．平凡社，1977.
10) 傳田光洋：皮膚は考える．岩波書店，2005.
11) Williams, L. E. & Barth, J. A.: Experiencing physical warmth promotes interpersonal warmth. *Sceince*, 24, 322（5986）：606-607, 2008.
12) 佐藤優子・佐藤昭夫・他：生理学．第2版，医歯薬出版，2003.
13) Ackerman, A. M et al.: Incidental haptic sensations influence social judgments and decisions. *Science*, 25, 328（5986）：1712-1715, 2010.
14) Kozfeld M, et al.: Oxytocin increases trust in humans. *Nature*, 435：673-676, 2005.
15) Seltzer, L. J. et al.: Social vocalizations can release oxytocin in humans. *Proc. R. Soc. B*, 277：2661-2666, 2010.
16) Ann-Sofi, M.: Postpartum maternal oxytocin release by newborns：Effects of infant hand massage and sucking. *Birth：Issues in Perinatal Care* 28.1：13-19.
17) 山口創：乳児期における母子の身体接触が将来の攻撃性に及ぼす影響．健康心理学研究，16（2）：

60-67, 2003.
18) Lund, I. et al.: Repeated massage-like stimulation induces long-term effects on nociception: contribution of oxytocinergic mechanisms. *European Journal of Neuroscience*, 16:330-338, 2002.
19) Essick, G et al.: Psychophysical assessment of the affective components of non-painful touch. *Neuroreport*, 13,(10):2083-2087, 1999.
20) Bjornsdotter, M., Morrison, I. & Olausson, H.: Feeling good: on the role of C fiber mediated touch in interoception. *Exp Brain Res*, 207:149-155, 2010.
21) Porges, S. W.: The Polyvagal theory: Phylogenetic substrates of a social nervous system. *International Journal of Psychophysiology*, 42:123-146, 2001.

II 小児の成長・発達，疾病の診察・治療

1. 小児の成長と特徴

1. 生物としてのヒトの特徴

脳を進化させた霊長類

小児の成長について知るためには，予備知識として生物としてのヒトの特徴を理解しておく必要がある．

ヒトは「脳を進化させた霊長類」ということができる．約600万年前まで先祖を同じくしたゴリラやチンパンジーなどの脳重量は現在でも500g程度であるが，ヒトでは約1,500gにまで進化している．この脳の重量増は主として大脳新皮質の発達によるものであり，ヒトはこの著しく進化した高機能な脳により，高度な知能，緻密な思考，複雑な言語，精密な視力，器用な手先を獲得した．そして多様な文化文明を創り出し，さまざまな自然環境に適応して棲息し，地球上で最も繁栄した種になっている．

生理的早産と多様性の獲得

河合[1]はヒトの進化について，「自身の身体構造を変化させて環境に適応してゆく」のではなく，脳を変化（高機能化）させて「新しい文化を身にまとうことにより，身体構造の変化を最小限にとどめて環境に適応していく」形に特殊化したと論じている．そしてこの高機能な脳は，生下時には極めて未熟である．

ヒトの新生児は最低限の生命維持機能しか備わっておらず，母体外胎児ともいえる状態で出生する．ヒトの新生児が，他の哺乳類が生まれたときに実現している発育状態にたどりつくのは生後1年を経過した頃である．この，「高等な哺乳類」の発達原則から外れた現象をポルトマン[2]は「生理的早産」と呼んでいる．

高度に発達した脳を持ちながら，その脳を極めて未熟な状態に留めて出生するという進化により，ヒトはさまざまな自然環境に適応し多様な文化文明の下に生存するという適応戦略を獲得したのである（多様性の獲得）．

子育ては「脳を育てる」過程

小児の成長というと，一般的には身体的発育と知的情緒的発達が想起されるが，ヒトは体が成長して知能が発達すればそれだけで健康に生きていけるわけではない．

生理的早産であるヒトにおいては，全身の身体的機能を調整・安定させるための自律神経や内分泌のはたらき，行動をコントロールして健全な社会生活（対人適応と社会参加）を成し遂げる適応能力などの，「体質」とか「性格」と呼ばれるものまでが生まれた後に作り上げられるからである．ヒトの子どもを育てるということは，この体質と性格を司る「脳」を育てる過程ともいえるのである．

体質と性格を生まれた後に完成させるという特性は，ヒトの「さまざまな環境に合わせてたくましく生き抜く」という高度な環境適応の達成（多様性の獲得）に貢献しているが，見方を変えれば「育てられ方が好ましくなければ適応障害を起こし得る」というリスクをも備えていることになる．このことがヒトに喘息やアトピー性皮膚炎，夜尿症などの「心身症」や，不登校，引きこもり，新型うつ病などの「神経症」が発生し得る根源的な原因であると筆者は考えている．

2. 小児の成長と環境の関わり

1）ヒトの子は栄養だけでは育たない

　動物には，生まれたときから一人前に行動する種類のものと生まれてから一人前に育っていく種類のものがある．前者の代表は魚類や爬虫類であり，卵から生まれた仔は独力で成長していく．つまり「育つために親も親の愛情も必要としない」動物といえる．

　後者の生まれてから一人前に育つ動物にはさまざまな種類のものがいるが，高級な哺乳類ほど適切に育てられないと一人前に育つことは難しくなる．特にヒトの子どもでは成長に与える生育環境の影響はきわめて大きいものがある．

　極端な例ではあるが，20世紀初頭のヨーロッパにおける乳児院の乳児死亡率は75％にも達していた．そしてこの死亡率は「設備と栄養の改善」では低下させることはできず，「十分な愛撫を与えることにより17％まで低下した」との報告[3]もある．「愛撫」という母性的な行動が欠落するだけでも乳児は死に至ることがありうるのである．

2）健康な成長のために必要なもの

　世界保健機関（WHO）は健康について，「単に病気とか虚弱ではないということではなく，身体的，精神的および社会的に完全に安寧な状態であること」と定義している．

　この定義は文化的な存在でもあるヒトの小児の健康な成長のためには，身体的・心理的および社会的な条件が整っていることが必要であることを示唆しているともいえる．

　小児の健康な成長のためには，本人の素質に異常がないことに加え，育つ畑である家庭・地域・社会などの生活環境が整っていること，養育の担当者である親の育児本能・育児行動が適切であることなども重要な要素となるのである．

　生活環境に求められる文化心理的要素としては，夫婦・家族・近隣の連帯感，明るく活動的であること，コミュニケーションと思いやり，勤勉と節約の価値観，筋（すじ）とけじめの尊重などがあげられ，養育担当者に求められる要素としては，子どもに対しての「手がかかるほどかわいい」という感性，「安心・安全・成長」を保証すること，抜かりなく手際が良いこと，おおらかで神経質でないこと，ほめ上手，人生の先輩として振る舞えること，年齢相応の扱い方がわかることなどがある．

3）成長と発育の基本的原則

　ここでは小児の成長と発育のきわめて原則的な事柄について述べる．小児の発達全般については図Ⅱ-1-1（p.29）を参照されたい．

　小児の脳は3歳までに成人の6割までの神経回路が完成し，その後5～6歳と10歳前後に大きく発達する[4]．1歳までを生理的早産と考え，性的にほぼ成熟する15歳を成人期の始まりと考えれば，小児の成長の節目は，1歳，3歳，6歳，10歳，15歳とみなすことができる．

■ 0～1歳 ■

　生理的早産とされている時期である．1歳前後に人間としての特徴である，立って歩くこと，手を用いること，言葉を話すことなどの「人間らしさの基礎」ができ，離乳食

から幼児食に移行する．

　母親との基本的信頼感が形成される時期であり，その充実は「人見知り」という形で現れる．「お母さんはいいもの」という感性が作られる時期なので，環境としての母親の育児行動の質がきわめて大切になる．「見つめる・触れ合う・語りかける」ことの多い母子関係が好ましい．

■1〜3歳■

　「頑張り始める」時期である3歳に向かって，人間としての心身の機能を充実させる時期である．性格，行動，情緒，あるいは身体的な諸器官や機能の基礎が形成される．

　生活環境の影響を受けながらそれに反応して成長する時期であり，「明るく活動的でにぎやか」な生活環境が好ましい．親・家族・近隣との関係を通して人間関係の基礎を創りあげていくので，親のみならず家庭・地域などの生活環境の質のよさが大切な時期である．

■3〜6歳■

　第一反抗期ともいわれているが，メンツとプライドが現れ，「自分で」やりたがるようになる時期である．反抗ではなく自己主張し始めたということになる．

　「頑張り始める」時期でもあり，副腎・交感神経系の機能が充実し「頑張るホルモン」であるアドレナリンやステロイドのはたらきが高まる時期である．これらの2つのホルモンの分泌を向上させるような生活習慣が大切である．寒さに親しみ活動的な生活，甘えるよりほめられることを好む子にするなどを心がける．「頑張ってほめられて嬉しい」という親子関係が好ましく，親の過干渉と過度の心配性は禁物である．

　この時期に，アドレナリンやステロイドホルモンの機能が不安定になるように成長すると，気管支喘息やアトピー性皮膚炎になりやすくなる．

■6〜10歳■

　外に向かって自己拡張する時期である．自己拡張のための師匠・先輩として親を参考にする時期であるから，親は人生の先輩としての「賢い判断」「立派な振る舞い」などを意識して示さなくてはならない．家の中でもまれる時期といえる．

　10歳ごろには，義務や責任などの抽象的概念の理解が可能になり，自身の言動を客観視できるようになる．自分なりの筋とかけじめなどが定まり，個性と価値観が形成されてくる．それが自信とか大胆さにつながれば自己評価も安定し成長への意欲と親への信頼感が充実する．将来とか人生についての「哲学的な話」もできるようになり，これが「大人の仲間入り」ということになる．体型も幼児体型から少年型体型へ変化する．

■10〜15歳■

　成人の基礎を充実させる時期である．外に向かっての自己拡張が充実し，「自分自身の判断で」人間関係を築き「自分たちのルールで」仲間を作るようになる．第二反抗期ともギャングエイジともいわれる時期である．第二次性徴も現れ，性的にも成熟する．

　貧しい時代であれば労働力にもなりうる年齢であり，家の外（社会）でもまれるうちに「人を見る」目が養われ，対人適応が充実する．大人を冷静に観察評価できるようになり，大人の話に口を出したり，批判したり，名代を務めることもできるようになる．

そして15歳になった時点では,「原則として大人」であり「大人扱い」に耐えうるようになる.「社会の中に居場所を作る力」を充実させる時期ともいえる.

3. 成長に関わる基本的事項

本項では成長と発達に関わる基本的事項について解説する.

1) 生下時の状態

妊娠37週以上42週未満での出生児を正期産児と呼ぶ.37週未満での出生児は早産児,28週未満を超早産児,42週以上を過期産児と分類する.

厚生省統計(1990)では,生下時平均体重は男子3,150 g,女子3,060 gであり,平均身長は男子49.6 cm,女子48.1 cmである.生下時体重2,500 g未満が低出生体重児,1,500 g以下が極低出生体重児,4,000 g以上が高体重出生児または巨大児と分類される.

2) 発育時期による呼称

生後4週間までを新生児期,満1歳までを乳児期と呼ぶ.それ以降の時期は厳密な区切りがあるわけではなく,1～6歳を幼児期,6～12歳を学童期または少年期,それ以降を青年期と呼ぶのが一般的である.思春期については第二次性徴の出現から成長の終了ごろまでと考えるのが妥当であろう.

3) 身体的発育

身長は満1歳で生下時の約1.5倍(約75 cm),体重は約3倍(約9 kg)まで増加し,小学校入学の頃には男女とも身長120 cm,体重20 kg程度までに成長する.

身体的発育が年齢相応であるかの評価は,身長・体重などを同性同年齢児の数値と比較して評価される.用いられる数値としては平均値,標準偏差(SD),パーセンタイル値などがある.平均値±2 SD以内,3パーセンタイル以上97パーセンタイル以下を正常とする.身長の評価には標準偏差を用いるのが一般的である.

身長と体重の釣り合いを見るためには,乳幼児ではカウプ(Kaup)指数〔体重(kg)/身長(cm)^2×10^4〕,学童ではローレル(Rohrer)指数〔体重(kg)/身長(cm)^3×10^7〕などが用いられる.カウプ指数の正常値は乳児で16～18,幼児で15～17.ローレル指数は130±15が標準値で,±30以上が異常とされる.

4) 運動および行動の発達

総合的な発達の様子を見るものとして,津守・稲毛式乳幼児精神発達質問紙,DENVER Ⅱ—デンバー発達判定法[5](図Ⅱ-1-1)などがあるが,いずれの検査法であっても,ほぼ共通して,粗大運動,微細運動,言語,適応行動,個人的行動,社会的行動などの領域に分けて発達を評価している.

5) 性格および情緒の発達

性格および情緒の発達についてはフロイトの精神性的発達理論,エリクソンの漸成的発展理論,スピッツのホスピタリズムや対象喪失反応の概念,ボウルビーの愛着理論や

図Ⅱ-1-1　DENVER Ⅱ－デンバー発達判定法[5]

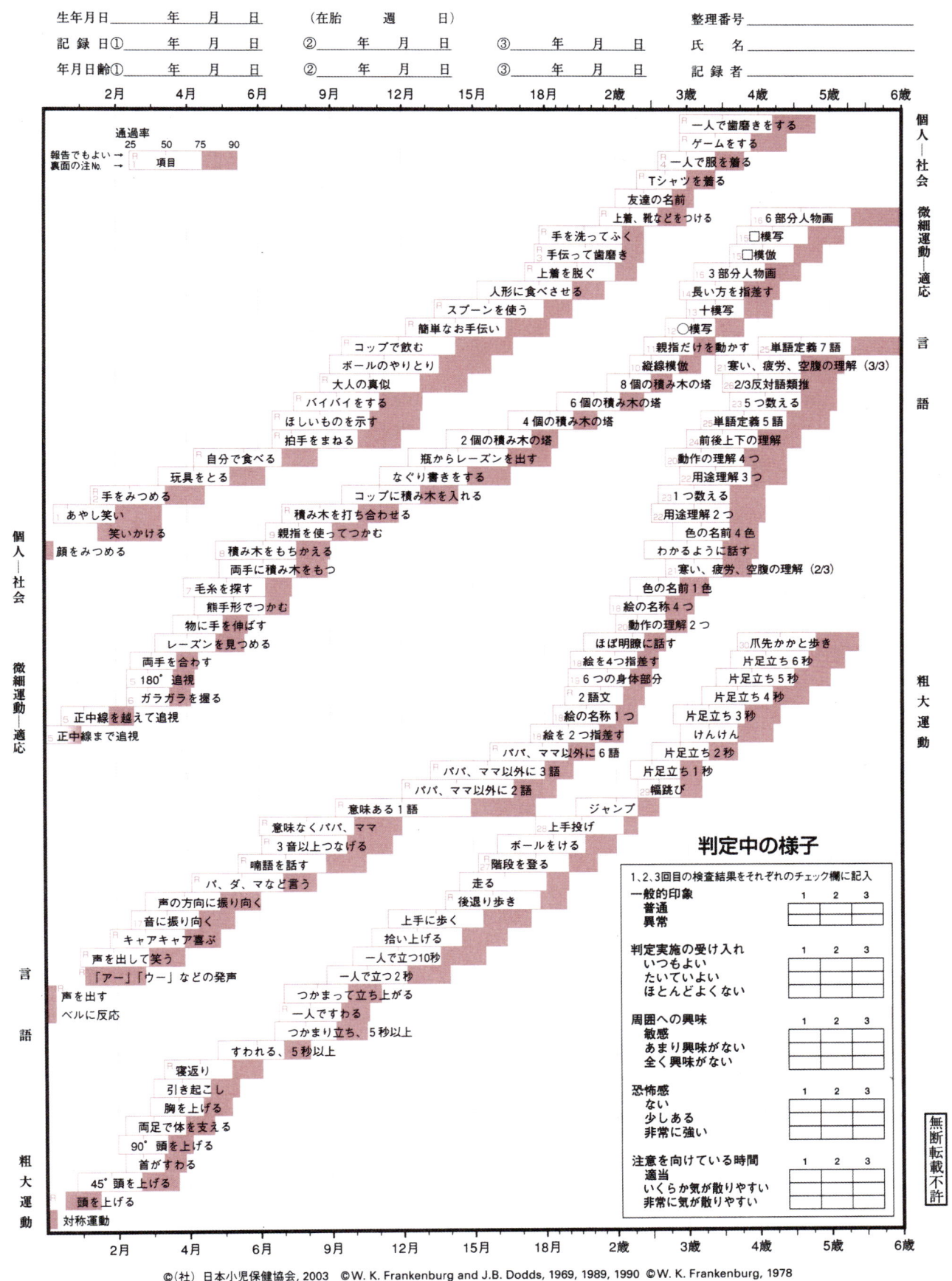

母性遮断理論などの発達理論がある．詳細は成書を参照されたい．

4. 成長のひずみとして現れる疾患

　小児の成長と発達には環境要因が強く影響する．したがって，その環境に問題があった場合には，体質と性格の「生まれたあとに作られる部分」のひずみに由来する疾患や異常が現れることになる[6,7]．身体医学の進歩により，感染症などの身体疾患は（特に先進国では）著しく減少している．しかしその反面，養育環境のひずみにより引き起こされる「心身症」や「神経症」などの疾患は明らかに増加してきているのである．
　小児の成長について評価する場合には，これらの疾患をも念頭に置くことを忘れてはならない．小児科領域の心身症および神経症の代表的疾患としては次のようなものがある．

■心身症■

　　気管支喘息，過換気症候群，周期性嘔吐症，過敏性腸症候群，起立性調節障害，夜尿症，遺尿症，チック，愛情遮断性小人症，アトピー性皮膚炎，慢性蕁麻疹，円形脱毛症，抜毛，など．

■神経症■

　　言語遅滞，分離不安，反応性愛着障害，友達と遊べない，対人関係に緊張，不登校，引きこもり，過食症，神経性食思不振症，適応障害，不安障害，パニック障害，など．

2. 小児患者の西洋医学的診療

1. 西洋医学と東洋医学

　内科（呼吸器科・消化器科・循環器科）・小児科・婦人科・泌尿器科・耳鼻科・皮膚科・眼科などのように専門分野が分かれ，解剖学，生理学，微生物学，薬理学，放射線学，医療工学などの科学的手法を用いて，主に体の病気を治療する医学を「身体医学」という．
　身体医学では疾患に関わる各種情報を心電図，脳波，X線写真，CT，MRIなどで可視化し，体温，血圧，血液検査などで数値化して利用するため，いわゆる「証」とか「気」というような可視化・数値化されにくい情報はそれほど重要視されない．治療手段も薬物療法と手術などの，医療科学・医療技術によるものが中心であり，鍼灸や漢方などの東洋医学的治療法が中心になることは少ない．西洋医学とは，この身体医学を東洋医学と対比させたときの表現と考えてよい．

2. 西洋医学的（身体医学的）診療とは

　医療に求められるものは患者の苦痛を取り除き心身の安寧をもたらすことである．この目標を達成するために行われる診療は，洋の東西を問わず，診察，検査，診断，治療という手順によって行われることが一般的である．この一連の手順を主に前述の科学的手法によって執り行う診療が西洋医学的診療といえる．

　診察とは，問診，視診，触診，打診，聴診などの診察技術を用いて患者を観察し，異常を見つけ出す作業である．診察により得られた情報から必要な検査が定まり，診察と検査の結果から診断に至り治療が開始されることになる．

　診察から的確な診断に至るために最も大切なものは，疾患についての十分な知識と鋭敏で緻密な観察眼である．未知の疾患を診断することは不可能であり，必要な情報を見落としては正しい診断に至る可能性は低下するからである．

　検査法と治療技術については常に最新の情報に接し研鑽を積むことが必要になる．

3. 小児の診療

1）小児診療の特殊性

（1）小児は発達途上であり常に成長している

　たとえば新生児期から幼児期にかけては，未熟であった免疫が急速に充実しさまざまな病原菌や異種タンパク（抗原）に対しての防御力を獲得する時期でもある．血液では免疫抗体を産生するリンパ球が白血球の約60％を占め，成人とまったく逆転した比率になっている．そしてしばしば発熱するのも「自分で免疫を作っている」からにほかならないのである．

　3歳ごろには身体の安定を司る自律神経とか内分泌のシステムもほぼ完成する．また運動面の発達としては，定頸（首がすわる）4カ月，寝返り7カ月，つかまり立ち10カ月，一人歩き1歳半などが大まかな目安になる．ここに示した月齢までにできていなければ発達の遅れが疑われる．言語面では喃語（赤ちゃん言葉）10カ月，単語数個2歳，二語文2歳半などが目安となる．

　成人へ向けて日々成長中である小児においては，このような年齢に応じた成長と発達の節目と目安がある．小児の診療にあたっては，これらの節目や目安の所見を十分に知っておく必要がある．それが不十分であると正常所見を異常と見誤ることが起こりうる．

（2）小児には小児特有の反応性がある

　成長に伴う節目以外にも，小児には特有の反応性や症状がある．たとえばゲップをするだけでミルクが口からあふれ出す（溢乳），体温調整の未熟により熱中症になりやすい，しばしば発熱するがその70％までは治療を必要とせず3日以内に解熱する．発熱のみでも痙攣を起こす（熱性痙攣），口渇を訴えず予想外に脱水に陥る，単なる便秘であっても激しい腹痛を引き起こす，などは小児特有の反応性ということができる．

麻疹（はしか）や水痘（みずぼうそう）に罹患した場合は成人よりも小児の方が軽症に経過するのも同様の現象といえる．反面，小児は成人よりも全体的な体力には劣るため，急速に病状が進行して急激に悪化することも珍しくない．これらの小児に特有な反応性も確実に知っておかなくてはならない．

（3）診察の情報源は保護者（母親）である

診察の第一歩は，症状経過などについて詳しく聞き取る作業になる．病気の歴史を聞き取るという意味で「病歴を取る」ともいう．症状を聞き取る形の診察（問診）になるため質問のポイントを押さえ，正確なコミュニケーションを心がけることが必要になる．

病歴を取る相手は母親であることが多い．母親は最も身近に子どもに接しており，最も情報を知り得ている人物であることは間違いないが，その知りえた情報を「母親というフィルターを通して」医師に伝えていることを忘れてはならない．

わが子が病気の場合に不安にならない親はいないが，たとえその不安の中でも一定の冷静さが保たれているか，取り乱していないかなどを問診の初期段階で見極め，総合的な判断によって病状を正確に評価することが必要になる．最近では幼児・児童の虐待が増加している事実も，常に意識の片隅に置いておくことが必要である．

2）小児の診察

（1）全体の把握が診察の第一歩

緊急の処置が必要な場合を除いて，まずは問診により病歴を取ることになる．症状の重症度・緊急度をチェックしつつ，大まかに疾患を絞り込む．入室時から子どもの様子を観察しておくことも重要である．子どもの表情，機嫌，雰囲気などの「全体の印象」を観察する．

小児は自ら進んで病状を訴えることは少ないため，母親からの問診と観察の結果から情報を取捨選択し疾患の全体像を把握することが必要になる．疾患によっては問診のみで診断がつくものもあるため，それらの特徴的な症状については知っておかなくてはならない．

身体症状が軽微であっても「機嫌が良くない」ときは要注意とみなすべきである．

（2）小児では視診と触診が重要

問診と観察により得られた情報を参考にしつつ診察を開始する．小児の診察では視診と触診が極めて大切であり，聴診器などの診察器具を用いなくても相当量の情報を得ることができる．五感を動員して，微細な徴候をも「感じ取る」ことが大切である．

頭部大泉門（乳児）：平坦か膨隆しているか，眼瞼結膜：発赤，蒼白の有無，咽頭所見：発赤，扁桃肥大，潰瘍などの有無，項部硬直（髄膜炎の徴候）の有無，胸部：変形の有無，打診による鼓音（清音・濁音）の確認，腹部：柔らかく平坦か，圧痛の有無，鼠径ヘルニアの有無，停留睾丸のチェック，全身の皮膚：湿疹，発疹，発赤，異常な乾燥，皮下出血，外傷，打撲の跡などの有無，各部リンパ節：腫脹の有無，などを観察する．

(3) 診察器具を用いた診察

聴診器，耳鏡などの診察器具を用いることにより，心音，心雑音，呼吸音，腸管の運動音などの聴診所見や，鼓膜所見などのさらに詳しい身体情報を得ることができる．

3）各種検査の実施

診察により推定された疾患について，さらに正確な診断を下すために各種検査が行われる．一般的に用いられる検査としては血液検査と画像診断がある．

血液検査で調べられる項目としては，感染症では白血球数，血沈，CRP，免疫抗体など，内分泌疾患では各種ホルモン，アレルギー疾患では各種抗原（ダニ，家屋塵，ペット，食品，花粉など），肝疾患では肝臓の酵素（AST，ALT），腎疾患では尿素窒素（BUN），尿酸，クレアチニンなどがある．

画像診断では，疾患別・部位別に「第一選択」となる検査がほぼ定まっている．頭蓋内病変ではCT撮影，呼吸器病変では単純X線撮影，CT撮影，循環器疾患では心電図，心音図，超音波検査（心エコー），腹部疾患では単純X線撮影，超音波検査（腹部エコー），上部消化管造影撮影（UGI）などがそれに該当する．

4）小児疾患の治療（現状と展望を含めて）

診察と検査の結果から治療が開始されることになる．具体的な内容は多岐にわたりかつ専門化するので本書では割愛する．

小児成人を問わず一般的な疾患ではその大部分を身体疾患が占めているため，小児科領域においても診療の中心はいわゆる西洋医学的な身体医学による治療になる．身体医学は過去においても現在においても子どもたちの健康を守り続けているといえる．

しかしながら，近年増加傾向にある小児の「神経症」や「心身症」に対しては身体医学だけでは対応できないこともわかってきている．それはこれらの疾患には，養育環境のひずみに由来する体質と性格のひずみなどの「身体医学では対応困難な要因」が関わっているからである．

これらの疾患への対応として「心を診る内科」である「心療内科」では，自律訓練法や認知行動療法などの心身医学的治療を併用した全人的医療が行われている．また漢方，鍼灸などの東洋医学的治療法もこれらの疾患に対しての効果が認められており，今後のさらなる実績の蓄積が期待される．

（久徳重和）

文　献

1) 河合雅雄：森林がサルを生んだ．朝日文庫，1979，pp.67.
2) A・ポルトマン；高木正孝訳：人間はどこまで動物か．岩波書店，1961，pp.60.
3) 二木武・他：ホスピタリズムとその現状について．小児科診療，28 (12)：1572-1584，1965.
4) 時実利彦：脳を育てる．三笠書房，1985，pp.99.
5) 社団法人日本小児保健協会：DENVER II―デンバー発達判定法―（原著：W. K. Frankenburg, M. D.）．第2版，日本小児医事出版社，2009，p.28.
6) 久徳重盛・編：保育叢書23「精神衛生」．福村出版，1982，pp.126.
7) 久徳重和：人間形成障害．祥伝社新書，2012，pp.17.

Ⅲ 小児鍼の概論・方法，その歴史

1. 小児鍼の概論・方法

　小児鍼は，毫鍼とは異なり，体内に刺入しない，皮膚刺激を主体とした鍼法である．その対象は乳幼児から学童期の小児であり，成人よりも反応性のよい皮膚感覚を利用した治療法である．また小児鍼は軽微な刺激で安心・安全，しかも大きい効果を得ることのできる治療法でもある（**図Ⅲ-1-1**）．

　海外ではスタンダード化しつつあるクリーンニードル・テクニック（CNT）が主流となっており，それに抵触する押手を用いた日本式の手技は，国際的な技術普及にマイナスの影響を与える可能性が多少なりとも存在する[9]．その点，小児鍼は毫鍼のように体内への刺鍼はなく，皮膚刺激であり，衛生面からも問題なく，患児にとっても心地よい治療法であることから，日本鍼灸の特徴の一つとしてアピールできるものである．習得すれば，治療の幅が広がると考える．ここでは，小児鍼の概要と鍼灸院レベルでの小児の診方と一般的な小児鍼の方法，および注意点等について記載する．

1. 小児鍼の概要

　小児鍼は，江戸時代から関西を中心に専門的に治療が行われてきた歴史がある．現在でも小児疳虫治療に広く用いられている．**図Ⅲ-1-2**は，関西で開業されている鍼灸院の看板である．「こども虫はり」，「小児はり」，「小児ばり」，「小児鍼（針）」など，関西では，言葉の表現は多少異なるが，鍼灸治療とともに小児鍼を標榜する鍼灸院が多く見られる．

　近代に入り，約200年前の河内国平野郷の地図には小児鍼は中野村の小児鍼が記載されている．さらに明治になり切皮鍼を用い1日500人くらいの小児治療を行ったとの報告もある．現在も近鉄電車の「針中野」という駅名にその名残をとどめている．ちなみにその駅名は小児鍼で名高い「中野天降鍼療院」に由来する．その他「うさぎ鍼」の岡島氏，「だるま鍼」「かめの鍼」など，子どもになじみ深い名称をつけた小児鍼の治療所があった（**図Ⅲ-2-1**参照）．

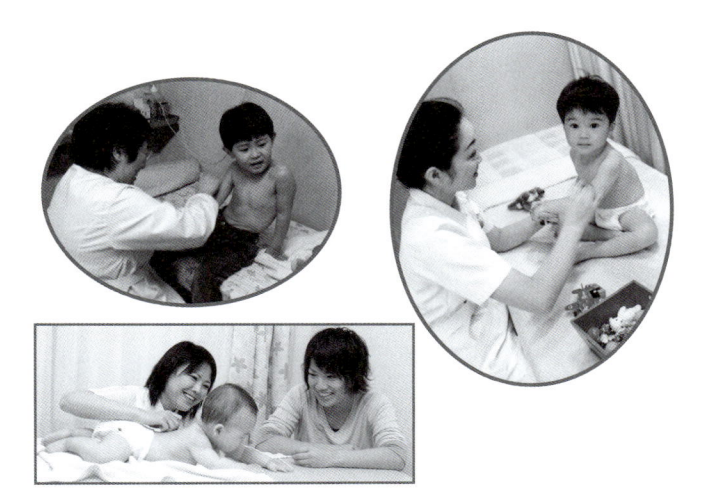

図Ⅲ-1-1　小児鍼の実際

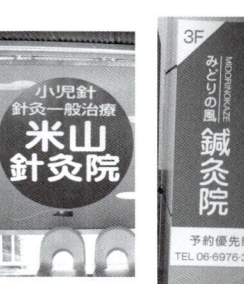

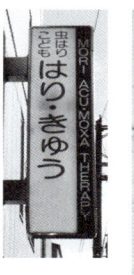

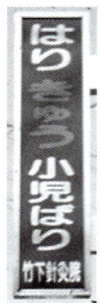

図Ⅲ-1-2　小児鍼の看板

「小児鍼」とは，大きく2つの意味に用いられる．1つは道具として，つまり子ども専用の治療具である「刺さない鍼」そのものを意味する場合と，もう1つは子どもを対象に，その鍼を使用した皮膚刺激を主体とする鍼法を指す場合である．

1）小児鍼の適応・不適応

（1）小児鍼の対象年齢

対象年齢は，およそ乳児から学童児（0歳～12歳あたり）までが診療の対象となる．特に3～4歳児がピークで，年齢があがるにつれて毫鍼を使用し，徐々に大人の鍼に移行するパターンが多い．

（2）小児鍼の治療（適応症状）

小児鍼の治療は，一般的に健康管理と病気の治療に大別できる．健康管理には，疳虫（夜泣き・不機嫌・奇声・夜驚・食思不振・噛みつくなど），いわゆる小児神経症が中心である．一方，病気の治療としては，鼻炎・扁桃炎・喉頭炎・気管支喘息などの呼吸器疾患，食思不振・口内炎・便秘・下痢など消化器疾患，仮性近視・眼精疲労などの眼科疾患，さらに夜尿症などである．その他いわゆる難症として，てんかん・脳性麻痺などがある．これらは病気そのものへ小児鍼でアプローチするというより，よく寝る，よく食べる，うんちがあるなどQOLを高め，精神的に安定した状態を目指すものである．

最近では，幼稚園児や小学生はピアノや英語等，塾通いが多い．一方，外で元気に遊ぶことが減り，室内でゲームやテレビを見ることも多く，子どもなりにストレスがたまっている．そのため，肩こり・頭痛・チック・どもりなども増えている．また，子どもを取り巻く環境の変化に伴い，注意欠陥多動性障害，自閉症，発達障害など精神的な訴えで来院しているケースも国内外の報告に見られる[9～11]．たとえば，アスペルガー症候群のように学習能力はあるが対人関係がうまくいかない子ども，自閉的であるゆえに学習効果が上がらず，対人関係もうまくゆかない子ども，あるいは少し落ち着きのない子どもなどは，小児鍼をすることによって情緒不安が解消され，共同生活に慣れてゆくケースもある[11]．すなわち，時代とともに小児鍼の適応も変化しており，従来の疳虫などの一般的な健康管理とともに，病気の治療，さらに精神的問題にもアプローチできると言える．

さらに最近ではアトピー性皮膚炎も増加している．また，旅行・運動会・発表会などの行事の前後の身体的・精神的緊張や疲労を解消するため健康管理的に行われるケースも増えている．

（3）小児鍼での不適応症と禁忌

子どもに限らず，大人での不適応症と禁忌もほぼ同じである．38℃以上の発熱・急性腹症・急性脳脊髄疾患・骨折・脱水症などである．

2）小児鍼の種類と手技

小児鍼は皮膚刺激に都合の良いように工夫されており，形や使用法も種々ある（図Ⅲ-1-3，口絵）．一般的には，接触鍼類・摩擦鍼類に大別できる．

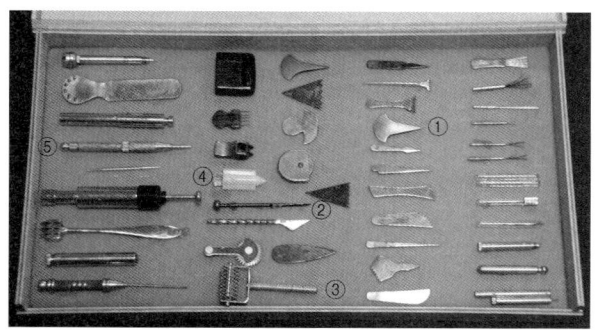

①米山式イチョウ鍼，②大師はり，③ローラー鍼，
④セイリン製ディスポーザブル小児鍼，⑤振り子鍼

図Ⅲ-1-3　小児鍼の種類
（森ノ宮医療学園はりきゅうミュージアム所蔵）

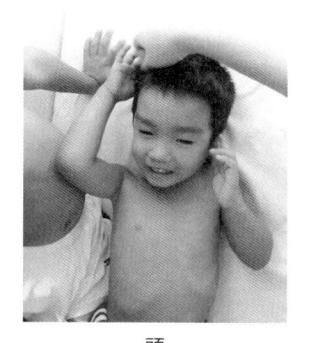

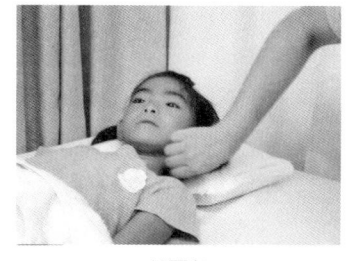

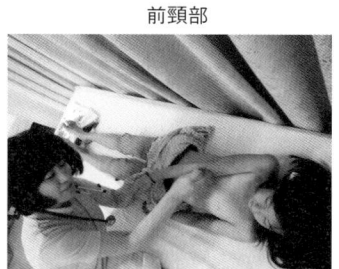

頭　　　　前頸部

背部　　　　前腕

図Ⅲ-1-4　小児鍼治療風景

(1) 接触鍼類

バネ式・振り子式・集毛鍼など．
【方法】皮膚に軽く接触する．（小児鍼の一般的な方法）
【刺激量調整】鍼尖の出し方，皮膚への当て方で調整する．

(2) 摩擦鍼類

かき鍼・長刀鍼・車鍼など．
【方法】鍼を皮膚に押しつけるのではなく，軽く触れて皮膚面を水平に移動させ，摩擦する．
【刺激量調整】強弱は皮膚への当て方＜直角・ななめ＞，水平動作の速さで調整する．

図Ⅲ-1-3のうち，代表的な小児鍼を示す．①米山式イチョウ鍼，②大師はり，③ローラー鍼，④セイリン製ディスポーザブル小児鍼，⑤振り子鍼である．

(3) 小児鍼の施術部位と刺激量

基本的には頭部・項部・肩背部・胸腹部・前腕・下腿（**図Ⅲ-1-4**）．症状により追加する．咽喉炎・扁桃炎には顎下～前頸（**図Ⅲ-1-4**右上）．眼精疲労・仮性近視には懸顱・太陽付近．夜尿症には下腹部・仙骨部を追加する．

3）小児鍼の実際，やり方と姿勢（口絵参照）

小児鍼にはたくさんの種類があるが，ここでは米山式小児鍼を用いて説明をする．
図Ⅲ-1-5左は小児鍼を受ける3歳の男児の姿勢を示す．乳幼児の姿勢は基本的に母親に抱かれた状態で行う．この姿勢が，子どもにとって安心する姿勢である．**図Ⅲ-1-5**右は前向きの姿勢である．小児は治療室の雰囲気に慣れれば前向きでも可能である．治療のコツは絶対に痛がらせない・泣かさないことが大切である．小児鍼は痛くなく，気持ちよいとわかれば，子どもは正直で，恐怖心はなくリラックスする．小児鍼に慣れれば

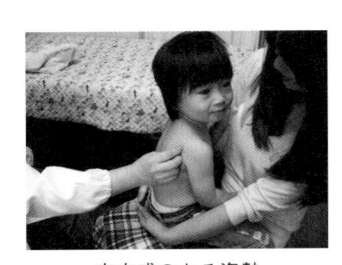

図Ⅲ-1-5　乳幼児の基本姿勢

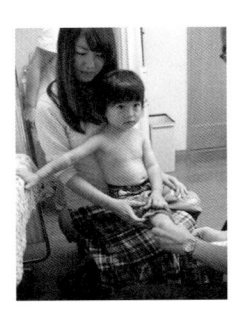

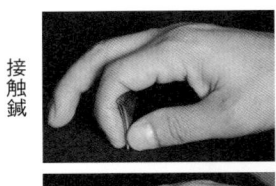

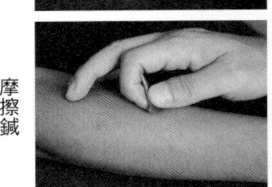

安定感のある姿勢　　前向きでの姿勢

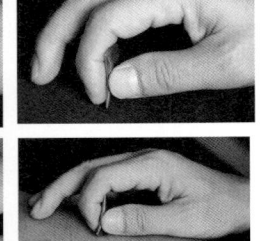

接触鍼
摩擦鍼
弱～中刺激　　強刺激

図Ⅲ-1-6　接触鍼・摩擦鍼の強弱

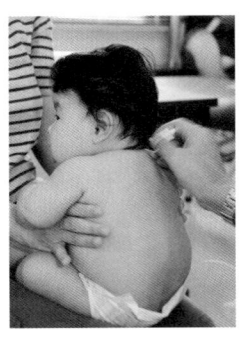

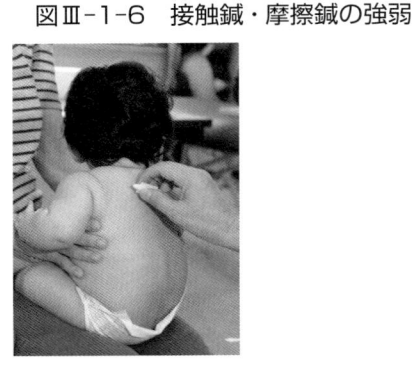

接触鍼　　　　　摩擦鍼

図Ⅲ-1-7　セイリン製ディスポーザブル小児鍼

図Ⅲ-1-1右のように乳幼児でも1人で座って治療が可能である．

　図Ⅲ-1-6は，小児鍼の接触鍼と摩擦鍼のやり方と刺激の強弱をイメージしたものである．上段は接触鍼，下段は摩擦鍼，左側は弱～中程度の刺激，右側は強刺激を表している．接触鍼の弱～中刺激は，鍼尖が皮膚に軽く接触する程度で，強刺激はさらに鍼尖を出して，刺激量は鍼尖の出し入れで加減する．また，摩擦鍼は，小児鍼の皮膚の当て方と小児鍼の角度で調整する．弱刺激は小児鍼を斜めにして行う．強刺激は皮膚に直角に鍼を当てる．

　小児鍼は術者の全身の力，特に手首の力を抜き，スナップを利かしリズミカルに行う．
図Ⅲ-1-7は乳児背部のセイリン製ディスポーザブル小児鍼による接触鍼と摩擦鍼である．

4）刺激量と治療間隔

　　　治療時間は5分以内で，刺激量は治療部位の発赤や軽い汗ばみを適量の指標とする．一般的に小児鍼は「こんなんでいいの？」と思うほど軽微な刺激で効果が期待できる．効果を焦って刺激過剰になると治療後，発熱したりぐったりとしたりすることもある．くれぐれもやりすぎに注意しなければならない．治療間隔は，普通の疳虫では，基本的には1月に1クール3日間連続，難治なものは4～5日連続して行うとある程度落ちつく．小児は発育が早く，1カ月経つとぽちぽち疳虫症状が出てくるころになり，毎月1クール継続することになる．特殊な例として，喘息発作の著しいものは1日に2～3回小児鍼を行ったり，また，夜尿症などでは，はじめ3日間は連続で治療し，以後症状にあわせて，隔日→週2回→週1回→2週間に1回と，間隔を空けていき，最終的には1カ月に1クールの治療に設定する．治療間隔は，最終的にはケースバイケースで，小児の状態によって決定する．

2. 子どものルーチンな診察法

　小児鍼の臨床現場では，子どもを診察する，という行為は大変重要と考えている．患児の症状を臨床推論（診断）する，という目的はもちろんであるが，鍼灸が即物的な施術ではなく，小児科の医師と同じように「わが子をよく診てくれる」として，保護者へ安心・信頼感を与えることに直結する．どのような症状であれ，患児を丹念に診察することにより，早急に専門科を受診したほうがいいのか，心配のない症状なのかを保護者に根拠を示しつつ伝えることである．先に述べたように，丁寧な診察，診療中に患児に向ける笑顔，患児の状態をわかりやすく保護者に説明するという一連の診療スタイルの継続が，保護者の小児鍼や施術者への信頼につながると考えている．

　一連の診察は以下の通りである（**図Ⅲ-1-8，口絵**）．

① 顔貌を見る．いわゆる疳虫様顔貌（眼瞼・外鼻孔の発赤．前額皮下静脈の怒張＝あおすじ．顔色が蒼白）
② 眼・結膜を見る（目の色と眼瞼結膜の充血と貧血状態）（①）
③ 頸部，特に顎下リンパ節を診る（②）
④ 口腔内視診（扁桃・咽頭後壁の発赤や扁桃の膿栓・コプリック斑）（③）
⑤ 聴診（喘鳴やラ音の確かめ，軽度の気管支炎や喘息の状態を確かめる目的）（④⑤）
⑥ 検温（小児はよく発熱することが多いので，熱っぽい場合は検温する）（⑥）

　特に，感染症を疑う場合には，次の点を確認する．

1）顎下リンパ節・扁桃部の腫脹と圧痛

　患児がぐったりと元気がなく，これらの部位に腫脹が診られる場合には，腋下，鼠径部リンパの触診は欠かせない．呼吸器系だけでなく，全身性に感染症状が存在するのかを確認する必要がある．顎下リンパ節，扁桃部の触診は，第1,2指末節の指腹全体を使って行う．幼児，小児の場合は生理的にこの部位に腫脹が診られる場合が多い．生理的な腫脹なのか，病的な状態なのかは圧痛の有無でも判断できる．まだ話せない子ども

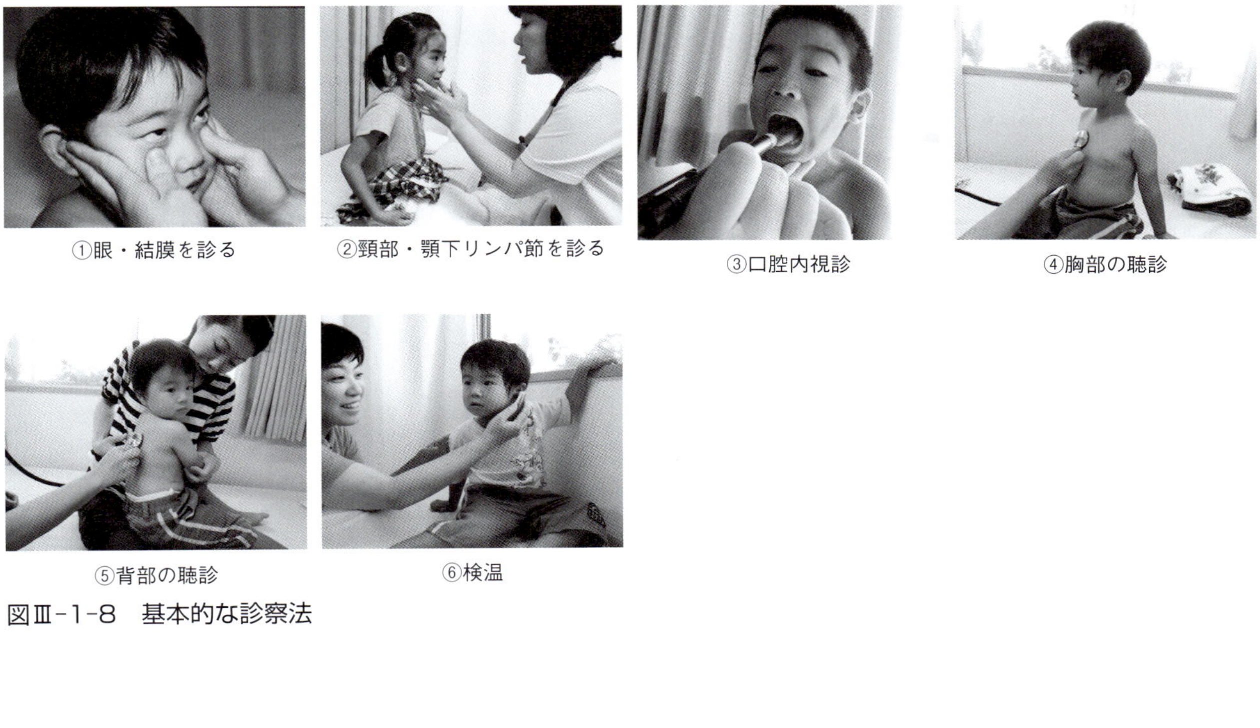

①眼・結膜を診る　②頸部・顎下リンパ節を診る　③口腔内視診　④胸部の聴診

⑤背部の聴診　⑥検温

図Ⅲ-1-8　基本的な診察法

の場合は，口頭で施術者に痛みの有無を伝えられないが，触診時に逃げる，嫌がる所作をする場合は圧痛の存在が疑われると考えたほうがよい．圧痛がない場合は，施術者が触診をしていても平気な顔をしているのでわかりやすい．

「はりをしたせいで熱が出た」と誤解されないように，どのような症状であれ，これら部位への触診はすべての患児に行う必要がある．

2）体温計測

本来は腋下体温が基準となるが，耳から短時間で計測できる体温計も普及しており，子どもの診療には大変都合がよい．ただ，腋下体温と若干数値が異なるので，来院ごとに計測記録し，発熱時との違いを明らかにする必要がある．

3）胸部聴診

呼吸音に痰などの異物による雑音があるかどうかを確認する．雑音が聴取された場合，ほどなく咳の出現が診られることがある．気管支喘息を併発している場合は，特に呼気時の終末にラッセル音が聴取されることが多い．施術前後で比較すると，施術後にこれらの雑音が軽減ないし消失する場合があり，そのようなときは施術後に子どもが活発に動き出すことを経験する．

3．小児鍼とプライマリ・ケア，保護者対応，治療時間の短さ

小児鍼治療の特徴は，①小児科領域（総合診療）であること，②保護者対応の重要性，③短時間で治療効果が明瞭であることである．

1）小児科領域（総合診療）である

鍼灸医療が総合診療を行うプライマリ・ケアであることは，近年の日本臨床鍼灸懇話会や公益社団法人日本鍼灸師会など諸団体が取り上げ，われわれ鍼灸師自身も再認識している．1人の患者が便秘，腰痛，頭痛，耳鳴りなど多数の症状を主訴および問題リストとして鍼灸医療に持ち込むことは，ほぼ日常茶飯事である．医療機関を受診すると，内科，整形外科，神経内科，耳鼻科など，複数科を受診しなければならないことになるだろう．鍼灸医療はプライマリ・ケアとしてそれらの症状を鑑別し，専門科の受診が必要と判断したときには，速やかに医療機関に紹介するなどの能力が求められる．

小児科は，単科で総合診療を行う．内科，外科，耳鼻科などの多科領域の症状を診断，治療してゆく[12]．小児鍼の診療は，小児科領域の総合診療から学ばなければならない．診療室には施術者にとってわかりやすい小児科学書が必携となる．最近はわかりやすい（イラストや写真も多い）専門書が多数発刊されており，筆者ら鍼灸師でも理解しやすい書籍が増えてきたことはとても喜ばしいことである．

小児における内科領域，外科領域等の症状は，成人のそれとは異なる点も多い．生体組織が発達段階で，成人の症状とは病邪の進退が違ってくる．小児の特性をよく理解しておく必要がある．

2）保護者対応の重要性

　ほとんどの患児は母親，祖父母など保護者が同伴して来院する．患児の来院は，保護者の小児鍼診療受診の意志が大きく関係する．つまり，施術者の注意は患児だけではなく，保護者にも同等に向けられなければならない．保護者は常に「小児鍼は信頼できるのか」という関心をわれわれ施術者に向けている．どのようにして保護者の信頼を得ることができるか．それに王道はない．患児に対する丁寧な診察，診療中に患児に向ける笑顔，患児の状態をわかりやすく保護者に説明する姿勢，施術によって良好な結果を出すことである．これらすべてを治療ごとに繰り返すことで，小児鍼，さらに鍼灸師は「信頼するに足る」とすることが可能となる．

　小児鍼の診療では，保護者が常に患児の側について診察，治療のすべてを見つめている．われわれが患児を一生懸命観察するのと同様に，保護者は施術者の一挙手一投足を観察している．施術者は常に保護者の言動や態度にも気を配らなければならない．

　筆者が小児鍼の診療で最も喜ばしく思う瞬間というのは，「子どもの調子が良くないが，病院に連れて行ったほうがいいのか，はりで治るのかを診てもらいに来た」と保護者から言われるときである．プライマリ・ケアとして，自分の手に負えるかどうかを判断する能力を試されるのである．その能力がある，と保護者が感じているから医療機関へ行く前に，小児鍼の治療に連れてくるのである．もちろん筆者らが保護者の信頼を得ているという充足感以上に，その責任の重さを痛感する瞬間でもある．

　繰り返すが，保護者からいかに小児鍼と施術者自身への信頼を得ることができるか，というのが小児鍼診療の大きなポイントとなる．

　以下に日下が述べる小児科での面接・診察で注意すべき点[13,14]から，主に保護者対応についての部分を抜粋する．

> ＊保護者の話は丁寧に聞く．そのことが医療者への信頼を生み，多くの情報が得られる．
> ＊保護者の話を丁寧に聞いていると，保護者の心が落ち着き，それを感じ取った子どもの心も落ち着いてくるので，診察時に泣かれなくてすむ（身体診察時の情報が増える）．
> ＊保護者とだけでなく，子ども（患者さん）ともきちんと話をする．医学情報も子どもから取るようにする．このことも子どもの心を落ち着かせることにつながり，同時に子どもの人権を尊重することになる．
> ＊相手が納得できるわかりやすい説明を行う．子どもにも，本人がわかる範囲でよいから説明を行う．

　患者（子ども）にもその知識レベルにあわせて病状，家に帰って気をつけることなどを説明することはとても重要と感じている．以前にアトピー性皮膚炎の小学生に時間をかけて病気のこと，家で気をつけること，治療頻度などについて説明したところ，その患児は同伴した母親に帰宅後，「はりを続ける．治りそうな気がする」と話したことがあった．その患者は高校生になった現在もときどき来院している．

3）短時間で治療効果が明瞭

　小児鍼の施術時間はおよそ5分である．診察時間を入れても7分程度で終了する．成人患者を施術している途中，小児鍼で子どもが来院した場合，子どもの治療に移ったとしても，数分間待ってもらうだけですむ．筆者の経営する治療院は予約制で診療を行っ

ているが，小児鍼は予約を取らず，「子どもさんの都合がいい時間にいつでも来てください」としている．急に昼寝をしたり，出かける直前にぐずったりすることもよくあるので，保護者の都合も考え合わせて，いつ来院されてもいいですよ，と伝えている．

成人患者の場合は，鍼灸治療によって効果が良くても，「まだ（施術前と）変わらない」と言われたり，逆に客観的に良い効果が出ないと施術者側が判断しても，施術者を気遣って患者が「良くなりました」と言う場合もある．子どもは素直なので，施術前には元気がなくても施術後には元気に診療室内を走り回り，施術効果の善し悪しを正直に表現する．施術者にとっても保護者にとっても，小児鍼の効果は大変わかりやすい．

4. 小児鍼の治効理論

小児鍼はなぜ効くかとの質問を受けるが，小児鍼の治効理論[1,7]は，現在4点が報告されている．①小児発育期の自律神経のコントロール，②免疫力の増強，③成長ホルモンや副腎皮質ホルモンの調整作用，④血行改善などである．皮膚刺激の発育に対する重要性の報告には，Harlow H. F. によるサルの実験がある．母親に抱かれる皮膚刺激，あるいはそれに代わる刺激がないと，心の発育がうまくいかなくなることを報告している[15]．また，Schanberg and Field は，心の発育に加えて身体の発育にとっても皮膚刺激は重要であるとし，皮膚刺激への触刺激は，小児にとって重要であるばかりでなく一生を通じて心や身体の機能の調整に重要な役割をはたすと報告している[16~19]．

一方，小児鍼に関する基礎研究は少ない．1929年に藤井[20]は，家兎および小児で，血圧・呼吸・体温・腸運動などについて行った研究で，小児鍼は皮膚知覚を介して交感神経の緊張状態を変化させる一種の変調療法と報告している．また，形井は健康成人男性を対象に小児鍼を行った結果，刺鍼中に心拍数を減少させ，自律神経機能に対して，一定の影響を与えることを報告している．今後は小児鍼のさらなる基礎研究も望まれる．

まとめ

小児鍼の適応症としては，夜泣き・夜驚・奇声などの疳虫（小児神経症状），呼吸器疾患，消化器疾患，眼科疾患などさまざまな症状が挙げられる．また，難治なてんかんなどの場合，疾病そのものを根治することは不可能であろうが，小児は身体的・精神的に疲労しやすく，定期的に小児鍼を行うことによって疲労を解消し，常に良いコンディションに保つことで，発作の頻度を減少させ，発作の重症度を軽減することが可能なケースも多い．すなわち，小児鍼は軽微な刺激と簡易な手技で安全で，病気の治療とともに，健康管理・疾病予防に対応できる治療法でもある．

（鈴木信，横山浩之，尾﨑朋文）

参考文献

1) 米山博久・森秀太郎：小児針法．医道の日本社，1980．
2) 米山博久：私の鍼灸治療学（5）こどもの治療．医道の日本社，36-6：3〜8，1977．
3) 米山博久：私の鍼灸治療学．医道の日本社，1985，pp76〜98．
4) 奥田功：小児鍼法概説．鍼灸 Osaka，14-1：34〜38，1998．
5) 谷岡賢徳：わかりやすい小児鍼の実際．源草社，1998．
6) 谷岡賢徳：大師はり流小児鍼の特徴と使い方．鍼灸 Osaka，14-1，58〜64，1998．
7) 尾﨑朋文・尾﨑美夜子・竹下イキコ：小児鍼治療（米山式小児鍼の実際）．臨床鍼灸，16-2：38〜

8) 鈴木信・清水尚道・竹田世理子・他：役立つ使える鍼灸鍼法．医道の日本社，2006，pp2～51．
9) 桑原浩榮：北米の小児はり治療とその将来．日本小児はり学会第5回学術集会 in 大阪・抄録，2011．pp8-9．
10) Thomas Wernicke：ドイツにおける小児はりの実際．日本小児はり学会誌，第1-1：10～12，2008．
11) 広瀬滋之・野々井康治・永澤充子・他：小児の治療はその特性を理解して，－乳幼児期・学童期・思春期の鍼灸治療．Osaka，25-2：10～32，2009．
12) 浅倉次男・他：子どもを理解する．へるす出版，2008．
13) 五十嵐正紘・監修；絹巻宏・熊谷直樹・他：外来小児科初診の心得21か条．医学書院，2003．
14) 倉辻忠俊・編；細谷亮太・横谷進・他：いざというときに役立つ小児診療のコツ．羊土社，2004．
15) 矢野 忠：鍼灸医学の基礎と臨床，東洋医学の人間科学Ⅳ．早稲田大学人間科学部，96・116～119，1995．
16) 佐藤優子：鍼の神経生理学−鍼のメカニズムに関する近年の研究-．臨床鍼灸，11-1：1～15，1996．
17) 佐藤優子：皮膚刺激が身体に及ぼす影響．鍼灸 Osaka，14-1：27～33，1998．
18) 佐藤昭夫・朝長正徳・編；佐藤優子・五嶋摩理：ストレスと Loving touch，ストレスの仕組みと積極的対応．藤田企画，1991．pp86-92．
19) Araki, T et al：Responces of adrenal sympathetic nerve activity and catecholamine secretion to cutaneous stimulation in anesthetized rats. *Neuroscience*, 12：289-299, 1984.
20) 藤井秀二：小児鍼ニ関スル研究，藤井秀二述，大阪医学会雑誌，28：3585-686，1929．

Ⅲ　2．小児鍼の前史とその歴史

はじめに

　これまで，小児鍼の歴史は不明瞭と言われ続けてきたが，筆者は医史学的・文献学的にその歴史を掘り起こしてきた．ここでは，数年来の研究成果[1～14]に基づいて，時代を追って概述する．謎とされてきた小児鍼の歴史を語るには，特別な枠組みを設ける必要があった．

　まず，平安期から明治期までを前哨期・萌芽期・形成期・確立期・定着期の5区分とした．ここでは，書物を中心に論じていく．大正期から現在までを第1次流行期・第2次流行期・第3次流行期の3区分とした．ここでは，人物を中心に論じていく．

　はじめに喚起しておきたいのは，接触・摩擦刺激が主体の小児鍼が大阪に現れるのは定着期から，東京に伝わるのが第1次流行期から，全国に知れ渡るのは第2次流行期からということである．そのため，前哨期から確立期までの準備段階の歴史すなわち前史は，小児丹毒への刺絡鍼法を軸に，小児病の通念および小児灸と小児按摩を絡めながら論じていくことになる．

※以下，引用文については「　」で括り，漢文を訓読し，和文の場合はカタカナをひらがなに改めた．読みやすくするため，句読点を補い，漢字をかなに，かなを漢字に修正した箇所もある．読みがな・送りがなは現代かな遣いとし，必要に応じてルビを振り，鍼と針は原文のままとし，（　）内には注記を示した．

1. 平安期から明治期まで

1）前哨期

　平安期から南北朝期の記述は，江戸期に盛んとなる小児丹毒への刺絡鍼法の前ぶれを示すものである．この当時から今日的な小児鍼が行われていたという誤解は禁物である．

（1）『小品方』『医心方』『福田方』……小児丹毒と刺絡鍼法

　日本の伝統医学は，中国医書の影響下に形成されてきた．遣隋使・遣唐使が請来した六朝・陳延之『小品方』（5世紀後半）を情報源に，小児丹毒への刺絡鍼法が行われた．平安期の丹波康頼『医心方』（984），南北朝期の有隣『福田方』（1363頃）は，「鋒針を以て血を鑱去（ざんきょ）」せよ，と記している．

（2）『万安方』『頓医抄』……散気（塵気）の登場

　鎌倉末期の梶原性全『覆載万安方』（1313〜27）は，「丹毒…，和名は散気（ちりけ）」と記している．そして，新渡（あらわたり）の宋代医書の『嬰孺方』を引き「先ず丹上を刺して血をして出さしめ…」，『太平聖恵方』を引き「丹毒，…小刀を以て之を破り，血を出すべし」と記している．

　同じく梶原性全の『頓医抄』（1302〜04）が載せる「腹取様（はらのとりよう）」は，腹診の萌芽とみなせる和俗の按摩法であるが，「塵気（ちりけ），…肺蔵の折骨の下を取るべし」と，"ちりけ"を肺病の範疇に入れている．五行分類では皮膚は肺に属すので，伝統医学の理論内では整合性があるといえよう．

2）萌芽期

　①患者としての小児，②病因かつ病症としての疳と虫，③治療としての鍼術，この三者関係が芽生えたのがこの時期である．

（1）『五輪砕』『針聞書』……小児の疳と虫に対する鍼治療

　室町期（1450頃）の密教的な身体観を絵解きした巻物『五輪砕（ごりんくだき）』には，諸虫（実在の寄生虫と空想の腹の虫を混淆した存在）に対する鍼治を掲載するものがある．たとえば，「五疳虫，小児の病なり．…虫　積もって後，次第に虫に足　出でて煩うなり．…鍼を再々刺して治すべし」，「疳蝎虫（かんかつむし），…小児の病なり．甘き物を好み煩うなり．在り所は腸（はらわた），…虫を発（おこ）し煩うは鍼を刺すべし」といった具合である．いわゆる"疳の虫"は小児鍼の適応症であるが，その淵源は室町期までは遡れるわけである．戦国期の茨木元行『針聞書（いばらきげんぎょうはりききがき）』（1568）は，63種もの虫を図解するが，小児の虫には「この虫　発（おこ）る時は，…腹の脹る時もあり，…腹を下す時もあり，…また夜泣くこともあり．…瘡を煩う時もあり．…色々煩いありとも，針の立て様，口伝」とある．

　どちらも具体的な鍼具と鍼法を記していないが，太くて硬い円利を腹部に刺入する術式だったと思われる．日本では鍼と灸を比べると，長らく灸治を中心とする時代が続いた．次の（2）の宣教師が目撃した風景は，それを傍証するものである．鍼治そのものが新興の方法だったことに加え，気付鍼（きつけばり）の異名を持つ円利鍼の刺激はかなり強烈だったは

ずなので，とうてい普及といえる段階ではなかったであろう．

(2)『日欧文化比較』『全九集』……"ちりけ"と小児灸

宣教師のルイス・フロイスの『日欧文化比較』(1585)には，「われわれ（白人）は瀉血療法を行う．日本人は草による火の塊（灸）を用いる」，「われわれ（白人）は生児の健康のために乱刺をして血を採る．日本では血液を採ることはない．むしろ火の塊（灸）で焼く」とある．つまり，安土桃山期には，ヨーロッパでの瀉血の適応症に対して，大人は灸治で対処しており，また，小児の予防法として，ヨーロッパでは瀉血が，日本では施灸が行われていたのである．

身柱への小児灸"ちりけ"が初めて登場するのは，曲直瀬道三『全九集』(1544)で，「身柱の穴は第三椎の下の窪み，…小児の癲癇にも良し．三壮 灸せよ，世に"ちりけ"と云いて下ろすはこの穴なり」と．このころ，"ちりけ"は丹毒の和俗名から身柱の別名へと転化したのである．それは，皮膚病の丹毒，肺が支配する皮膚，肺の病の散気（塵気），肺が主る生理要素の"気"，肺兪に挟まれる身柱穴，これらが250年をかけて絡み合った帰結と思われる．

(3)『遐齢小児方』『小児養育の心得』『家伝療治秘伝書』……丹毒と胎毒

同じく曲直瀬道三は，『遐齢小児方』(1568)に明・虞摶『医学正伝』(1515)を引き，小児の病因は「大半は胎毒，小半は傷食」であると述べている．この説は，小児の和俗病理説として明治期まで引き継がれていく．小児科医・長浜宗佶は，『小児養育の心得』(1903)に，「湿疹…，総て胎毒なり，…母親の胎内を出るとき，小児がこの毒を受け来たるもの，…却ってこれを癒すと身体内に胎毒の滞留する，…種々の病気を引き起こす」と記している．

長浜は皮膚病そのものを胎毒と呼ぶが，体内に貯留した状態が胎毒，皮膚に発した段階が丹毒である．東谷立元『家伝療治秘伝書』(1735)は，「丹毒……急瘡・内瘡の事，或いは小児 風吹にて歩行して周身・顔・手・足まで赤くなり，風疹・斑瘡 出るというも，皆 胎毒ある故なり．斑瘡の類にて周身赤くなる故に丹毒と云う．…或いは家に戻り温かくなるときは痒くなるは皆 胎毒ある故なり．或いは驚癇とて物に驚くも，多くは此れなす事なり」と説明している．

3）形成期

①小児丹毒への刺絡鍼法の再輸入と伝播，②小児按摩の輸入と伝播，③小児鍼という熟語の輸入と伝播，④鍼術による小児の病気予防の開始，現行の小児鍼の四要素（①鍼具・②鍼法・③呼称・④目的）が，明代の医書の和刻を契機に出揃った時期である．

(1)『古今医鑑』『万病回春』……龔父子の砭鍼法

隋唐伝来の鈔本・宋代新渡の版本に倣った小児丹毒への刺絡鍼法は，危険性も高かったらしく，敬遠する動きもあった．鷹取秀次『外科細蘊』(1606～10)は，「丹毒には搔針とて，搔き破りて血を出す．これ悪しき事なり」と記している．しかし，明代の医書の流入によって再び活性化したのである．

明・太医院で活躍した龔信（父）の『古今医鑑』(1577)と龔廷賢（子）の『万病回春』(1588)は，大人の青筋（のちの疳病）への砭鍼法を紹介した．砭鍼とは，鋒鍼・三

稜鍼に対する中国での俗称である．両書は伝来から間もなく和刻（1600 年前後）された．龔父子が紹介した砭鍼法は，雲海士流の長生庵了味と妙鍼流の松沢浄室が，それぞれ独自の配穴を編み出して実践した．これが，新興の鍼立たちが大人への刺絡鍼法を本格的に導入する先駆けとなった．両流とも，青筋を日腫，砭鍼を刃鍼，と和俗名で呼んでいる．

(2)『校註小児直訣』『保嬰撮要』……薛父子の磁砭法

龔氏より以前に太医院で活躍していた薛鎧（父）の『校註小児直訣』（1551）と『保嬰撮要』（1556）は，共に薛己（子）が手を加えて『医書十六種』に収録された．薛父子は，丹毒の患部を磁器の破片で傷り，切創を最小限に抑える磁砭法を考案した．具体的には，先を割った箸に磁片の鋒部を挟んで糸で括り，磁鋒を病巣に当て，もう 1 本の箸で頻りに磁片を叩打して表皮のみをごく薄く切る．日本の鍼立が創意した打鍼法と見紛うかのような術式である．薛氏の小児科書が和刻（1654）されると，磁砭法の箇所を和訳していち早く紹介したのは，外科医の神保玄洲（『外科衆方規矩』1686）であった．やや遅れて，小児科医の小津三英（『小児要決集』1693）と樋口好運（『倭漢嬰童医按会萃』1698）が，漢文のまま訓点を附して転載した．

(3)『鍼灸聚英』『鍼灸抜萃』……小児鍼という熟語の初出と伝播

ほとんど意識されていないが，そもそも小児鍼という呼び名自体も，明国から渡来した熟語（固有名詞）である．明・高武『鍼灸聚英』（1537）の「小児針，毛針」が出典で，髪の毛のような鍼という意味であるから，通常よりも細い毫鍼を指す．かの有名な『鍼灸重宝記』をはじめとする鍼灸教科書の雛形とされた喜運院子芮の『鍼灸抜萃』（1676）は，『鍼灸聚英』を踏まえて，「小児に用ゆる針も細く，軸（鍼柄）五分，穂（鍼体）一寸二分，管一寸五分」と，日本での具体的な分寸を記している．

(4)『広狭神倶集』『鍼法秘粋』……鍼術による小児の病気予防

前述の長生庵了味は，『広狭神倶集』（1612）に「小児は，…病 無くしては，鍼すること勿れ．と雖も，もし癖・積あらば，必ず鍼すべし．もし刺すとも，深く刺さず．細鍼・早鍼を用ゆべし．…何れも阿是の穴に鍼せよ」と記している．ようするに，病因となる腹部の癖や積を見つけた場合は，発病前でも例外的にこれを阿是穴と見立て，細い鍼で早刺早抜せよ，ということである．発病後に円利鍼で強刺激を与えていたと推察される『五輪砕』や『針聞書』と比べれば，今の小児鍼に一歩近づいている．

匹地流の和田養安『鍼法秘粋』（1692）は，「生まれ出てそのまま，毛下（廉泉）の穴に一〜二分 刺して，大椎 三分，口伝あり．脾兪 刺して良し．右の針にて，その子 無病にして生き，麻疹を早くし，疳の心を去るなり」と記している．新生児への予防処置を，阿是穴ではなく，飲乳を助ける穴（毛下・大椎）と消化を促す穴（脾兪）を配合して実践していたのである．匹地流は，鉄製の円利鍼を得意とするが，この場合は細くて短い毫鍼だったとみるのが自然であろう．

ちなみに，藤井秀二の先祖と思われる藤井秀山の『打鍼当流別伝』（1722）には「小児の針，…浅く立て，錬りもなく，跡も少し．…金針を用いて瀉を与う」という記述がみられ，小児への浅刺（弱刺激）がかなり浸透していたことが窺われる．

(5)『幼科急救推拿奇法』『小児推拿秘旨』……小児推拿の伝来

明代末期には，小児推拿の専門書が相次いで刊行された．龔居中『幼科急救推拿奇法』（1607）は訓点を附して和刻（1696・1704）され，明・龔廷賢『小児推拿秘旨』（1604）は，白井寿庵が和訳し『小児推拿法和解』（1700）という書名で刊行した．

4）確立期

小児の鍼治療を専門とする小児鍼師が誕生した時期であるが，むしろ小児按摩師の誕生がそれより半世紀も早いことに注目すべきである．加えて，小児丹毒への刺絡鍼法，予防目的の小児按摩と小児灸が，施本（小冊子）や施印（一枚刷）という無料の配布物として刷られ，広く民衆に啓蒙された時期でもある．

(1)『導引口訣抄』『良医名鑑』……小児按摩の定着と小児按摩師の誕生

小児推拿の和刻本・和訳本が契機となって，日本では小児按摩が盛んとなった．宮脇仲策『導引口訣抄』（1713）の「小児養生按摩ノ法」は，食滞を除くための予防的な小児按摩である．小児の皮膚への押圧は，碁石1～3目（4～12 g）を目安とする弱刺激である．仲策の小児按摩は，1世紀ほど後に《小児養性導引小鏡》という施本となって，民衆の間に知れ渡った．

京都の医師名簿『良医名鑑』（1713）は4人の按摩家を掲載するが，稲田真柳と御縁見(おえみ)（女性）の2人は小児按摩を専門とする．通常の小児科・按摩科とは別に，小児按摩が独立した分科として認知されたのは，実は小児鍼師の登場より50年も前のことである．

(2)『和韓医話』『病家示訓余議』……蘭方以前の刺絡鍼法の流行

龔父子の青筋（瘀病）説と砭鍼法を敷衍した清・郭志邃の『痧脹玉衡』(かくすい)（1675）は，小島元璞(げんはく)が半世紀後に和刻（1723）し，蘭方を受容する前の刺絡流行の起爆剤となった．山口安斎は，朝鮮人医師の李聖甫と筆談し，『和韓医話』（1764）を公刊したが，安斎の最初の質問は『痧脹玉衡』に関する内容であった．また，安斎は看病人向けに『病家示訓余議』（1765）も著したが，小児丹毒を瘀病（青筋）の一種と理解し，その刺絡鍼法について平易な和文で綴っている．本書は，「病児の惣身・皮膚…，何れの所も紫青色の筋現れ有れば，砭(へんし)刺して血を出し，気を泄すべし．砭刺とは，針にても小刀にても其の所を劈(さ)き放ち，血を出す」とある．さらに，「三四歳より食事を喰いはじめ，十歳前後の間に"はやて（丹毒）"は多きものなり．これ食滞を兼ねる事，よくよく眼を付くべきの所なり」と，丹毒の発症には出生時に得た胎毒のみならず，生後の食滞も悪影響を及ぼすと指摘している．前述した『遐齢小児方』の小児の二大病因「大半は胎毒，小半は傷食」は，このころに一体化した模様である．

(3)《摂州平野大絵図》『鍼灸則』……小児鍼師の誕生

江戸中期には，地域振興策として各地の特産や名物が掘り起こされたが，《摂州平野大絵図》（1763）はその一つに「中野村 小児鍼師」を掲げる．平野郷に従属する中野村は，庚申街道と住吉堺道との交差点に位置し，大阪方面からも堺方面からも多数の患児が訪れたので，名物の一つに数えあげられたのであろう．大阪の菅沼周桂は，『鍼灸則』（1767）に「疳疾・癖疾の二症，肝兪・膈兪・脾兪・胃兪および身柱・腰眼に至るまで，

血を出してこれを治せば，効あらざるは無し．摂州中野村の一医，この法を行いて最も経験あり．俗に中野の一本鍼と称す」と書き残している．荻野元凱が蘭方式の『刺絡篇』(1771)を刊行する以前の記録であり，明代の医書の延長線上に発達した刺絡鍼法とみられる．

(4)《丹毒療治相伝》『叢桂亭医事小言』……小児丹毒への刺絡鍼法の啓蒙

大津の惣年寄を任じていた米問屋の矢島虎嘯は，自らが著効を得た小児丹毒への刺絡鍼法を，《丹毒療治相伝》と題する施本にして配布した．それを入手した津和野の金山重左衛門は，この《丹毒療治相伝》(1801)を増補し，同じく施本にして領地内に配布した．増補版によれば，「左右の肘の内（侠白穴の内側），…とくと口を付けて強く吸うなり．…二口三口ほどづつ，血　出でるなり．血の出で止むを期とす．…手遅れなれば…平針か剃刀にて少し撥ね切りて，強く吸うべし．…左右の足の大拇指の本を元結にて，四五遍ほど強く括り置いて，生え際と七つ毛の間を撥ね切りて血を出し，そのまま直に元結を解くべし」という術式である．この施本は，原南陽が『叢桂亭医事小言』(1820)に転載したことによって全国に知れ渡った．

(5)『やしなひ草』『養生一言草』……"ちりけ"の小児灸の啓蒙

寺子屋による民衆の教化は，小児灸の啓蒙にも一役買ったようである．「やいとをすやれ　孝行者じゃ　親もよろこぶ　身も無事な」という都々逸調（七・七・七・五）の標語は，挿絵入りの施印として広まった．この施印は，脇坂義堂『やしなひ草』(1784)に収録され，浮世絵師の下河辺拾水は，父親に抱擁される男児の"ちりけ"に母親が灸を据える理想的な風景を描き出した．

小児灸を奨励する八隅景山『養生一言草』(1825)は，「小児には　ちりけ・天枢・筋かへを　毎月すへて　無病とぞ聞く」と「虫気ある　小児に灸を　たへずせよ　試して見るに　薬よりきく」の2首を掲載している．いっぽう，小児灸に難色を示す小川顕道『養生嚢』(1775)は，「世俗の小児を養うに，病も見えぬ前に，ひたすら灸治をする人あり．甚だ僻事なり．…小児　無病なる者に灸治を行う時は，却って病を迎えると云えり」と忠告している．

5) 定着期

このころ，名家と称される家々が続出して各家各様の小児鍼を実践し，大阪市街の大半の小児は半ば習俗的に小児鍼を受けていたようである．通説のように，小児鍼は名家の独占状態だったとは考えにくく，数多の術者が開業していなければとても需要は賄い切れなかったはずである．

(1)《大坂医師番付》『近世浪華医家名鑑』《浪速名家不可不知》……小児鍼の名家の登場

小児鍼師の中野家が，《大坂医師番付》に「中野村松栄堂」の屋号で掲載されるのは江戸後期(1820)からで，江戸末期には小児鍼としての「中野針」(1855～68)はブランド名となっていた模様である．別のブランド名に「うさぎ」「うさぎ針」がある．単に「うさぎ」と称していた時期(1848～52)があり，「江村うさぎ針」(1855・56)と「杉原うさぎ針」(1855～61)の2家に分かれた時期を経て，再び「うさぎ」(1863～68)に戻る．分家期には利権や相続の問題が発生していたと思われるが，大勢の患児が来院し繁盛し

ていたことを物語る．杉原家の養子となった岡島瑞軒は改姓せずに家業を継いだので，「うさぎ針」は岡島家のブランドとなった．また，番付には名家・市川隆助の先祖と思われる「市川隆庵」の名も見える．

『近世浪華医家名鑑』(1845) は，「小児鍼…藤井文吾/藤井流鍼術祖…藤井誠之進/鍼科本道…杉原三哲/本道鍼科…杉原外母」の2家4名を選んでいる．年代的には，うさぎ針は杉原が先発，江村が後発であろう．また，明治前期の《浪速名家不可不知》(1876) は，「鍼術　藤井　市川」と2家を載せている．

(2) 『鍼術治療大意』『小児治例分』……東京方面からの視線

明治期に台頭した大須賀流の『鍼術治療大意』(1894) は，「大坂地方，小児の疾病は必鍼するの良習あり．同門子・武田氏，彼の地にあり．日々療する者，二百人を下らずと云う」と，東京では考えられない大阪での小児鍼の隆盛ぶりを綴っている．同じく大須賀流の『小児治例分』(1877) は，「夜啼・百日咳嗽・吐乳等の諸相，これの病因は，項背の滞結なり．…滞結を解散するには，空法を施して然らしむるべし」と記す．大須賀流は繊鍼（極細の毫鍼）を用いるので，空法は後頸部から肩背部にかけての滞結を解散する瀉法だったと考えられる．

(3) 『小児養育の心得』……近代医学からの視線

前述の『小児養育の心得』は，小児鍼についても言及している．長浜宗佶は，「我国に於ける昔よりの迷信にして，殊に我が大阪に於いては其の甚しきを見る．即ち，大阪土着の家庭の小児は，鍼をなさざるものなしと云うも，不当の言に非ざるなり．…小児の過敏なる神経系に劇しき刺激を与えて脳の発育を障害する恐れあるを以て，成るべく行わざるを良しとす」と述べている．権威ある小児科医の否定的な見解であるが，大阪で小児鍼がかなり浸透していたこと，しかも強刺激が主流であったことを裏付ける証言といえよう．

2. 大正期から現在まで

1) 第1次流行期

このころ，研究・教育・出版が本格化し，小児鍼を活性化した．『鍼灸医家評伝』(1925) に11名，『全国鍼灸医家名鑑』(1939) に12名の小児鍼の専門家が挙げられている．両書に掲載されているのは，岡島政・車戸喜保・辰井文隆・中川易之助・藤井秀二（50音順）の5名である．このうち，中川易之助は新聞の誤報（1928.4.21.）から，虐待死事件の濡れ衣を着せられたが，大阪市鍼灸師会が名誉回復に動いた．また，療術家の藤井百太郎（藤井秀二とは無関係）が藤井療器（集毛鍼状・非刺入式）を普及させて，それが鍼か否かで物議をかもしたが，内務省衛生局が「鍼術の範囲ではない」と回答したので，鍼術と療術の境界線がすこぶる曖昧になった．藤井秀二によると，刷毛などで小児の皮膚を刺激する家庭療法もかなり浸透していたようである．

(1) 藤井秀二・中野新吉……名家出自で医師となった小児鍼専門家

名家出自の藤井秀二は，家伝の術式について柳谷素霊（『鍼灸医学全書』1940）に宛てた手紙で「普通の鍼治家から見れば無刺戟と考へられる如き刺戟が却って効果がある…，多くの鍼治家が小児鍼なりと銘打ってやっている実際を見ると皆強刺戟で我々のやっている刺戟とは格別の相違がある」と述べている．当時，接触・摩擦刺激の小児鍼は非主流派だったのであるが，藤井のこの発言が主流派へと押し上げる契機となったようである．医師でもある藤井は，『大阪医学会雑誌』に「小児鍼ニ関スル研究」を発表し，1930年2月に医学博士号を取得した．爾来，小児鍼は各学校の教科書に掲載され，資格試験にも出題されるようになったのである．

名家出身で医師の専門家としては，中野新吉も忘れられない．吉田勇『阪堺軌道平野支線名勝記』（1914）の「中野天降鍼療院の由来」には，往時の様子が詳しく紹介されている．

(2) 山本新梧・柳谷素霊・真野保正……戦前における小児鍼専門書の刊行

関西鍼灸学院長・山本新梧は，在学生だけに『小児鍼の使用及応用点』（1926）という一枚刷を授与したが，これが最古の小児鍼専門の印刷物のようである．第2番目の印刷物は，日本高等鍼灸学院長・柳谷素霊の『小児絶対健康法』（1939.6.）で，最初の単行本になる．その半年後，日本鍼灸学院長・真野保正は『現代小児鍼療法』（1939.12.）を刊行した．山本（三稜鍼状）も真野（円利鍼状と推察）も，太くて堅い鍼を拇指と示指で保持し，中指で患児の皮膚を突いた勢いで鍼尖を皮膚に接触させる術式を公開している．藤井の影響を受けた柳谷は，毛ばり・カキばりで患児の皮膚を擦過的・接触的刺激を与える術式を多用している．

(3) 井上恵理・岡部素道……小児鍼を通じて再認識した押手の重要性

山本の門外不出の『小児鍼の使用及応用点』は，福山在住のOBの佐藤要が『医道の日本』誌上に全文を公開した（1984.12.）．佐藤の挿絵「鍼の持ち方」を見る限り，井上恵理が藤井ヨネ（秀二の継母）の鍼捌きに感銘を受けて身に着けた持ち方と瓜二つである．井上は藤井家を見学した折，ヨネの押手（左手）の動きとその役割の重要性に気づき，「鍼をすると撫で，又 鍼をすると撫でる．…あの左の手があやしいなと岡部さんと二人で良く見ていた」（『鍼灸臨床講義』1970）と回想している．そして，同行していた岡部素道は切経を強調するようになり，「経穴の取り方が不充分であると治療効果が少ない．…経穴の硬結が消失すると身体違和および疾病の症候が消失し，健康状態になる」と主張している（『臨床鍼灸治療学』1949）．

東京で興った経絡治療の両雄が，揃って左手（押手・切経）の重要性を再確認したことが，今日の「伝統鍼灸」の概念の1つ「触覚を重視した診断治療技術を重視する」（日本伝統鍼灸学会ホームページ）にまで昇華していくことになる．

2) 第2次流行期

これは，戦後のベビー・ブームと高度経済成長とに重なる時期の現象である．第1次における小児鍼専門は，大阪の鍼師が家伝の鍼具・鍼法を公開する論法，東京の鍼師が伝聞した各種の鍼具・鍼法を並列的に紹介する論法を採っている．第2次では，まず医

師が並列的論法で小児鍼を自著に盛り込んだ．これを追従するかたちで，大阪の鍼師も並列的論法で戦後初の小児鍼専門書を出版した．また，経絡治療家が非刺入鍼を大人の治療にも積極的に応用するようになり，今では日本の「伝統鍼灸」の根幹と位置づけられている．中国の鍼麻酔が，日本の鍼灸界全体を活性化した時期であることも忘れてはならないであろう．

(1) 間中喜雄・長浜善夫……医師による小児鍼の紹介

終戦後，小児鍼に注目したのは鍼灸界と関わりの深い医師たちであった．間中喜雄はヘリベルト・シュミットとの共著『医家のための鍼術入門講座』(1954)の接触鍼の項に12種のイラストを載せ，「色々の小児鍼と称するものを売っている．之を用いてもよい」と述べている．さらに，井上恵理が復古的に創製した鍉鍼についても詳しく紹介している．間中の著書は『針術要義』の名で仏語訳され，欧米に非刺入鍼を知らしめる契機を作った．

長浜善夫は鍼灸師の木下晴都・中村了介と共著で『鍼灸治療の新研究』(1959)を刊行した．皮膚鍼の項に8種のイラストを載せるが，うち7種は間中・シュミットの共著からの転載である．長浜は①員鍼・②槍形・③ガラス筒形・④単針・⑤集毛針・⑥柳谷式・⑦国沢式・⑧かき針に分類している．

(2) 米山博久・森秀太郎（ひでたろう）……戦後における小児鍼専門書の刊行

戦後初の小児鍼専門書は，米山博久・森秀太郎共著の『小児針法』(1964.11.)である．本書の2カ月前に上梓された森秀太郎・清水千里（ちさと）共著の『漢方概論』(1964.9.)は，小児の鍼灸の項に長浜らの著書のイラストをそっくりそのまま転載している．ということは，同時期に編集していた『小児針法』にも間中・長浜らの方針が無意識に反映されていた可能性が高い．編集方針を借用したにせよ，本書は当時入手しえた鍼具を写真入りで分類し，その使用法を解説した功績は大きく，現在は製造・使用されていないものも含まれるので史料的価値が頗る高いことに相違ない．

『小児針法』の出版後，医道の日本社が主催して全国で「小児鍼講習会」が開かれ，第2次ブームが本格化する．その過程で，米山は接触・摩擦刺激に特化した銅製の扇型（銀杏葉型）の小児鍼（鑱鍼）を考案・頒布するが，その写真が初めて掲載されたのは現代針灸写真シリーズの『呼吸器疾患・小児疾患』(1971)なので，すでに40年の歴史を有することになる．鍼法については，米山の『私の鍼灸治療学』(1985)に見られる．『小児針法』と『呼吸器疾患・小児疾患』の小児部分は，李英昴・黄俊明が中国語に翻訳・合冊し，香港で出版した（1976）．

(3) 刑部（おさかべ）忠和・横山瑞生……家庭療法としての小児鍼の応用

小児鍼様の家庭療法を広める動向は戦前から起こっているが，刑部忠和は『3分間こども療法』(1974)という一般書を刊行した．刑部は，つまようじ・歯ブラシ・爪ブラシ・百円玉・ギザつき十円玉を代替品として推奨している．本書は，許欣が中国語に翻訳し，『簡易小児針療法』と改題し，香港で刊行した（1977）．『小児針法』『呼吸器疾患・小児疾患』翻訳の翌年のことで，このころ日本の小児鍼（非刺入鍼）が書物を通じて中国に紹介されたことになる．

第2次ブームが終わるころ，横山瑞生は，洋裁具のルレット（歯車）を代替品とした

『アレルギーはツボで治る―驚異のルレット療法―』（1983）という一般書を刊行している．

(4) 小野文恵・山下詢…小児鍼（非刺入鍼）の大人への応用の本格化

経絡治療家の小野文恵と山下詢は，非刺入鍼の体系化に貢献した．山下の『経絡治療のための鍼灸治療学総論』（1971）は，刺さずに響かせる毫鍼の補瀉法を詳述している．小野の『経絡治療鍼灸臨床入門』（1988）は，小児鍼の28症例を挙げている．加えて，接触鍼が70％の患者（大人）に有効であるといい，「鍼灸は気（皮膚）に施す治療である．…気を中心とした臨床を通じ，…新たな鍼法の開発と整理を行い，これを"接触鍼法"と命名した」と表明している．

接触・摩擦刺激を主体とする小児鍼は，大人用の員鍼（岡部・井上共作）と鍉鍼（井上・本間祥白共作）の復古的創製を促した．そして，毫鍼による接触鍼法は，小野・山下が経絡治療における虚実の補瀉に本格的に導入して以来，"気"を調整する鍼法として，古典鍼灸研究会・東洋はり医学会および両会の分派が深化させ続けている．

3) 第3次流行期

現在進行形である．今ブームの背景には，少子高齢化や自然派志向という社会的（外的）な要因があるのは確かだが，老舗の閉院や名人の物故という業界的（内的）な要因のあることも無視できない．また，昨今は鍼灸のグローバル化が叫ばれているが，第1次に再認識された押手の役割の重要性と，第2次に実用化された大人への接触鍼の有効性は，小児鍼という枠を超えて，日本における「伝統鍼灸」の真骨頂と認識されるまでに至っている．

今ブームは，大師流小児はり3世の谷岡賢徳氏の精力的な著述・講演活動が原動力となっている．家伝公開型を示す谷岡の論法は山本・真野のそれに属し，独語訳解説書も出版されている（『Shōnishin』2009）．

一方，日本独自の鍼術である小児鍼が失伝してしまうことへの危機感を共有し，有形文化財としての鍼具と無形文化財としての鍼法を，患児のため，学生のため，鍼師のため，ひいては後世のために温存すべく奮起している本書の執筆陣は，総体として柳谷の論法を襲っていることになろう．

小児鍼の社会的認知の向上と学術的研究を推進するため，社団法人・日本小児はり学会を組織している惠美公二郎氏ら，また草の根的な活動として親子スキンタッチを啓蒙し，潜在的な需要を掘り起こしている大上勝行氏らのさらなる活躍によって，今期が一過性のムーヴメントを超えて，業界・学界を巻き込んだ大きな潮流へと発展することを期待する．

おわりに

小児鍼という熟語は『鍼灸聚英』に現れ，『鍼灸抜萃』が広めたわけであるが，両書の意味するところは，細くて短い毫鍼のことであった．そして現在，小児鍼は，①：古代九鍼中の鍉鍼や鋒鍼に類する鍼具，②：接触・摩擦を主とする小児按摩に連なる鍼法，③：①を用いて②を行う，この3通りを意味する熟語となっている．①と②の結びつきは，今からおよそ100年前の明治44年（1911）に施行された「鍼術灸術営業取締

2. 小児鍼の前史とその歴史　53

日本小児鍼略史

時代区分（左縦軸、上から下へ）：平安～鎌倉～南北朝期／室町～戦国～安土桃山期／江戸前期／江戸中期／江戸後期／明治期／大正期／昭和前期／昭和中期／昭和後期／平成期

鍼具の変遷（縦列）：
- 【強】鋒鍼　小刀　円利鍼　搔針　砭鍼（刃鍼）　大人用（長・太）毫鍼　三稜鍼（刺す・突く＝刺絡）
- 【弱】磁砭（磁鋒）　小児用（短・細）毫鍼
- 小児按摩（推拿）
- 【強】繊鍼（極細毫鍼）空法（瀉法）
- 【弱】三稜鍼（引く＝接触・摩擦）円鍼　鍉鍼　鑱鍼　毫鍼（非刺入＝接触）

前哨期　江戸前期から隆盛する小児丹毒への刺絡鍼法の前哨（準備段階の準備段階）
- **隋唐代までの医書の影響**　丹毒を鋒鍼で鑱去する→患部の出血
- **宋代の医書の影響**　塵気（肺の病）＝散気（丹毒）丹上を刺す・小刀で破る→患部の出血

萌芽期　小児・虫（疳）・鍼術　三者関係の芽生え
- 小児┬諸虫…五疳　鍼術（腹部に円利鍼？）　※強刺激のため普及せず？
- 　　└胎毒…丹毒　刺絡（局部に搔針）　※危険性が高く敬遠される
- ※胎毒＝体内の病因　丹毒＝体表の病巣…小児病の大半は胎毒　小半は食傷…明治期まで続く和俗病理説
- ※白人は瀉血　日本人は施灸　　※"ちりけ"の灸＝身柱穴の別名

形成期　現行の小児鍼の四要素が出揃う　明代の医書の影響
- ①鍼具：龔氏砭鍼法と薛氏磁砭法＝刃鍼（大人の青筋）と磁峰（小児の丹毒）
- ②鍼法：小児按摩（推拿）＝食滞を巡らす養生法　碁石1～3目の軽微な押圧
- ③呼称：小児鍼＝毛鍼（細く短い毫鍼の意）　鍼柄5分・鍼体1寸2分・鍼管1寸5分
- ④目的：予防的鍼術　阿是穴　細鍼　早鍼　金鍼　浅刺　少跡　瀉法

確立期　小児の按摩・鍼術の独立分科　施本・施印による啓蒙
- 小児按摩師の誕生（京都）………………食滞への小児按摩の施本
- 　　※蘭方以前の刺絡（三稜鍼）の流行　※胎毒と食滞（食傷）の融合
- 小児鍼師の誕生（大阪）…………………丹毒への刺絡鍼法の施本
- 　　小児灸の奨励派と批判派………………"ちりけ"への小児灸の施印

定着期　大阪で小児鍼が習俗化　名家の出現と台頭　刺絡の禁止　**強刺激が主流**
- 中野松栄堂・中野針　うさぎ針（杉原→杉原・江村→杉原→岡島）　市川隆庵
- 藤井文吾・誠之進　杉原三哲・外母　　※強刺激が基本─大須賀流（繊鍼での空法）の岡田氏
- 藤井　市川　　　　　　　　　　　　　　　　　　　　　└小児科医・長浜宗佶の証言（否定的）
- 福岡　種：小石を用いた小児按摩の変法　谷岡明海：三稜鍼を引き，鋼鉄を羽毛に変えた

第1次流行期　東京へ小児鍼が伝播　教育・研究・出版の本格化　**弱刺激へ移行**
- 名家出自の医師／藤井秀二　医学博士　※接触・摩擦刺激が主体の現行鍼法への契機
- 兼小児鍼専門家＼中野新吉　中野天降鍼療院
- 　　※小児鍼の名家・中川易之助　虐待死事件の濡れ衣→大阪市鍼灸師会の活動
- 小児鍼専門書の出版　山本新梧・真野保正（家伝公開型）　柳谷素霊（諸法並列型）　※代替品（刷毛など）
- 　　※藤井療器…鍼術の範囲ではない→鍼術と療術の境界が不明瞭化による家庭療法化
- 井上恵理・岡部素道　押手の重要性の再認識　円鍼・鍉鍼の復古的創製→「伝統鍼灸」の根幹へ

第2次流行期　全国へ小児鍼が伝播　ベビーブーム　高度経済成長　**鍼麻酔ブーム**
- 間中喜雄・長浜善夫　医師の小児鍼・非刺入鍼への注目（並列型）→間中『針術要義』英訳本
- 米山博久・森秀太郎　戦後初の小児鍼専門書の刊行（並列型）→中国訳本（香港）
- 　　※全国で小児鍼講習会　※接触・摩擦刺激に特化した米山式・扇鍼（鑱鍼）を頒布
- 小野文恵・山下詢　小児鍼・非刺入鍼（接触鍼）の大人への応用→「伝統鍼灸」の根幹へ
- 小児鍼の家庭療法┬刑部忠和　（各種の代替品）→中国訳本（香港）
- 　　　　　　　　└横山瑞生　（洋裁のルレット）

第3次流行期　[外的]少子化　自然派志向　[内的]老舗の閉院　名人の物故　**鍼灸のグローバル化**
- 谷岡賢徳　大師はり流の公開　※今期の原動力　著述（公開型）・講演活動→ドイツ語解説本
- 恵美公二郎　（社）日本小児はり学会の設立　※社会的認知の向上　学術研究の活性化
- 大上勝行　親子スキンタッチの啓蒙　※草の根的な活動　潜在的需要の掘り起こし

図Ⅲ-2-1　日本小児鍼略史

規則」が，鍼術営業者による瀉血を禁じたこと（現行法にこの条文はない）が契機となっているように思われるが，谷岡氏の大師はり流は移行当時の鍼法の在り方を温存しているのではないであろうか．「初代谷岡捨蔵（明海）が，鋼鉄を羽毛に変えた…，本来"突く，或いは刺す"三稜鍼を"引いた"のである」と（『わかりやすい小児鍼の実際』2001）．また，福岡種が著した『鍼灸薬秘伝書』（1888）は，小石を用いた小児按摩の変法を紹介している．法律の施行前に，すでに大阪の鍼師は按摩様の施術も行っていたわけで，小石を刺絡用の鍼具に持ち替えれば，そのまま現行の小児鍼となることも付け加えておく．

　以上の内容を「日本小児鍼略史」（図Ⅲ-2-1）として一覧の図としたが，強刺激・弱刺激の観念は，定着期から第1次流行期にいたる過程で，より弱い方向にシフトしていることを見逃さないで欲しい．補・瀉や強・弱は相対的な観念である．何と何の比較なのかによってズレが生じているわけである．してみれば，接触・摩擦刺激を主体とする現行の小児鍼は，極めて近代的な術式であることが改めて理解できると思われる．もし，鍼具と鍼法の結びつきを法律の施行が取り持ったことが事実であるならば，現行の小児鍼の歴史は1世紀という大きな節目を迎えていることになる．このような歴史的タイミングで，斯界の名手に伝わる"技"が集大成され実践マニュアルとして出版されることは，とても意義深いと考える．

（長野　仁）

主要文献

1) 長野　仁：小児鍼の形成史―鍼具と鍼法を中心に―．日本小児はり学会報，2：13-18，2009．
2) 長野　仁：小児鍼の歴史をひもとく新史料①―根付に表現された鬼貫導引―／〈鬼面小児按摩〉について．鍼灸OSAKA，25（3）：3-5，2009．
3) 長野　仁：小児鍼の歴史をひもとく新史料②―俳聖・鬼貫の貧乏伝説と小児按摩―／小児按摩から小児鍼へ―養生法としてのストーン・セラピー―．鍼灸OSAKA，25（4）：1-4/129-140，2010．
4) 長野　仁：小児鍼の歴史をひもとく新史料③―日本における散気の施灸―／鍼と灸のフォークロア①―挿絵に描かれた小児の施灸風景―．鍼灸OSAKA，26（1）：5-6/115-121，2010．
5) 長野　仁・高岡　裕：小児鍼の起源について―小児鍼師の誕生とその歴史的背景―．日本医史学雑誌，56（3）：387-414，2010．
6) 長野　仁：日本小児鍼史料文献目録―中野鍼篇．医道の日本，69（11）：86-91，2010．
7) 長野　仁：日本小児鍼史料文献目録―著作・近代篇．医道の日本，69（12）：145-152，2010．
8) 長野　仁：日本小児鍼史料文献目録―著作・現代篇（上）．医道の日本，70（1）：214-221，2011．
9) 長野　仁：日本小児鍼史料文献目録―著作・現代篇（下）．医道の日本，70（2）：186-196，2011．
10) 長野　仁：施本《小児療治相伝》の刺絡鍼法／《小児療治相伝》の翻刻と意訳．漢方の臨床，58（10）：2-4/102-105，2011．
11) 長野　仁：刺絡用の平鍼（鈹鍼）と専用の木槌．漢方の臨床，58（11）：2-4，2011．
12) 長野　仁：日本小児鍼史概説（上）．医道の日本，70（12）：106-109，2011．
13) 長野　仁：日本小児鍼史概説（中）．医道の日本，71（1）：264-273，2012．
14) 長野　仁：日本小児鍼史概説（下）．医道の日本，71（2）：83-90，2012．

Ⅳ 小児鍼の実際

1. 疳　虫

疳虫ってナ～ニ

　疳虫とは，特定の疾患・病名を指すのではなく，生後3カ月くらいから3歳くらいまでの小児が引き起こす種々の症状に対する俗称である．医療人でない素人の判断であるから，実に大ざっぱである（**図Ⅳ-1-1**）．

　主な症状は，夜泣き・寝つきが悪い・寝起きが悪い・夜驚症・寝とぼける・キーキー声を出す・よくケンカする・人をかむ・物を投げつけたり頭を壁や床にぶつける・よく泣く・爪をかむ・ダダをこねる・人見知りをする・食思不振・食物の好き嫌いが多い・吐乳・嘔吐・腹痛・便秘・下痢・異味症・口内炎・遺尿症・よく風邪をひく・しばしば熱を出す・ヒキツケ・チック・どもり・斜視・斜頸・自閉症・身体をかゆがる等々，実に多彩である．

　現代医学的には，小児神経症や心身症の一種を考えてもよい．親の愛情不足や子どもを取り巻く生活環境も大きく関与している．

母親の叫び　今何とかして！

　新聞雑誌等の育児コーナーを見ていると，さまざまな子どもの症状の相談が多い．子どもの夜泣き（一晩に数回以上）やぐずって食べない，食事に1～2時間かかる．キーキー声を出して頭を壁や床にぶつける，アホにならないかしら．保育園で友達を叩いたりかんだりする．このようなことを訴えている親が多い．回答者の医師や臨床心理士は，「愛情をかけて育てなさい」とか「もう少し大きくなればしなくなりますヨ」と言われる．今，親として辛いから何とかしてほしいと頼むと，精神安定剤や催眠薬を処方しましょうと言われる．小さな子にそんな薬を飲ませても大丈夫か，クセにならないかと心配している．

　上記のような症状こそ，まさに疳虫である．疳虫なら数回の施術で，症状の大方は治まる．親も気分が落ちつく．親の気持ちが和らぐと，子どもも落ちついてくる．もともと，疳虫は子どもの知恵づきと密接な関係があり，新たな知識・体験が加わると脳神経が興奮して疲労してくる．この疲労が首や肩に降りてきて，疳虫症状を引き起こすのである．学生が，受験勉強をして肩や首がこるのと似ている．鍼治療をするとこりが消滅して，気分が落ちつきリラックスできる．子どももまったく同じ原理で，リラックスできる．

　昔は，子どもが熱を出すと「知恵熱や」と言った．子どもが体力以上に知識を入れると脳が過熱状態になり，自律神経のバランスが崩れて発熱に到る．原因不明の発熱時は，直前に旅行したり遊園地へ行ったりし

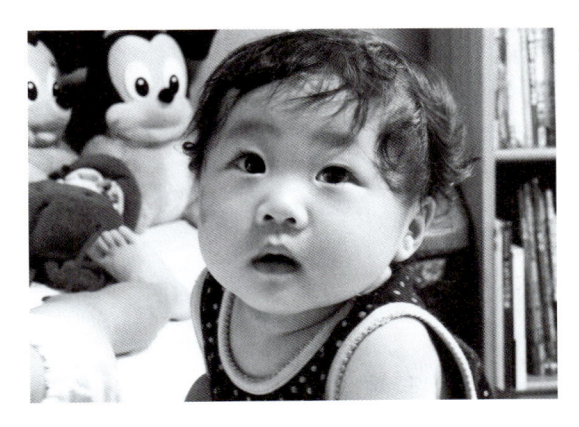

図Ⅳ-1-1　生後9カ月の女児
施術前でやや堅い表情．疳虫が少しでている

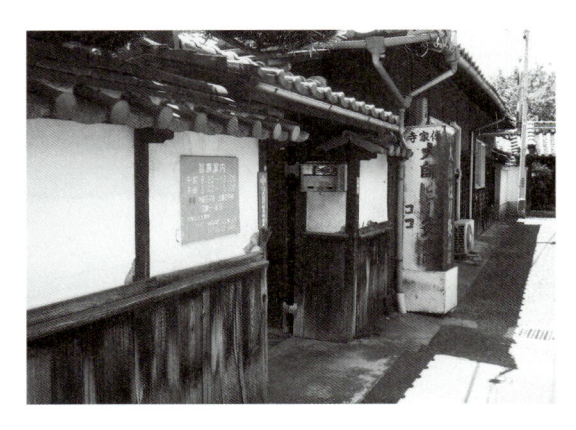

図Ⅳ-1-2 当院の玄関入口
昭和初期の風情のまま．看板も風雪に耐えている．左側が玄関入口．右奥に弘法大師をお祀りしたお寺（大師堂）の門が見える．道路幅は2m．
2012年に改築予定

たケースが多い．この種の発熱も，小児鍼をすると1～2日で解熱する．

育児中の「今すぐ何とかして！！」という子どもには，小児鍼を試す価値がある．

1. 小児鍼との関わり

治療室に入って2日目，父賢太郎（大師はり二代目）が近づいて来て僕の右手に小児鍼を置いた．「小児鍼をしろ！！」と無言の命令だ．昨日の父の施術を思い出しながらの初体験であった．明治生まれの父は，何も教えずに「ヤレ」の命令だけである．鍼の持ち方や動かし方等，何も教えない．子どもとの接し方や保護者の説得法も，「吾関せず」である．当然，子どもに泣かれた．母親から質問されないかとヒヤヒヤしたが，まったく質問はこない．手は動かず，顔は引きつっていただろう（**図Ⅳ-1-2**）．

初めて父が小児鍼をしている所を見たときは，「どの子にも，まったく同じ治療をしている．チョット泥臭いやり方だなァー」と生意気なことを考えていた．結果は，父が施術した子の症状は改善しているのに，僕が治療した子は逆の結果だった．当たり前の結果だが，考え込んでしまった．また，泣いている子を瞬時に泣きやませる父の技には，舌を巻いた．

当時は，1カ月に3,000人くらいの子どもが来院していた．日本全国どこへ行っても，大師はりと同じくらい，毎日小児患者が来ると思っていた．少しずつ鍼灸界のことがわかってくると，小児鍼は大阪限定ということを知った．30代の頃，小児はり学会設立を先輩方に提案したが，見事に肩すかしをくらわされた．公開治療をする先生が2～3名しかいなかった．まだまだ秘密主義が蔓延していた．

2. 大師流小児鍼の特徴

大師流小児鍼（**図Ⅳ-1-3**）は，長さ74mm，重さ5g，鍼体直径2mmの三稜鍼である．鋼製でヤキが入っている．鍼尖が鋭利であるから，刺絡も可能である．施術するときは三稜鍼型小児鍼を小児の肌に<u>突き刺すのではなく，後方に引く</u>のである．この逆転の発想が，鋼鉄を羽毛に変えたのである．大師流のフェザータッチは，初代谷岡捨蔵が考案したものである．鍼尖に中指頭を添えることにより，さらに快感が増した．施術中は，涎をたらしてうっとりしている子も多い．「極楽やから，話せんといて！！」と悦びに浸っている小学生もいる．

この鍼で全身をさするようにして施術する[1]．さする方向は，術者の手の動かしやすい方向に動かせばよい．経絡・経穴は，意識しない．皮膚の緊張状態を観察しやすい方向へ，手を動かすことが重要である．第4指頭で皮膚の緊張度を観察している．大切なことは，皮膚の過緊張部に施術して，弛緩部にはしないこと

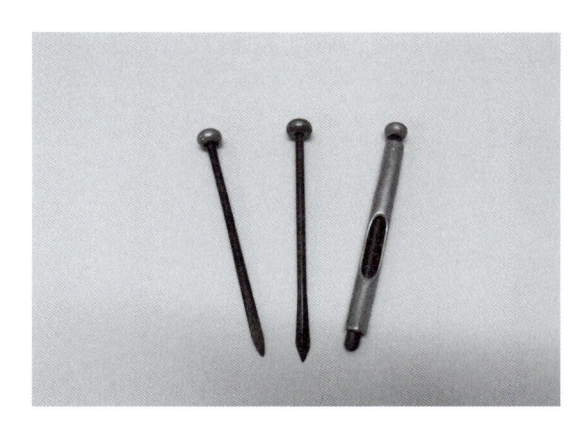

図Ⅳ-1-3　小児鍼用具
左：先代から使用中の小児鍼．摩耗してスリムになっている
中：上級用小児鍼．鍼尖が鋭利で大人用
右：弱刺激用三稜鍼（弱三）．小学生〜大人に用いる

である．小児の反応は，大人のごとく「点」で現れるよりも，「面」として広がりをもって現れることが多い．それゆえ，面として対応する方がより適切である．

　小児鍼は全身にする．これは小児が自分で異常部位・反応点を告げることができないので，術者が検出するために全身をさするのである．小児鍼の材質が硬く硬度が高いため強刺激であるから，短時間で反応を消退させることができる．大人にも使用できる．現在使用中の鍼は先代からのもので，170万人くらいの子どもに施術している．大師流小児はり初心者講習会（東京・大阪・福岡・札幌等）に出席したら小児鍼を購入できる．

3. 刺激量の指標

　父から教わったことは，「柔らかい皮膚の子には弱刺激，硬い皮膚の子には強刺激を与える」である．子どもの皮膚は全員柔らかいと思っている人は，大人しか治療したことのない人である．大人に比べると子どもの皮膚は柔らかいが，子ども同士を比較すると十人十色どころではない．その中で皮膚の硬柔を鑑別するのである．経験上から言うと，柔らかい皮膚の子の反応部位は少しの刺激で正常になり，硬い皮膚の子は強い刺激を与えないと正常にならない，ということである．

　大師はりにおける刺激量の指標は，「皮膚の緊張度」にある．子どもの身体に異常が発生すると，皮膚にその異常が投影（内臓体壁反射）される．すなわち，皮膚が過緊張状態になったり弛緩したりするのである．病症により皮膚の異常が現れる部位は，一定の傾向が見られる．施術するのは，皮膚の過緊張部位である．過緊張状態の皮膚の緊張度が，施術によって正常になれば終了である．弛緩している部位は，施術しない．弛緩部に対応した神経反射部位等に皮膚の過緊張部が存在するから，そこに施術したら弛緩部の皮膚が正常に回復してくる．弛緩部に不用意に施術すると，弛緩が増悪して症状・体調も悪化する．

　初心者の頃，小児の体表の発赤とか発汗を指標として実験してみたが，多くの子が発熱・下痢・症状悪化を起こしてひどい目に合った．金銀銅・真鍮など柔らかい材質と鋼でヤキの入った堅固な材質とでは，刺激量にかなりの差があるのではないかと想像している．

　子どもの皮膚の厚さは，1mm以下である．大人しか治療したことのない人は，触診の圧力が強く皮膚を診ているつもりが筋肉を調べていたということがほとんどである．皮膚と筋肉をとり違えたら，刺激過剰を起こす．症状悪化や体調不良となる．

　子どもの体型にそって皮膚と平行に滑らかに施術者の手を動かせないと，子どもの皮膚は読めない．小児鍼をするときのよう（150回/分）に手を動かし，小児の肌から術者の指頭が離れる瞬間に硬い皮膚，柔らかい皮膚，過緊張，弛緩を判断している．柔らかい皮膚ならば，術者の指頭に波動のような感覚（皮膚が波打つ感じ）があり，硬い皮膚の場合には，タイルを触っているごとくツルンとしている．皮膚の過緊張部位で

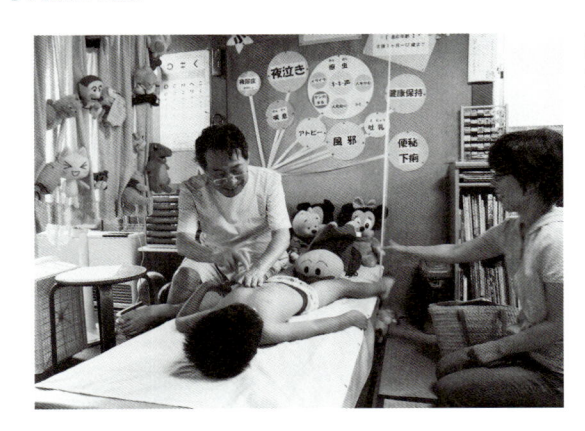

図Ⅳ-1-4　腹部打診をしている所
ヌイグルミ，絵本，適応症等も写っている

は，術者の指頭がひっかかる．正常な部位をさすっていた指頭が，過緊張部の皮膚に入ったとたん，皮膚の緊張度に差があるから指頭がひっかかる．正常部位ではかすかな波動らしきものを感じるが，過緊張部では皮膚が前面に押し出されないから波動を感じない．それゆえ，その境界線で指のひっかかりを感じる．このひっかかりが消退したときが，皮膚が正常な緊張状態に戻ったときであり，そのときが施術終了時である．皮膚が弛緩しているときは，皮膚の緊張度が緩いから，同じようにさすっていてもよりはっきりと波動を感知する．しかもその深部の筋肉はやや収縮気味で硬くなっているから，少し圧力を加えると固い筋肉層に触れる．筋肉層と皮膚の緊張の連続性に欠ける．このような状態の部位は，施術しない方がよい．

　体表診断だけで不安なときは，腹部打診を併用する（**図Ⅳ-1-4，口絵**）．腹部打診音が，腹部全体に均一に快くポンポンと鳴っておれば健康である．有訴時は，ボテボテの濁音であったり，緊張音（高音）であったり，乾燥音（便秘の人の打診音）・実質音（大腿部の打診音）だったりする．これらの異常音が正常音の方向に変化してくれば，病症が改善してきている．また，表情が明るく変化してくれば，回復の兆しである．

4. 小児鍼の実際

■症例1. ■ 下痢・頭を壁にぶつける

　　　HK君，男，1歳6カ月，人工栄養

　初　診：2011年5月13日　2日ほど前から水様便が1日に数回出て，食欲がない．1歳の誕生日が過ぎた頃から，壁や床に頭をぶつけたりキーキー声が目立ってきた．

　診察・治療：眉間に縦シワがあり，眼光鋭い．腹部に横シワがあり，皮膚に艶なし．腹部打診音は，上腹部は緊張音・下腹部は実質音．後頭・後頸・仙骨部の皮膚過緊張．肩背腰腹部の皮膚は弛緩．皮膚の過緊張部に3歳児程度の刺激を10秒間，他部は指頭で軽擦[2]．

　　5月14日　キーキー声が半分に減少．大便は前日の受療後から出てない．眉間の縦シワやや減少．腹部打診音は，上腹部鼓音，下腹部緊張音．治療は前回と同じ．

　　5月16日　昨日はパパの野球の応援に行った．夕方から5時間位寝た．夜も普段通り寝た．食欲は少しずつ出てきている．眉間の縦シワが半分くらいになった．腹部の皮膚の緩みが消失し，打診音が鼓音となり弾力が出てきた．治療は後頭・後頸・仙骨部に2歳児程度の刺激，他は軽擦．

　　5月18日　10月に第2子が生まれる予定．保育園で前席の子を爪でかく．

　《筆者注：ママが妊娠中は，子どもは気分の落ち着かないことが多い．ひどく甘えたり，友達としばしばケンカしたり，体調を崩すことが多い．》

表Ⅳ-1-1　月年齢別刺激量（平均）

月年齢	0～3カ月	4～11カ月	1～3歳	4～7歳	8～12歳
接触距離	1 cm	1～2 cm	2～3 cm	3～10 cm	10～15 cm
背部	35回	50回	100回	150回	200回
頭部	15回	20回	25回	30回	50回
後頸部	10回	20回	30回	50回	100回
腹胸部	20回	20回	30回	50回	60回
四肢	40回	50回	60回	80回	100回
治療時間	30～60秒	1～2分	2～3分	3～5分	5～7分

（参考：1円×20枚＝20g　10円×20枚＝90g　500円×20枚＝144g）

皮膚の緩みはほぼ消退．仙骨部の皮膚は正常．後頭・後頸部の皮膚はまだ過緊張状態だが，1/3程度に緩んできた．しかし深部に固い筋がひそんでいる．治療は前回と同じ．

　5月20日　キーキー声や壁に頭をぶつけることがほとんどなくなった．よく食べ，よく寝るようになった．排便は正常．眉間の縦シワはまだ残っているが，子どもらしい明るい表情になってきた．腹部打診音は鼓音で弾力も出てきた．皮膚の艶もよくなってきた．後頸部の皮膚の過緊張は，少し残っている．治療は1歳児程度の刺激（表Ⅳ-1-1）．

《**筆者注**：かんしゃく持ち―疳虫の子―は，保育園等でよくケンカしたり友達を傷つけたりしやすいから，予防のため月に数回小児鍼をしておくとよい．》

■症例2.　寝つきが悪く，昼寝もしない

　TSちゃん，女，5カ月，混合栄養

初　診：2011年5月11日　寝つきが悪く，30分ぐらい抱っこしてあやさないと寝ない．昼寝は10分ほどしかせず，ずっと機嫌が悪い．夜は，朝までぐっすり寝てくれる．

診察・治療：眉間に青スジ，腹部膨満，腹部打診音は圧縮空気のような固い音．後頭・後頸・肩甲間部の皮膚過緊張．皮膚の過緊張部に1歳児程度の刺激．他部は軽擦（10回に8～9回は空振り―小児の皮膚に接触せず）．

　5月12日　昨日は昼寝を1時間15分してくれた．夜もミルクを飲んで，すぐに寝てくれた．オナラの出るのは少ない．治療は前回と同じ．

　5月13日　昨日は昼寝を1時間半した．夕方にまた40分程寝てくれた．寝つきもよくなってきて，昼間のぐずりも少なくなってきている．治療は前回と同じ．

　5月16日　調子よい．青スジも消退，腹部打診音は鼓音．治療は6カ月児程度の刺激．

　5月27日　また疳虫がでてきた．夜泣きが2回，起きてもすぐに寝る．3～4日前から昼寝が10～30分と短くなってきている．ミルクはよく飲む．便通は2日に1回．眉間に青スジ，治療は同じ．

　5月30日　夜泣きはしなくなった．昼寝は2時間くらいしてくれた．2日続けて便通あり．寝る前に30分くらいぐずるのが一番気になる．青スジは薄くなった．

　6月14日　寝ぐずりがひどい．昼寝は30分くらいするが，寝つくまで機嫌が悪い．腹部膨満．

《**筆者注**：治療間隔が開くと疳虫が出る．知恵づきが早くなるから，今後疳虫がひどくなる可能性大．毎月数回受療するよう指導した方がよい．》

■症例3.　■　笑わない

　　　　KSちゃん，女，生後55日，混合栄養

初　診：2010年1月20日　眠りが浅くすぐに起きる．泣き方がひどくなり，ミルクの飲む量が減った．便が1日に3～4回出ていたのが，お尻をつつかないと出ない．

診察・治療：腹部膨満で，打診音は濁音でつまった音．治療は，仙骨部と後頭部・肩甲間部に2～3回軽く鍼を当てる．他はごく軽く軽擦（空振りが多い．）

　その後，月に1～5回通院．治療した日は夜寝てくれるが，間隔が開くと寝なくなる．昼寝をしないのと，キーキー声が出るようになってきた．

　生後10カ月に入って，頭髪をひっぱったりキーキー声がひどくなってきた．便は毎日出るが兎糞状のコロコロ便である．治療を受けると良くなるが，11カ月になってから笑わなくなった．便秘傾向で，朝起きたときむっつりしている．

　2011年4月2日　1歳4カ月．キーキー声を出し，イヤイヤとすぐ言う．ぐずる，笑わない．それでも治療を受けると笑う．機嫌もよくなる．

《**筆者注**：笑いが少ない子は，発達障害を視野に入れておいた方がよいかもしれない．表情が乏しく，動作が緩慢な子は難聴かもしれない．》

■症例4.　■　特殊な例

（1）真夜中のドライブ

　1歳8カ月の男の子．夜泣きがひどく，30分以上続けて寝ない．寝入ってしばらくするとギャーと泣き叫ぶ．抱っこしても泣きやまず，家の中を抱っこしたまま歩き回っても泣きやまない．車での外出時は，車中でよく眠るのを思い出し，午前2時頃からドライブに出かけた．1時間も走ると寝入る．もっと熟睡させようとさらに30分ほどドライブした．帰宅して布団に寝かせると，ぐずって泣いてしまう．添寝で，なんとか大泣きせずに朝まで過ごせた．次の日もまた次の日も，真夜中のドライブが1週間続いている．

　小児鍼がよいと聞いて，来院．10日間，毎日治療を続けて，やっと1～2回の夜泣き（泣いてもすぐ眠る）ですむようになった．真夜中のドライブで両親とも，精根つき果てた感じであった．

（2）お好み焼きパーティー

　少食で好き嫌いが多く，食事に1時間以上かかる4歳の女の子．育児相談で，「友達と一緒ならよく食べるヨ」と言われたので，近所の娘の友達3人を呼んで，お好み焼きパーティーを計画した．

　いざ始まると，友達は大喜びではしゃいでいる．ウチの子はサービス係，自分は二口三口食べただけ．高価な肉，エビ，細く細く刻んだ野菜はほとんど友達の胃袋へ．一体何のためにこんなに苦労したのか，泣けてくると母親の話．

　この娘は，痩身で世話好きタイプ．腹部はシワが寄っていて，打診音は濁音で腹直筋がやたら固く弾力がない．下腹部には宿便が触れる．この状態では，まったく食欲がわかないのは明らかである．空腹感がないから食べないだけである．身柱，肩甲骨内縁，第6胸椎両傍，仙骨部に施術．毎日続けて8回治療したら，普通の子よりやや少ない程度食べるようになった．

（谷岡賢徳）

参考文献

1) 谷岡賢徳：小児鍼の実際．源草社，1998．
2) 谷岡賢徳：大師流小児鍼．六然社，2005．

Ⅳ

2. 扁桃炎

はじめに

　小児鍼は，鍼灸師の中でもマイナーな存在となっている[1]．近年，特に関西の鍼灸師が中心になって小児はり学会が設立されるなど，その普及に努力している．筆者も，小児はり学会，日本臨床鍼灸懇話会，森ノ宮医療学園専門学校での小児鍼ゼミなどで微力ながら普及に努めている．

　小児鍼の臨床で，感冒症状を主訴とするものは比較的多い．当米山鍼灸院においても，鼻水などの感冒症状の主訴が最も多い．「扁桃炎」は，乳児には少ないが幼児には非常に多い病気である[2]．施術時間が短く，治療効果も高く即効的な小児鍼の診療を，日本の鍼灸師はその診療にぜひ取り入れていただきたいと強く願っている．拙稿が諸先生方の小児鍼診療の一助になれば大変うれしく思う．

1. 小児鍼を診療に取り入れる

　小児鍼を診療に取り入れると患者数は確実に増加する．筆者の米山鍼灸院で2010年に行った患者調査では，受診された成人患者の約4割は自身が小児鍼の経験者か，自身の子ども，孫が小児鍼を経験したことがある，もしくは現在小児鍼を受診中している，という結果であった（**図Ⅳ-2-1**）．小児鍼経験者は，中学生

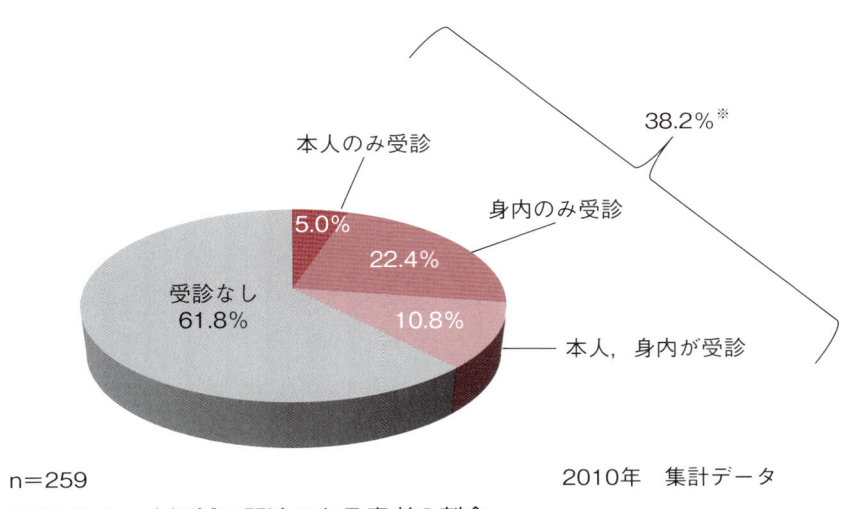

本人のみ受診 5.0%
身内のみ受診 22.4%
本人，身内が受診 10.8%
受診なし 61.8%
38.2%※

n=259　　　　2010年　集計データ

図Ⅳ-2-1　小児鍼に関連のある患者の割合
※過去の小児鍼経験は当米山鍼灸院での施術に限定しなかった．

や高校生，社会人になって以後にも鍼灸治療を選択して受診してくるケースが多いことがわかる．クラブ活動でのスポーツ障害や，受験勉強での精神疲労による肩こり，頭重なども多く診られる．

　子どもの成長をみるということは，人としての本能的な喜びが存在する．また，自分自身を顧みる機会にもなり，何より元気な子どもたち，施術によって元気になった子どもたちから自分自身が元気をもらえるのが，小児鍼を行う何よりのモチベーションになる．

　小児鍼の診療ではどのような愁訴が持ち込まれるのか．絹巻[3]は，小児科診療での集計をした結果，小児科を受診する病気のほとんどは「ありふれた病気」（common diseases）であり，その約80％は急性感染症である，としている．**表Ⅳ-2-1**に絹巻の診療所を受診した子ども800人（1992年～1993年）の1年間に罹った病気の数と種類を示した．

　この集計から，どの年齢の患児においても，呼吸器感染症が半数以上を占めていることがわかる．扁桃炎を含む感冒症状もこの中に多数含まれていると推察する．

　筆者の鍼灸院での調査（2007年1月～10月）では，小児鍼に来院する患児の年齢は2歳をピークとして0歳～3歳児でおよそ8割を占めている（**図Ⅳ-2-2**）．また，愁訴では，鼻水，咳・痰といった呼吸器の感冒症状が約1/4を占めている（**図Ⅳ-2-3**）．小児科への受診も，小児鍼への受診も，ともに最も多く診られる愁訴は呼吸器系の感冒症状である．小児の呼吸器系の疾患に関する知識，鑑別のための臨床能力は小児鍼診療での必須事項である．

　先述の当院の調査結果で興味深いのは，図Ⅳ-2-3 小児鍼の現況（主訴）の「元気」，つまり特に愁訴がない状態で小児鍼を受診している割合が非常に高いことである．日頃から「カゼをひかないように」「元気な

表Ⅳ-2-1　子どもが1年間にかかる病気の種類

病気の種類	0歳	1～5歳	6～11歳
1）呼吸器感染症	58%	68%	64%
2）消化器疾患	12%	11%	12%
3）皮膚疾患	13%	8%	5%
4）ウイルス性発疹症	12%	5%	4%
5）アレルギー疾患	3%	4%	8%
6）その他	3%	4%	6%

図Ⅳ-2-2　米山鍼灸院における小児鍼の年齢別現況

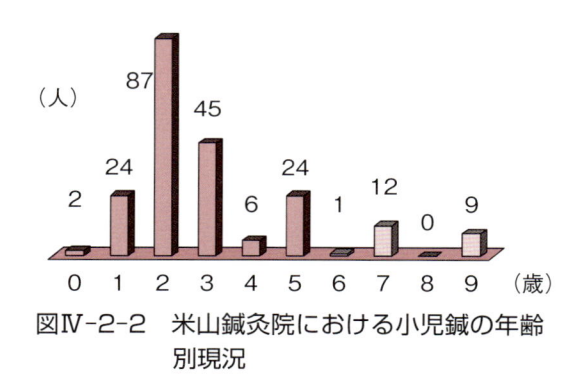

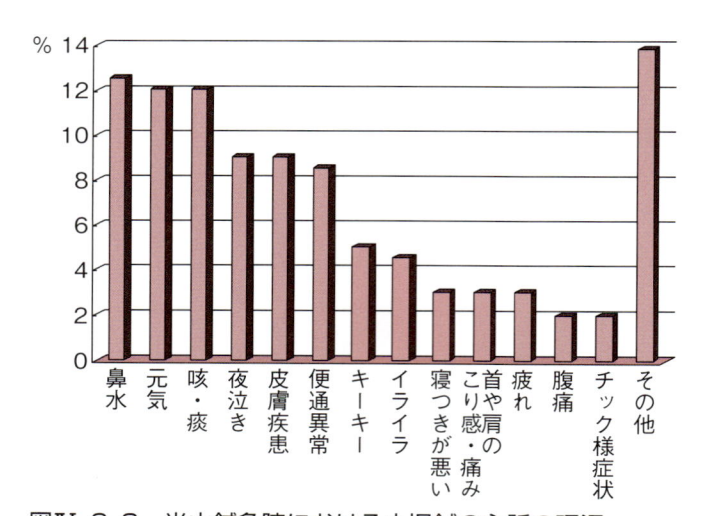

図Ⅳ-2-3　米山鍼灸院における小児鍼の主訴の現況

子になるように」と，何も症状がなくても定期的に小児鍼の受診を保護者に勧めている結果と思われる．今後も，保護者への指導は患児の健康維持に有用であり，続けてゆきたい．また，これから小児鍼を診療に取り入れてゆこうとされる諸先生方は，「病気のための小児鍼」よりも「病気にならないための小児鍼」を意識していただきたいと思う．

2. 扁桃炎とは

　扁桃炎とは呼吸器感染症であり，上気道炎として分類される[4]．
　まず，扁桃とは何かから述べる．扁桃とは，リンパ系とともに感染症から体を守る免疫システムを構成する重要な器官である[5]．種々のウイルスや細菌（溶連菌など）により口蓋扁桃に炎症を起こしたものが急性扁桃炎である．口蓋扁桃は視診で確認できる（図Ⅳ-2-4）．口蓋扁桃がどのように視診で観察されるかは，解剖学のカラーアトラスなど，また，臨床書[7]に，口蓋扁桃の病的写真が掲載されているので参考にされたい．
　症状は発熱，咽頭痛などで始まり，扁桃は発赤，腫脹し，時に白斑をみる．カタル性扁桃炎では白斑をみない．一般に乳児期のものは炎症の程度が軽く，多くはウイルス性であり，年長幼児期から学童期になると細菌性の著明なものがみられる[6]．また，急性扁桃炎を反復して，慢性扁桃炎になると，扁桃表面および腺下上皮に変性がみられるようになる．慢性扁桃炎では自覚症状は少なく，発熱していても微熱程度で，咽頭不快感がある程度であるが，過労や感冒などをきっかけに急性炎症となる[6]．
　発熱を伴う場合と，伴わない場合がある．発熱を伴う場合，臨床家は十分注意を払って診療にあたるが，発熱を伴っていない場合でも注意が必要である．子どもの症状は展開が速く，施術後に自然経過として発熱してくることもときどき経験する．この場合，「熱が出たのは，はりをしたから」と，保護者からあらぬ嫌疑をかけられることがある．おそらく，はり施術によって皮膚血管の拡張，血行動態の改善がなされ，生体内部環境が活発化し，外来ウイルス等に対する抵抗力が向上した結果ではないかと推察される．
　感冒症状がなくても，施術時に扁桃の腫れ（感冒などのごく初期段階）を見逃してしまうと，同様に施術後に発熱を起こすことも考えられる．その場合も保護者は，施術による「症状悪化」と捉えることも多いので，小児鍼の臨床では，扁桃炎の徴候を見逃さないルーチンな診察が大変重要である．

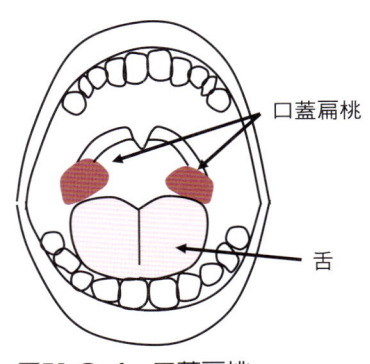

図Ⅳ-2-4　口蓋扁桃

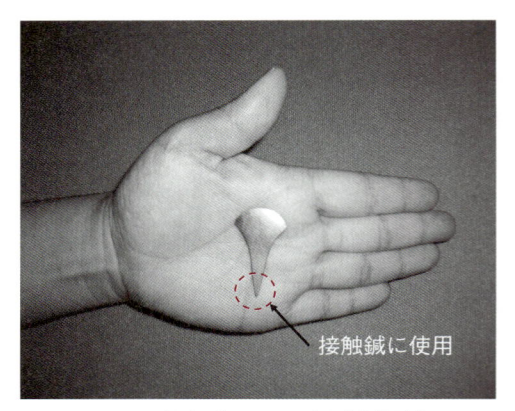

図Ⅳ-2-5　米山式イチョウ型小児鍼　　　　図Ⅳ-2-6　接触鍼の持ち方

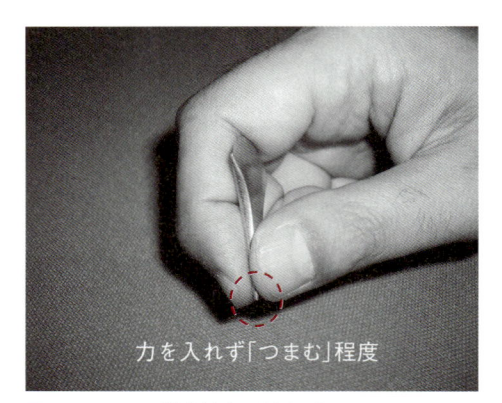

3. 小児鍼治療

　緊急性の判断は上記に述べたとおり，合併している発熱の状態や，その他のバイタルサイン（元気よく動いているか，ぐったりしているか等）が基準になる．緊急の処置は小児科医との連携をはかる．ここでは，緊急性が高くない病態についての小児鍼治療について述べる．

　小児鍼の治療は，基本的に皮膚への接触刺激が中心となり，鍼を身体に刺入することはない．当院で使用するのは「米山式イチョウ型」の小児鍼である（図Ⅳ-2-5）．筆者らは，特に症状に関係なく，頭部，腹部，背部，前腕部，下腿部など，全身に接触鍼を行う．その後に，患児の症状にあわせた施術を行うことが多い．扁桃炎の場合は，腫脹や圧痛が診られる顎下リンパ節から胸鎖乳突筋前縁部周囲に接触鍼を加えることが多い[2]．施術後速やかに，腫脹や圧痛，嚥下痛が軽減することもよく経験する．

　施術中，保護者は子どものそばで診療の様子をずっと見ている．初診であれば，了解を得て保護者の前腕に「子どもの鍼ってこんな感じですよ」，と施術してみるのも良い．痛くなく，大人でも気持ちよく感じる．子どもがされている治療を共同体験することによって，保護者の小児鍼に対する不安や恐怖心を和らげることができる（小児鍼治療の具体的な方法はⅢ-1．小児鍼の概論・方法を参照）．

1）接触鍼について

　　接触鍼の手技は，任意の皮膚面（治療部位）の，点と点とを鍼尖で刺激しながらリズミカルに移動（皮膚を引きずらないように）し，"面"全体を一時に接触刺激するイメージで行う．刺激量は鍼尖の「出し方」と「皮膚面に当てる強さ」で調整する（図Ⅳ-2-6）．一般に小児鍼治療の刺激量というのは「こんな軽い刺激で大丈夫なの？」と思われるほど，大変軽微な刺激量で十分な効果がみられる．

　　後述するように，特に乳幼児は皮膚感覚が成人と違って鋭敏であるため，皮膚への軽微な刺激で身体の代謝活動が活発になると思われる．したがって，過度な刺激は逆効果となって身体症状を悪化させたりすることも考えられる．小児鍼における"適度な刺激量"とは，ある程度は年齢によって決定づけられるものの，患者個人の刺激に対する感受性を尊重する．年齢以外では，以下の点が刺激量を決定づける目安になりうる．

　　① 「気持ちいい」

　患児が会話可能な年齢であれば，「鍼，気持ちいい？」と尋ねてみるのも良い．「うん」「気持ちいい」という返事があればその刺激は適切と判断して良い．

　　② 発赤，発汗

　施術部位がうっすらと赤みがかってくる，あるいはジワッと発汗し湿り気を帯びてく

る，という反応があれば，その刺激は適切と判断して良い．ただし，これらの反応はすべての患者に出現するものではない．これらの反応が出やすい子（施術開始直後から反応が出る），出にくい子（数分間同部位を刺激しても反応が出ない）がいる．発赤しないからといっていつまでも治療を続けると，結果的に刺激量が過剰になってしまう．

③ 5分以内に終了する

およそ小児鍼の治療時間は5分程度以内でまとめる．5分程度以内の接触鍼・摩擦鍼の刺激が，臨床上適切な刺激量となることが多いためである．皮膚の発赤などの反応が出にくい子どもは，特にこの点に気をつけた方がよい[1]．

2）小児鍼のディスポーザブル化

現在使用している小児鍼は真鍮製で，使用ごとにオートクレーブにて滅菌消毒を行い，その後グルコン酸クロルヘキシジン溶液に入れ保管しているが，同型のディスポーザブルタイプが㈱カナケンより発売された．ディスポーザブルなら，病院などの医療機関でも使用しやすいなど，小児鍼の普及に一層貢献できると考えている．

3）保護者への説明

鍼灸医療は，鍼灸師が行う施術によってのみ完結するものではない．小児鍼の場合，患児がより早く不快な症状から解放されるために，帰宅後の家庭内で気をつければよいことなどを保護者にわかりやすく説明する必要がある．保護者への説明事項はおよそ以下の，①患児の病状，②小児鍼施術で患児がどのように反応するか，③家庭内で気をつけること，の3項目が中心となる．

（1）患児の病状

感冒症状を合併していようがいまいが，顎下リンパ節や扁桃の腫脹と圧痛は小児鍼の診療ではルーチンで診るべき診察項目である．それらの部位の圧痛の有無は，診察をそばで見ている保護者にも伝わる．圧痛が診られるようなら何らかの感染の存在を説明し，発熱が診られなくても自然経過で発熱の可能性がある旨を必ず伝えねばならない．発熱するようなら水分補給と，元気があるかどうかを観察するよう伝え，ぐったりしてくるようなら医療機関の受診を勧めるようにする．

東洋医学的には，扁桃炎は熱の邪，湿熱の邪による病型が臨床上多く診られる．熱邪や湿熱の邪を身体に蓄積しやすい食べ物（油を使ったスナック菓子など）やジュース類の飲食を避けるように伝える．また，夏季の過剰な冷飲も同様である．

（2）小児鍼施術で患児がどのように反応するか

小児鍼の施術で胃腸の蠕動運動が促進されることが多く観察される．術後に排便があるようなら体調は改善傾向を示すことが多い．また，小児鍼はリラックス効果があり，中には施術中に眠ってしまう患児もいるほどである．術後帰宅して，ぐっすりと昼寝をする，あるいは夜にぐっすり睡眠がとれるようなら，さらに効果がよい印象がある．睡眠中，熱の邪の発散として発汗が診られるようならなお良い．

（3）家庭内で気をつけること

扁桃炎は炎症等により局部に熱を持ちやすい．喉が渇いたりしやすいので，水分補給

はしっかりと行うように伝える．よく発汗するようなら，こまめに下着を取り替え，濡れた着衣で身体を冷やさないようにする．「治療後の経過を診たいので，明日もう一度連れてきてください」，とその後の経過を確認するのも重要である．

おわりに

子どもが診療室にいると，室内の雰囲気がとても明るくなる．当院では70年以上小児鍼を行っており，祖父母，両親，患児と親子三代で鍼灸治療に来院される家族はめずらしくない．中には親子四代で来院される家族もいる．小児鍼は長く診療すればするほど，その奥深さとおもしろさが理解できる．この優れた日本文化に畏敬をはらい，諸先生方とともにさらなる発展を試みたい．

(鈴木　信)

参考文献

1) 鈴木信・他：役立つ使える鍼灸療法．医道の日本社，2006．
2) 米山博久・森秀太郎：小児針法．医道の日本社，1973，p69．
3) 森川昭廣・内山聖・編：小児科診療マニュアル．医学書院，2002．
4) 久保田建夫・中根貴弥・他：図解小児科．金芳堂，2009，p137．
5) マーク・H. ビアーズ・編，福島雅典・監訳：最新メルクマニュアル医学百科家庭版．日経BP社，医療情報開発，日経メディカル，2004，p1049．
6) 最新医学大辞典編集委員会・編：最新医学大辞典．第3版，医歯薬出版，2005，p1771．
7) 鴨下重彦・柳澤正義・監修，斉藤真木子・他：こどもの病気の地図帳．講談社，2002．

3. 鼻炎・中耳炎・副鼻腔炎

はじめに

筆者と小児鍼との関わりは，幼少の頃学会で小児鍼のモデルをしたことに始まった．そして，平成23年は久保鍼灸院開設85周年になり，筆者が五代目として25年目の節目を迎えた．当院の外観および治療室を図Ⅳ-3-1に示す．

当院では，当初から8月9日をはり灸の日とし，小児鍼と三里の灸の無料体験を行ってきた．現在も，小児鍼無料・大人の局所治療無料を実施し，治療補助券や記念品やおもちゃを渡している．

筆者の小児鍼の主な手技は，①1秒間にトトトトンと4本の指をツボに下ろす方法，②1秒間に2回チョンチョンと触れる方法，③鍼管の側面を叩きながら鍼を走らせるトコトコ鍼，④羽根でさするように鍼を滑らすシュンシュン鍼，等である．

当院でのすこやか小児鍼を図Ⅳ-3-2に，治療の実際を図Ⅳ-3-3，4に示す．

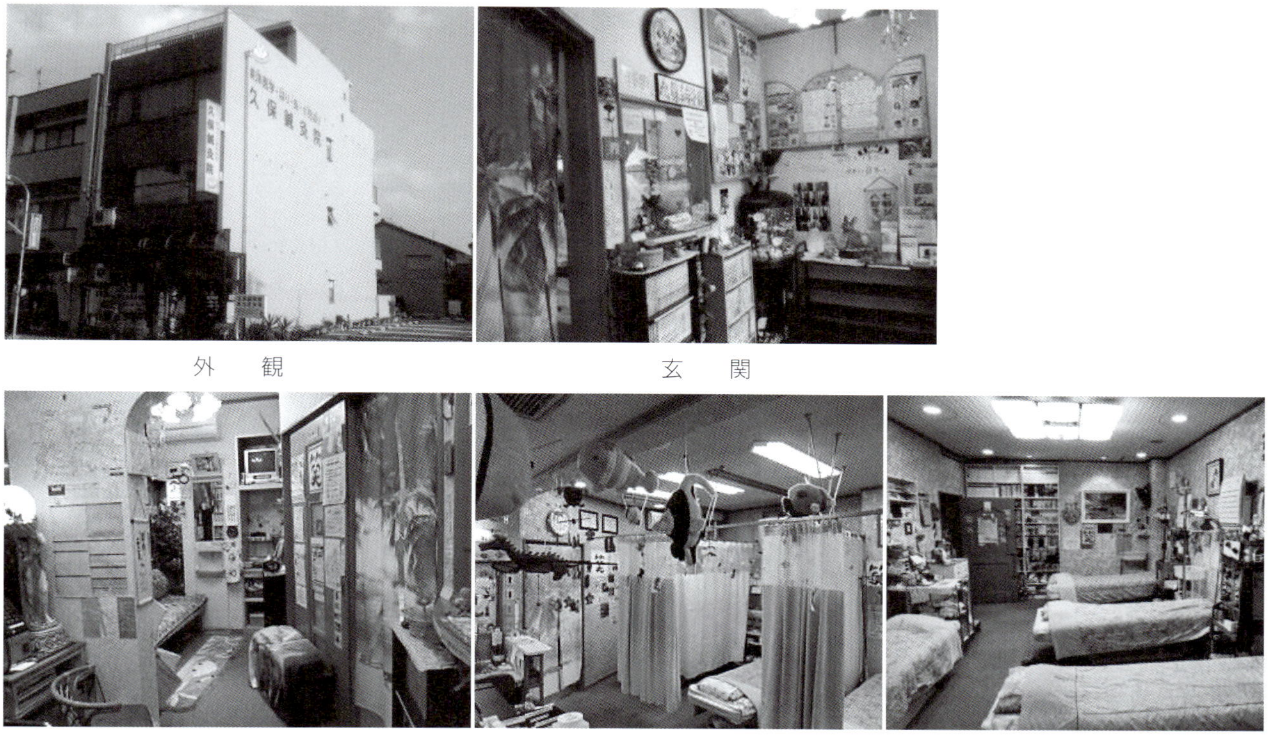

| 外　観 | 玄　関 |

| 待合室 | 第一治療室 | 第二治療室 |

図 IV-3-1　当院の外観および治療室

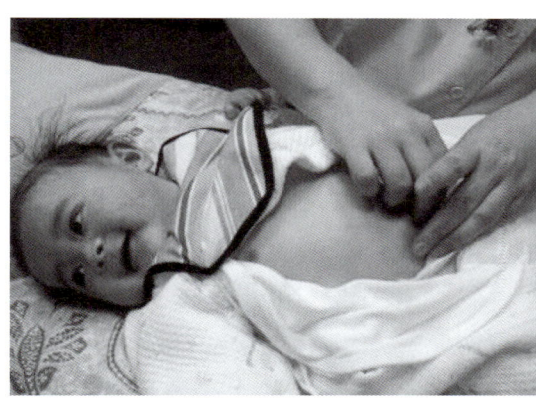

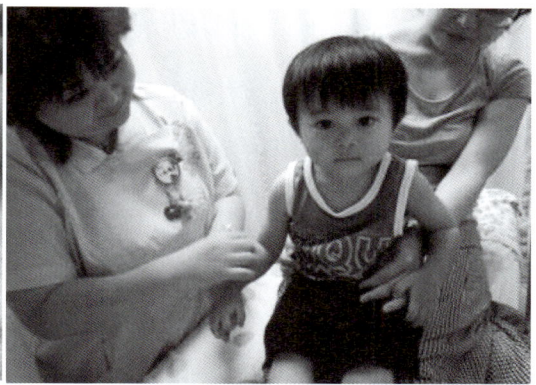

お母さんのお腹の中で逆子のときから鍼灸治療を開始．平成23年度で2歳
図 IV-3-2　すこやか小児鍼

1. 小児鍼の体験談

1) 成長痛・抜歯前処理

　　　　筆者の幼児期のことであるが，足首が夜間に急に痛くなり泣きわめき，父に足湯と小児鍼を施してもらい，痛みが取れてぐっすり眠れた記憶がある．翌日は元気に走り回っていた．数日後，夜間に痛いと泣いたが，数回の治療で完治した．成長痛の代表のような症状である．
　　　　いわゆる成長痛とは，幼児の原因不明の夜間痛で，子どもは起きて泣くが，さすったり温めたり，小児鍼で改善されるとあっさり寝入るのが特徴である．骨の成長とは関係

なく，成長軟骨そのものの痛みという説がある．スポーツ障害や骨端症（骨端が壊死する難病）を成長痛と呼ぶ医師もいるが，このタイプは別で，スポーツをしていない3～7歳の甘えん坊の男の子に多いとされ，日中は痛みなく走り回れるといわれている．

2000年3月，春休みを利用して斜めに生えた親知らず4本をドリルで砕いて抜歯する学生が手術直前に来院した．手三里に単刺と，皮内鍼（合谷から曲池まで左右合わせて16本），上半身に小児鍼をして送り出したところ，同室の同じ手術を受けた3人は顔や目が開かないくらいに腫れ，出血も酷かったが，彼だけ出血も少なく，顔も腫れず，すぐに家族とも会話ができた．あまりの効果に，病院中の医師が入れ替わり立ち替わり病室まで見に来たという．劇的な鍼の効果の例である．

2）乗物酔い・副鼻腔炎

筆者の体験談であるが，小学校に入るとローラー鍼を自分用として父から譲り受けて自分で施術を行っていた．小学校の修学旅行にも持って行き，バスの中での酔い止めとして自分に施術していた．効果は絶大でよく効き，隣の子にも酔い止めの小児鍼をし，二人とも吐くことがなかったのである．

中学の頃に鼻炎から副鼻腔炎になった．走って人にぶつかり前歯が折れ，そこから副鼻腔まで雑菌が入ったのかもしれないが，集中力が落ち成績も落ちた．県立病院にかかったが，数回の手術で治る保証はなく，その手術も上唇を額までめくりあげて行うとのことであったため，鍼灸だけで治すことに決めた．2カ月の治療で完治し，いまだ再発していない．フランネルという布を3枚重ね，2％ホウ酸水で湿らせ，それを隔物として温灸用艾を3壮ずつその上で燃やす治療方法である．使用経穴は承泣，印堂，睛明，攅竹の7カ所である．温灸前に手三里と印堂に0番鍼で置鍼し，全身に小児鍼をしておくと予後が良い．園児がたった一人で1カ月電車で通い，副鼻腔炎を治した子もいる．とても気持ちが良いので子どもも進んで通院するのである．また，副鼻腔炎の手術の1週間前に来院し，鍼灸で治癒し，術前MRIで手術の必要なしと言われた症例もある．

2. 症 例

1）中耳炎

もうすぐ小学1年生になる男の子，M君の中耳炎の症例である．子どもは大人にくらべ耳管が太くて短いので喉や鼻から耳管へと簡単にウイルスが入り込むため，ウイルスに負けない体質づくりから始める必要がある．耳鼻科では鼓膜切開や注射で痛いことばかりされてきたためか，白衣を見るだけで泣くが，聴力が落ちたままでは普通の小学校には入学できないかもしれない．その判定となる身体測定の日まで残り2週間となった当時，親としては鍼灸に賭けたいが，本人がきっと泣くと思うので思案中だと言う．

「泣かせません，もう時間がないのですぐ連れて来るように．そして，鍼やお灸をするとは言わずにお魚を見に行くよ！ と誘うように」と伝えた．

当院は玄関で熱帯魚がお出迎えし，ミッキーマウス柄が入った魚も泳いでいる．自動

3. 鼻炎・中耳炎・副鼻腔炎　69

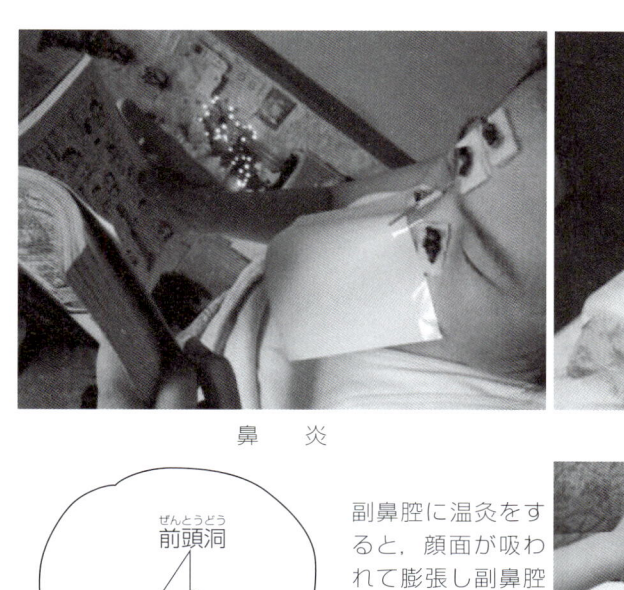

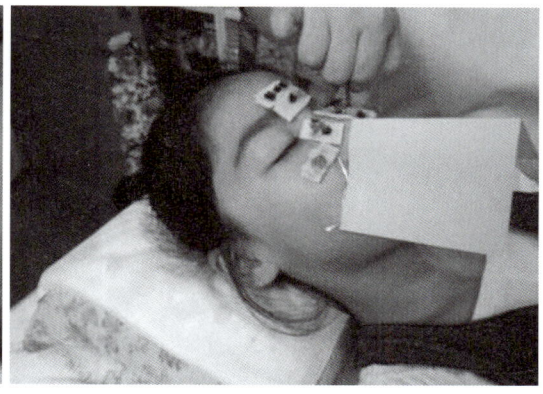

鼻炎

副鼻腔炎

副鼻腔の構造
- 前頭洞（ぜんとうどう）
- 篩骨洞（しこつどう）
- 上顎洞（じょうがくどう）
- 鼻中隔（びちゅうかく）

副鼻腔に温灸をすると，顔面が吸われて膨張し副鼻腔が広くなる感覚になる

中耳炎および難聴

図 Ⅳ-3-3　治療の実際-1

　ドアにもミッキーの大きなシール，天井からも熱帯魚やイルカ，カメなどのトロピカルなオブジェがぶら下がり，壁には天使や妖精が貼ってある．ぬいぐるみや絵本，約 500 冊の漫画も貸出し OK で，季節の壁掛け等の飾りは毎月変え，季節の小物も 200 種以上ある．一見鍼灸院には見えない．
　そして M 君がやって来た．1 回目は玄関で魚を見ながら「こんにちは，院長です．よろしくね」と言いながらローラー鍼を大腸経に行い，遊びにきた感じで終了．泣かなかったのをとくに褒め，明日は同じことを院内ですると伝えた．
　2 回目は治療室内で全身を診察し，全身に小児鍼をしながら，親には，①甘いものは化膿体質になるので控えること，②泣かなかったことを毎回褒める，③鍼で耳を治して小学校に入ろうね，と伝えてもらう．3 日目からは手三里に寸 6 の 3 番鍼で，痛くない程度の強刺激を加え，耳の本格的な刺入鍼と温灸を行い 2 週間毎日治療を続けた．そして見事 2 週間後の身体検査で，普通の小学校への入学が決定した．
　小学 3 年生までは定期的に予防に来てもらったことで体質が改善し，4 年生で治療完了した症例である．
　当院の小児鍼の特徴として，鍼を恐れる大人に対しても小児鍼を行っている点がある．まず赤ちゃん専用の鍼と説明し，ローラー鍼や接触鍼，鍉鍼を用い，時には治療中の笑顔の赤ちゃんの写真を集めたアルバムを見せている．大人の鍼も同じくらい痛くないので大丈夫ですよ，と説明し理解と協力を得る．大人でも小児でも，刺入鍼の入門として小児鍼を使用することが多い．
　小児鍼は，自律神経調整，心身のリラックス効果がある．当院では，皮膚の知覚過敏

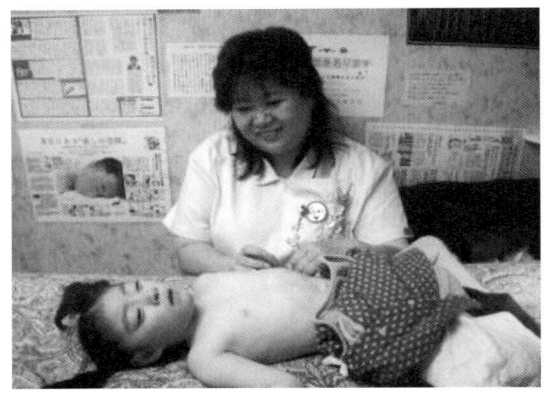

発達障害 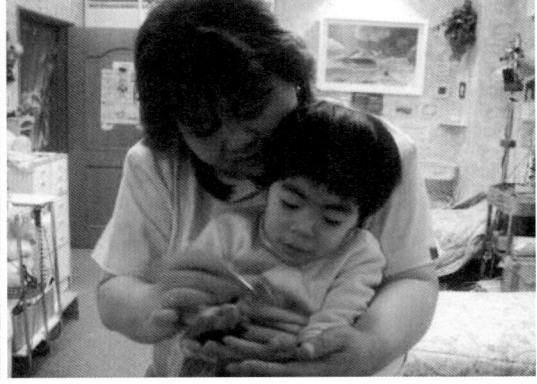　　　　　　　　　　　　　発育促進

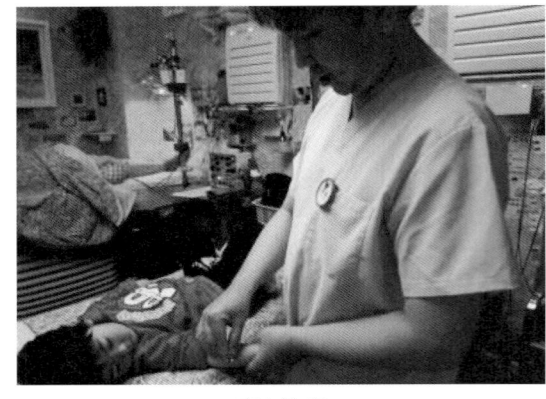

疳虫治療 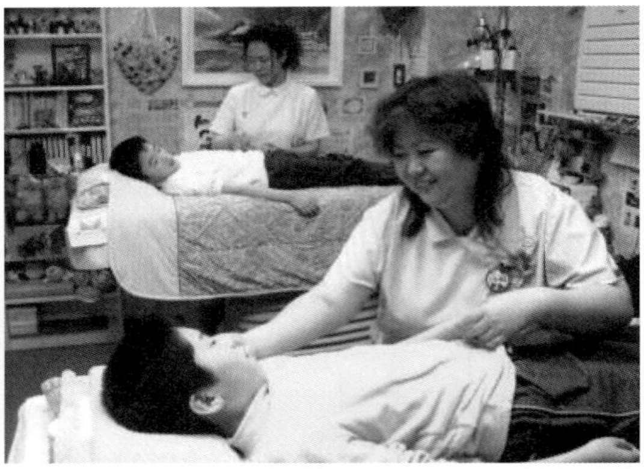　　　　　　　　　　　　　兄弟での小児鍼風景

図 Ⅳ-3-4　治療の実際-2

　症で鍼管さえ痛がる人には必ず小児鍼を使用して，知覚過敏を取り除いている．準備体操ならぬ準備鍼である．時に刺入鍼の後の疲れや違和感を取るクールダウンとして用いる．このおかげか，85年間，一度たりとも術中，術後に具合が悪くなる人がなく，事故やトラブルもない．ご先祖様に助けていただいていると感じ，いつも感謝の日々を過ごしている．

　このように心理面や内臓を含め，深いところの障害に，やわらかい弱刺激の羽根のような鍼が劇的な効果を生む．普段からやわらかい手を作る努力が必要とされる．

　先代曰く，「患者はわが子と思い包み込むような鍼をすべし」である．その言葉を守り，愛しているから治ってねと心で願いながら鍼をしている．

2）多重障害児

　現在も通院中の子の話になるが，三つ子の一人が出生直後脳溢血で半身麻痺を発症，てんかん発作も頻繁に起きる．嚥下困難，発育不全があり，不快なときにその表現ができず，泣くことや体温調節もできない．嚥下困難が改善しなければ輪状咽頭筋切断術を受けることになっていた．まずミルクが飲み込めるよう天突に寸6の3番で深い横刺をすると，間もなくミルクが飲めるようになった．感情表現ができるようにと言われ鍼をすると，泣けなかった子が3日間泣き続けた．3日後の鍼治療のとき，「3年分泣いたのだから，今日の鍼治療でおさまるでしょう」と伝えた．その後，数時間で泣きやんだ．

　夏には熱中症になり，体温調節ができるように鍼をすると少し汗もかけるようになったようだ．てんかん発作止めに手三里直刺，全身にローラー鍼を行い初診から3年が経

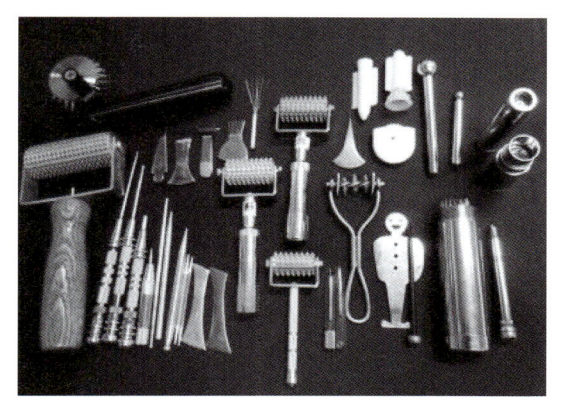

図 Ⅳ-3-5　当院の小児鍼

過したが，ようやく首もすわってきた．少しずつ成長している様子をこれからも見守れたら幸せである．

まとめ

当院で用いている小児鍼を**図Ⅳ-3-5**に示す．大師はり，米山式イチョウ鍼，ローラー鍼，鍉鍼，集毛鍼，Mr. ハーリーくん，歯車鍼のほか，接触鍼だけで効果が出ないとき，刺入鍼や皮内鍼，温灸，八分灸，九分灸等，大人と同じ手技を行っている．刺激量は大人の20分の1程度にとどめ，刺激量オーバーにならないよう細心の注意を払っている．そして小児が慣れるまで，はじめの3日間は続けて来院してもらうのがコツである．

定期的な優しい皮膚刺激は情緒不安定な小児にも有効であり，また脳や内臓の働きを助け，心と体のバランスのとれた成長を促す効果がある．当院近くにある脳外科の医師も子どもたち3人を通院させ，すこやか鍼で大きくなった経緯がある．

小児鍼は免疫力アップや症状別に対応でき，安心・安全の医療である．子どもが健やかに成長する，すこやか小児鍼を筆者は今後も世に広めたいと考えている．

（久保晴美）

4. 気管支炎・喘息

はじめに

筆者が小児鍼に興味を持ったのは，長女が生まれてからである．

生後3カ月目の検診でアトピー性皮膚炎を指摘され，その後，症状が現れた．髪の毛が抜け，耳の下は切れ，全身が赤く湿疹も広がった．

アレルゲンの検査結果では，卵白・小麦・ミルクの値が特に高く，基準値内は粟・稗だけだった．ミルク

をアレルギー対応にするなど，生活全般を見直した．少しでも楽にしてやりたいと願うのは親として当然であり，小児鍼でなんとかならないものかと気ばかりが焦った．

実力も経験も乏しい筆者の力では小児鍼の効果は微々たるものだった．長女が風邪をひいたときなどは，陽明経の瀉法で熱は下がったが下痢して止まらなくなり，鍼の痛みもあってしばらくは触らせてもくれなかった．それでもコチョコチョと小児鍼の真似ごとのように，子どもと遊びながらの治療を必死で続けた．

その後，愛媛県今治市にある森松鍼灸院に勤務し，池田政一に師事する．現在，筆者の治療院では経絡治療を柱にした鍼灸・小児鍼を行い，普及活動としてスキンタッチを広めている．

1. 小児と小児鍼の特徴

産まれたばかりの赤ちゃんにも経絡はあり，身体の内外を気血が巡り生きている．そのはたらきは成人に比べて十分でなく，発育のスピードには個人差があり，成長の過程でさまざまな症状を現す．また小児は身体も脳も凄まじい勢いで成長し，陽気の発散も多い．疲れても回復力が強いため小児鍼でよい方向に向けるとグングン良くなる．しかし，元気を蓄えるキャパシティーが小さいため急激に悪化することもある．小児鍼の適不適の判断とドーゼオーバーには注意が必要である．

2歳になると，生まれ持っている体質（身体的特徴や性格）がはっきり現れてくる（**図Ⅳ-4-1**）．

小児に使用する鍼は金属製で必要に応じた補瀉ができ，自分が使いやすければ何でも良い．さまざまな形のものが市販されているので，学会等に参加したとき実際に触って選べばよい．現在，筆者が使っている鍼は，金の鍉鍼・銀の鈴鍼・毫鍼（1寸02番）である．

金や銀の鍉鍼は補う力が強く，それでいて身体への刺激というか皮膚に触れた感触がソフトで使いやすい．本治法ができ，経絡や経絡に沿った面を撫でることで気を巡らせる．また撫でたりトントン叩くことで停滞している気を散らすこともできる．

1歳ぐらいまでは鍉鍼を用い，それ以上の年齢になると毫鍼を加えることもある．警戒して触らせてくれない子には銀の鈴鍼がよい．鍼は手の中に収め，子どもからは鈴しか見えない．

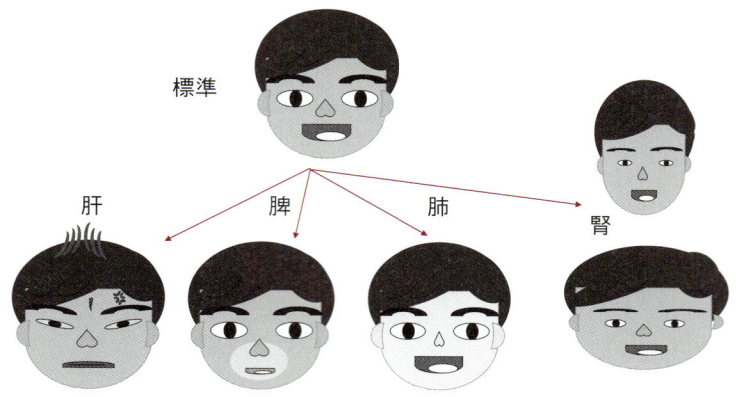

体質（肝・脾・肺・腎）により現しやすい身体の特徴と症状

図Ⅳ-4-1　体質別特徴
・肝体質は目に特徴が現れ，疳虫症状を起こしやすい．
・脾体質は口に特徴が現れ，胃腸症状を起こしやすい．
・肺体質は皮膚に特徴が現れ，風邪をひいたり喘息を起こしやすい．
・腎体質は耳に特徴が現れ，おねしょ・怖がりである．

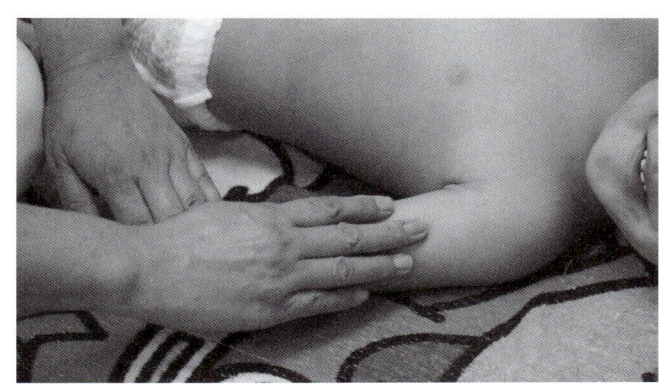

図Ⅳ-4-2　小児鍼のやり方
左右の手で交互に撫でる．鍼を持たない手をセンサーにして肌の変化を感じる．

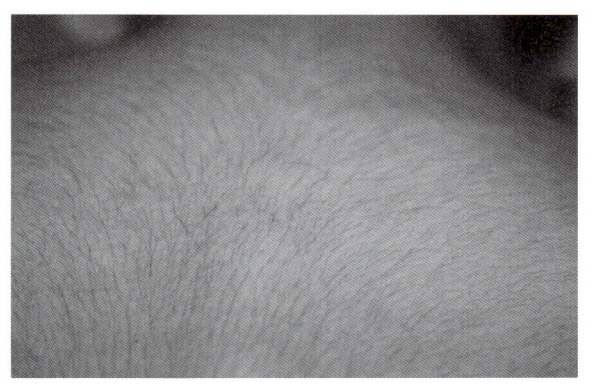

図Ⅳ-4-3　肺体質の子どもの背部
肺体質の子どもは背部にうぶ毛が多い．静脈が見えることもある．

　治療の基本として，陽虚証は身体が冷えているので，鍉鍼で本治法・皮膚鍼を施す．補法が中心となる．陰虚証は身体に熱が多くのぼせていることが多いので，鍉鍼で本治法・皮膚鍼を施し，熱の停滞が多い部位は毫鍼で補い（鍼尖を皮膚に接触させて気を巡らせる），熱を散らす．または瀉法（チクチク気持ち良い刺激）を施すこともある．

　小児鍼で経絡や経絡に関係する皮膚面を補瀉することで，心身と内臓の成長を促すことができる．手技は左右の手で交互に撫でる．鍼を持つ手は指先で小児の皮膚に当たる鍼尖の調整と圧を加減する．鍼を持たない手はセンサーになる．手のひら全体で小児の身体を撫で，皮膚の状態を感じながら変化する一瞬を見逃さない（図Ⅳ-4-2）．

　治療の目安は，カサカサの乾燥した肌ならしっとりするまで，汗で湿った肌はサラサラするまでで，時間にして数分，長くても10分までで終わる．やり過ぎは症状の悪化を招くことが多い．もし数回治療して効果がなければ半分ぐらいの刺激にする．といっても，実際10分の治療時間を5分にしたら「手抜き？」と思われる．時間は同じぐらいで，鍼を持つ手を微調整し，鍼尖を子どもに当てずに空振りさせるのである．

　小児鍼を使うのは子どもだけではない．体力の衰えた患者（末期癌のターミナルケア等）にも有効である．腹水が溜まり苦しんでいるとき，鍉鍼で脾虚腎虚の本治法（太白穴，太渓穴）を施すと腹鳴とともに苦しさが軽減し，肩背部を軽く擦過して気を巡らせることで緊張が緩むことを経験している．

　赤ちゃんから小学生，中学生と成長し，大人から寿命を全うするまで一貫した治療体系がよい．小児鍼から毫鍼を使った大人の治療まで「虚実に随って補瀉をする」のである．

2．気管支炎・喘息の東洋医学的みかた

　気管支炎や喘息などの呼吸器に関する病気は肺が大きく関係している．

　古典によると，肺の特徴は皮膚と鼻に現れる．肺体質の子どもは，色白で肌の肌理が細かく，皮膚は敏感でうぶ毛が多い（図Ⅳ-4-3）．大椎穴周辺に静脈が見えることもある．肩背部にうぶ毛が多いのは呼吸器を冷えから守るためだと考える．また熱病にも罹りやすく，扁桃腺も腫れやすい傾向がある．この体質の子どもは風邪をひきやすく敏感なため過保護になりやすい．必要以上に厚着させたために汗をかき，逆に冷えて風邪をひくのである．

　また，肺と表裏関係の大腸も敏感で，冷飲食（冷たい牛乳等）で下痢になりやすい．

　気管支炎・喘息は肺の寒証（陽虚）で冷えやすい体質に多いが，小児鍼や運動することで気の巡りを良く

し，肺の熱証（陰虚）体質に近づけることで成長とともに症状は消失していく．

次に喘息の病理状態を説明する．肺や気管支は空気の通り道である．つまり肺や気管支の空気が触れる面は外と接している．肺気が正常ならば脾胃で作られた気血は全身に巡り，陽気は体表から汗とともに外に発散される．肺気が虚すと気の巡りが弱まる．すると気の巡らない部位と停滞する部位ができる．気の巡らない部位は冷え，気が停滞する部位は熱を持つ．発散できない陽気は体の内と外の境（肺や気管支の粘膜）に停滞し熱を持ち喘息症状を現す．

1）小児鍼の実際

気管支炎や喘息の小児鍼は全身に皮膚鍼を施し，体表の気が巡るようにする．治療の流れの中で一瞬手を止めて肺を補う（太淵穴）．この本治法をする時間は2～3秒ぐらいである．肺気の巡りを良くし，気管支や肺に停滞した熱を巡らせ，その部位に熱の停滞が起こりにくくするためである．その後，喘息の治療ポイントを触診し，必要な補瀉を加える．喘息のポイントは肩背部，胸，腎経の復溜穴，肺経である．

胸の熱が多く症状が残るときは肺経の魚際穴（火穴）や経渠穴（金穴）を補うと肺や気管支の熱が少なくなり呼吸が楽になる．

疳虫や食事の不摂生から喘息になることがある．疳虫から起こる喘息は，ストレスや気の使いすぎ，頭の使いすぎが原因で，証は肝虚，治療は全身の皮膚鍼を施す流れの中で肝経の中封穴（金穴），腎経の復溜穴（金穴）を補い，あとは疳虫の治療に準ずる．

食事の不摂生や風邪の解熱後から起こる喘息は脾虚，全身の皮膚鍼を施す中で商丘穴（金穴）を補い，あとは胃腸症状の治療に準ずる．腎虚による喘息はどうなのか？　加齢による腎虚ではなく子どもの腎虚とは？

答えは古典にある．素問上古天真論篇第一に「女性は7歳で腎気が盛り上がり，14歳で任脈が通じ，21歳で腎気が全身に巡る…，男性は8歳で腎気がやっと充実してくる，16歳で腎気が充ち溢れる」とある．言い換えれば小児は皆，腎の働きが弱いとも言える．

柳谷素霊の直弟子，広島の時本忠は口伝と豊富な臨床経験から「小児喘息のベースには腎虚がある」と教えてくれた．喘息の主治穴に復溜穴（金穴）などが多いことも納得できる．

（1）アレルギーマーチ

喘息症状が治まるとアトピー性皮膚炎が発症，またその逆もある．

これは同じような病理状態で起こる．気管支炎・喘息は上記した通りであるが，アトピー性皮膚炎も体表から外に発散する陽気が皮下に停滞し，その熱が皮膚上に湿疹や痒みを引き起こす．どちらも外に発散できない陽気が停滞して熱となり，外と接している皮膚や粘膜に停滞して起こる（図Ⅳ-4-4）．証に従い，本治法で弱っている臓の働きを補い，停滞してしまう熱の原因を治し，標治法で皮膚や粘膜に停滞した熱を処理すれば良い．

（2）スキンタッチ教室では

スキンタッチ教室で親に説明するとき，肩背部にうぶ毛や静脈が現れていれば（親に確認してもらう），体質的に呼吸器の働きが弱りやすいことを話し（肺虚などの専門用語は使わずにわかりやすい説明を心がける），風邪をひきやすくないか尋ねる．この見立てはよく当たる．そして肩背部，胸のスプーンと腎経のドライヤーの使い方，さすり方を

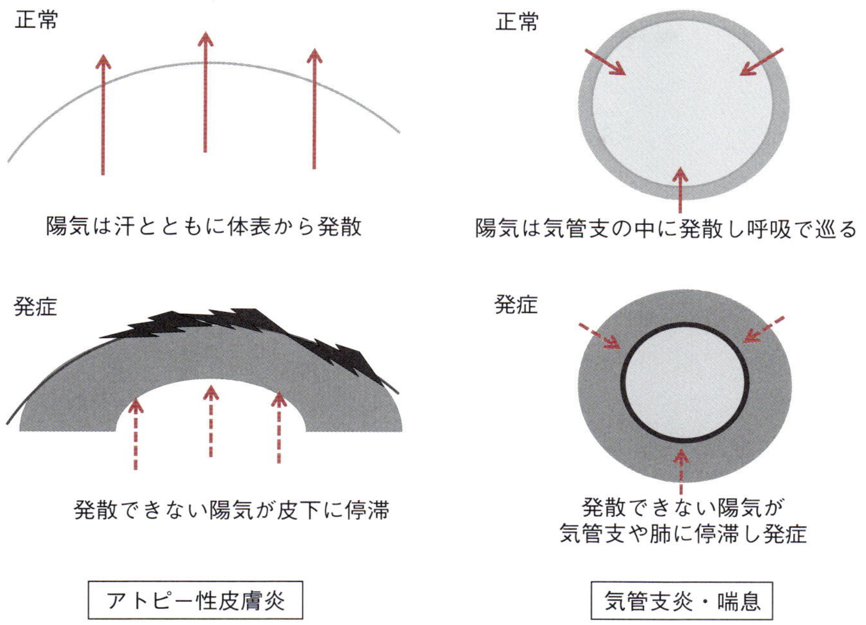

正常：陽気は汗とともに体表から発散

正常：陽気は気管支の中に発散し呼吸で巡る

発症：発散できない陽気が皮下に停滞

アトピー性皮膚炎

発症：発散できない陽気が気管支や肺に停滞し発症

気管支炎・喘息

図Ⅳ-4-4　アトピー性皮膚炎と気管支炎・喘息のイメージ

教える．

　東洋医学の知恵を子育てに取り入れ，親子の絆を深めてもらう．いかに医学が進もうとも，子どもにとって一番の名医は親の手である．実際，親子スキンタッチ教室を開催した保育所の連絡帳に，母親が子どもにスキンタッチを続けたことでアトピー性皮膚炎や喘息の症状が軽くなったという報告があった．

　生活では，肺や呼吸器と関係の深い皮膚を鍛え（乾布摩擦等），負荷のかからない持続的な運動（ハイキング，サイクリング，合唱等）で呼吸器を鍛えることで体質改善を図るように勧める．運動して気の巡りが良くなれば，肺や気管支に停滞しようとする熱も発散される．逆に机に向かって勉強ばかりしていると，気の巡りが悪くなり治りが悪い．

2）喘息治療の注意点

- 肺体質は特に気の巡りが良いのでドーゼオーバーに注意．治療過多は症状の悪化を招く．
- 病院の治療や薬を無理やりやめさせない．西洋医学的に病態把握し，症状の推移を見守ることも大切であり，薬の中断や発作によっては命に関わることもある．

　病院での治療とともに，小児鍼を続ければ症状が緩和し，それにともない処方される薬も軽いものになっていく．

（篠原新作）

# 5. 食思不振・便秘

はじめに

筆者が行っている小児鍼は，祖父清水千里が考案したものであり，それを父清水巖から受け継いだ．筆者は，1階が鍼灸院，2階が自宅という環境で育った．幼少期は小児鍼を受けに来る子どもの数が多かったことから，子どもが治療の順番を待っていることがよくあった．

また，子どもが小児鍼を受けた後，母親が鍼灸治療を受ける間は，母親の治療が終了するまで子どもが待っている状態もみられた．待っている子どもが多いときには，その子どもたちが退屈しないように筆者は一緒に遊んでいた記憶がある．したがって，小児鍼施術の雰囲気については，まさに「肌で感じていた」ところがあるように思っている．

1. 小児鍼の特徴

筆者が行っている小児鍼施術の方法は，すべての子どもに対して原則として行う基本パターンと，症状に対する刺激部位の組み合わせである．基本パターンとは，健康増進や予防目的として用いるものである．特に目立った症状はないが，継続的に来院してくれる子どもに対しては，この基本パターンのみで施術を行っている．また，いわゆる疳虫症状や夜泣きといった状態に対しても，この基本パターンが中心となっている．

「基本パターン」
●施術部位
　背部，腹部，前腕部，下腿部，頭部，後頸部
●施術方法
　摩擦刺激と接触刺激の組み合わせ

1）施術方法

施術は背部から始まり，背部で終了する．その開始時と終了時が摩擦刺激となっており，その間の施術については，すべて接触刺激で行っている（図Ⅳ-5-1, 2）．

施術前にまず，全体的な診察として背部の触診を行う．これは，いきなり鍼を当てるのではなく，優しく触診を行うことで，子どもに安心感を与える意味ももっている．また，子どもに背中を向けてもらうことにより，母親に抱っこされた状態で診察，施術に入ることができることから，さらに子どもの不安感を軽減することができる．したがって，背部からの診察，施術を基本としている．これは，多くの臨床家と共通していると考えている．

背部の触診では，背部を上部・中間部・下部の3つのゾーンに分け，上部で異常を感じる場合は呼吸器系，中間部で異常を感じる場合は消化器系，下部で異常を感じる場合は冷えや泌尿器系を意識して，その後の施術を行っている．ここでいう意識とは，疾患の有無という意味ではなく，その子どもにとって少し弱い部分という意味合いである．

5. 食思不振・便秘　77

頭　部　　　　　　　　　　　　　前腕部

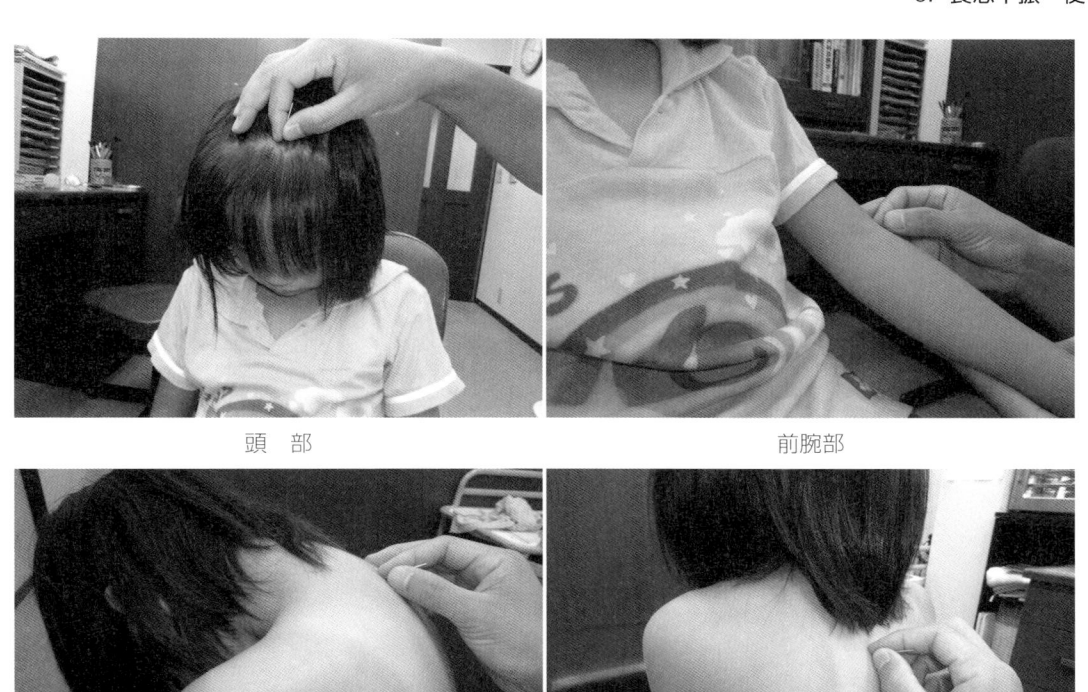

背　部

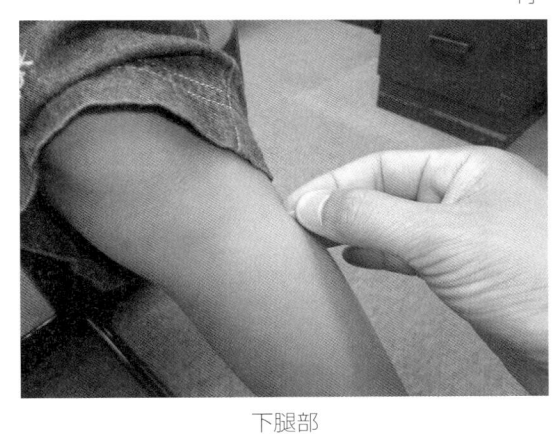

下腿部

図Ⅳ-5-1　施術方法（接触刺激）

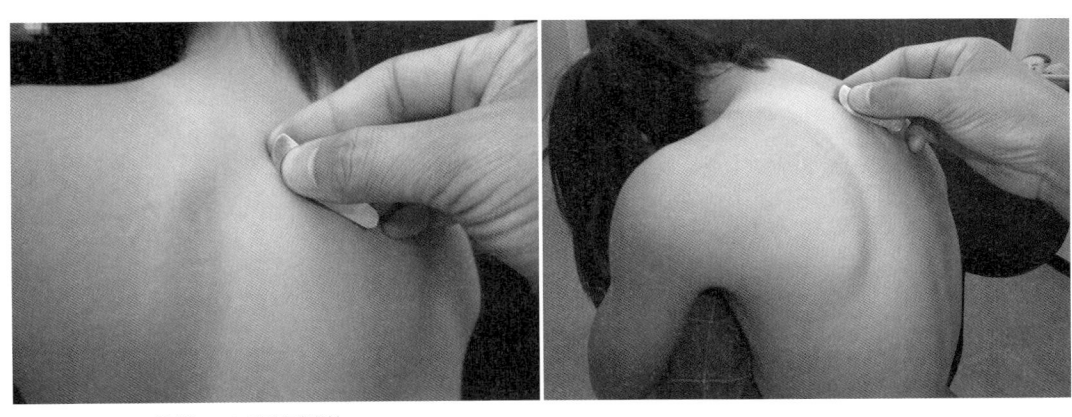

図Ⅳ-5-2　背部への摩擦刺激

たとえば，上部で異常を感じる場合「セキが出始めると，なかなか治まりにくい」といった状態があるのではと考え，保護者に確認している．そのような場合は，基本パターンの中の前腕部を少し強めに刺激をしたり，基本パターンに含まれていない，前胸部への刺激を行うというようにして，背部の診察を施術に反映させている．

2) 保護者との対応

小児鍼施術で最も重要なことは，子どもや保護者に安心感を持ってもらうことであると考えている．残念ながら，保護者の中には「はり」という言葉から「痛いもの」「聞き分けがないので罰としてするもの」といった感覚をお持ちの方も少ないながら存在している．小児鍼は決してそういうものではなく，むしろその逆で，子どもにとって「心地いいもの」であり，保護者が鍼こそ用いないが，手で同じような動作をしてあげることで，子どもに対して優しい気持ちで接することができるものであることを，もっと知ってもらう必要性がある．

2．症状別の施術について

1) 便秘について

(1) 診 察

症候性以外の便秘については，体質として便秘傾向にある慢性便秘と，短期的に排便ペースが崩れた一過性のものとがあるが，小児の便秘の場合は便秘傾向にあるとの訴えで来院した場合，小児鍼施術を行う前に，意識しておくべきことがある．それは，小児鍼施術の場面では，子どもが便秘であると訴えてくるのは母親であり，その便秘は，母親が定義する「便秘という概念」によって，症状と認識された可能性があるということである．そもそも便秘とは「排便が順調ではない」状態を指すのであるが，これを排便の回数と考えると，母親が基準とするペースを下回ると「便秘傾向な子ども」になってしまっている場合がある．そのような場合，子ども自身が不快感を示していないようであれば，母親に対して，子どもによって，また発達段階によって，さまざまなケースがあり，排便間隔が長くても便が硬くなっていないのであれば，特に心配することはないと伝えることが重要である．

言い換えれば，こういった場合は便秘傾向そのものが治療対象とはならないといえる．もし，排便間隔が長いことによって，便が硬くなっている場合については，排便そのものが困難になっており，薬や物理的な方法によって排便させる必要があるので注意が必要である．

一方，短期的に排便ペースが崩れた一過性便秘については，小児鍼施術によって改善がみられることが多く，極端な場合「はりの後，すぐにうんちが出ました」と母親から伝えられた経験をお持ちの方も多いのではないかと思っている．これは，定期的であった排便ペースが，何らかの原因で一時的に崩れたものであり，皮膚刺激を中心とする小児鍼施術によって，停滞していた腸の機能に何らかの影響を与えることができるのではと考えている．

したがって小児鍼施術が得意とする便秘は，一過性で便が固くなってしまう前の段階で，出そうだけれど出ないので，なんとなくお腹に不快感があるという状態と考えている．このような場合は，施術を行ってすぐに排便につながることがある．

小児鍼施術の基本は，保護者からしっかりと症状を聞くことであるが，特に便秘の場合は，本当に心配な状態であるのか，それほど気にしなくていい状態であるのかを見極めることが大切である．気にしなくていい状態であれば，そのことを母親が理解することが最も重要な「治療」になるとも言え，便の回数よりも子どもの様子がどうなのかがポイントといえる．

（2）施術部位

局所的な刺激としては大人の一過性便秘と同様にとらえている．異なる部分があるとすれば，小児の場合は基本パターンがまずあることである．それ以外の施術部位として，腹部では，大巨付近を中心とした下腹部，左大横，左腹結のやや下，左府舎への接触刺激，背部では左外大腸兪への接触刺激を主に行っている．なお，大横，腹結，府舎に関しては右側への刺激が効果をみせる場合もある．

2）食思不振について

（1）診　察

思春期にみられる食思不振には神経性の要因が考えられ，さまざまな注意が必要であるが，小児鍼の対象となるのは乳幼児期であり，いわゆる「神経性食思不振症」とは少し異なった状態と考えている．乳幼児の食思不振については，便秘と同様にどのような状況が施術対象となるのかの見極めは難しい．あまりにも，食事が細くなっているのは問題ではあるが，食べたくない原因がある場合は，その原因が何かが重要であると考えている．

たとえば，少し食べ過ぎる傾向があった時期のあとに，食事の量が減っている場合は，子どもの体調としてバランスをとっている可能性がある．これは，むしろ心配がいらない状態であり，そのことを保護者に説明することが必要な場合もある．もちろん，この食思不振の原因として乳幼児ながら神経性の要因が考えられるケースもあるので，どのような経過で保護者が食思不振と感じているのか，しっかりと聞き出すことが，何よりも重要である．筆者自身は，小児鍼施術が得意とする食思不振の状態とは，消化機能の一時的な低下により腹部膨満感を訴えているケースであると考えている．

（2）施術部位

基本パターンの施術に局所的な刺激として，中脘・梁門・足三里もしくは陽陵泉・地機・内関・膈兪・肝兪・脾兪への接触刺激を主に行う．
●**足三里と陽陵泉**について：頑張って食べさせると食べることができる場合は，陽陵泉を用いるが，頑張ってもあまり食べられない場合は足三里を用いる．

3. 初診時の注意点

　小児鍼特有の課題として，初めて来院し，怖がっている感じがある子どもへの対応がある．各臨床家がさまざまな工夫を行っているが，筆者の場合は，初診時に「目を合わさない」「服を無理やり脱がさない」「無理にあやさない」という3つを基本姿勢として，怖がっている子どもに対応している．

　「目を合わさない」というのは，様子をうかがっている子どもに対しては，頑張って微笑みかけたとしてもあまり意味がなく，むしろそれによって泣き叫んでしまうことさえある．最初の子どもの心境としては「怖くて，痛かったら，思いっきり泣いてやるぞ」と様子をうかがっている状況であることから，ご機嫌取りは通用しないことが多い．したがって不用意に目を合わせてしまうと恐怖心をあおることになるし，微笑んだとしても効果がないことから，筆者は子どもの顔付近や胸のあたりに視線を持っていき，視野の中に子どもはとらえて観察をするという程度にしている．

　「服を無理やり脱がさない」というのは，施術者からみれば服を脱いでもらった状態のほうが施術は行いやすいが，怖がっている子どもにとっては，服まで脱がされてしまうというのは，さらに恐怖心をあおるものに他ならない場合がある．子どもの服はそれほど，体に密着しているわけではなく，また小児鍼施術は服をめくったり，ズボンをあげたりすることで対応できるケースが多い．このことから，子どもが怖がっている場合に筆者は，保護者に対して「服を着たままでも大丈夫ですよ」と声をかけるようにしている．

　「無理にあやさない」というのは，「目を合わさない」に関連するのであるが，子どもは「痛いことはするなよ，怖いことはいやだぞ」というメッセージを伝えるために，怖がっている場合がほとんどである．この状況で，上手にあやすのはかなり難しい．無理をしてあやしても「無反応」であることもあり，恥ずかしい思いをすることすらある．これは，もちろんあやすことを否定しているわけではない．かなり上手にあやさなければならないことから，あやすのが難しい場合，筆者は無理にあやすのではなく，保護者と話すことに意識を向けるようにしている．これは，小児鍼施術は，子ども本人が希望する希望しないにかかわらず，初診時は保護者の判断で施術に来ていることから，保護者との対話による信頼関係の構築が重要だということにも起因している．また，保護者と親しく話をしていることで，子どもの恐怖心が少し和らぐということもあることから，「あやすのが難しそうだな」と思ったときには，意識的に保護者と話をするように心がけている．

まとめ

　小児鍼については多くの臨床家が経験的に，子どもの健康増進や疾病予防に貢献できる可能性があると感じていると思われる．しかし，小児鍼の認知度には，まだまだ地域間格差があり，その効果についての客観的なデータもまだまだ乏しい状況であるのが現状である．また，鍼そのものについても各臨床家によって形態が異なることや，現状ではディスポーザル化もあまり進んでいないことも検討を要すると考えている．今後，多くの鍼灸師が「小児鍼」に取り組む環境ができ，その効果についての研究が進み，その結果，一般的な鍼灸施術として「小児鍼」が取り入れられていくことを期待している．

（清水尚道）

IV

6. 夜尿症

はじめに

　当院では来院患児の約1割強が「夜尿症」である．軽度の夜尿症では，反応好発部位の腰仙部や脊柱上，下腹部もしくは四肢の反応点を特別に意識せずに治療しても1～2回の施術で完治に至ったり，驚くべき改善がみられることが多い．しかし重症の夜尿症になるにつれ反応点の選択が難航したり，深部に硬い硬結があり，なかなか変化が現れず2年以上の治療期間を有する場合もあり，小児鍼適応症の中でもかなり難易度が高い症例もある（図IV-6-1）．

　ここでは中程度の「夜尿症」に対して小児鍼（灸）治療が症状緩和に貢献できた1例を述べる．

1. 夜尿症の概略

　夜尿症とは，5歳以降に少なくとも1日1回以上のおねしょがある場合をいう．夜尿は5歳児で10～15％，10歳児で7％程度であり，どの年齢においても男児が2～3倍多い．乳幼児から引き続いている一次性と，一度見られなくなってから再び見られる二次性があるが，80％以上が一次性の夜尿症である．

　原因としては，遺伝的因子，膀胱機能および成熟の遅れ，精神的ストレス，器質的原因などがあげられる．西洋医学的な標準治療として，①水分コントロール，②膀胱機能訓練，③ストレスへの対処，④アラーム療法，⑤薬物療法などがあるが，それぞれに多大なリスクがあるため，医師も頭をかかえる分野である．

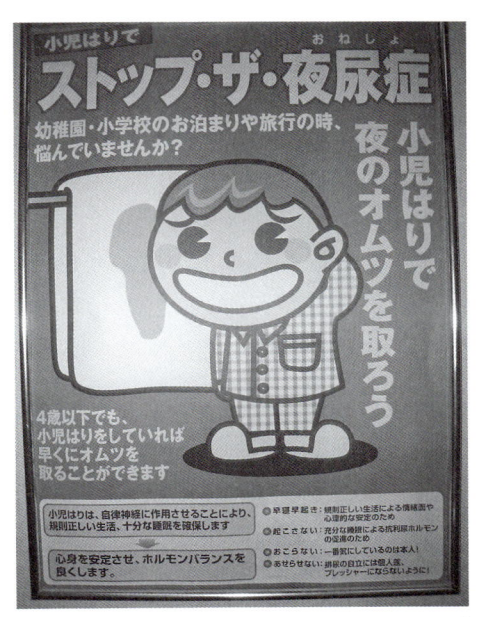

図IV-6-1　当院掲示の『夜尿症』啓蒙ポスター
（大師流関西小児はりの会作成）

2. 夜尿症の小児鍼

■症　例■　8歳，女児

　　　　患　児：K.T（8歳0カ月），女児，身長134 cm，体重28 kg．
　　　　主　訴：夜尿症（一次性・毎晩，200 ml）
　　　　愁　訴：頭痛，肩こり
　　　　現病歴：昼間のおむつは3歳ではずれたが，夜間はおねしょのない日はない．
　　　　既往歴：特になし
　　　　検　査：便・尿の異常所見（－）
　　　　所　見：後頭部〜肩井，肩甲間部に至るまで皮膚の緊張が強く，目は充血し表情もこわ
　　　　　　　　ばっている．
　　　　家族構成：父・母・本人
　　　　家族歴：母親と叔母が小学4年生まで夜尿症
　　　　食　事：偏食あり（キャベツ，納豆，海藻類を好む．魚肉類は好まない）
　　　　運　動：キックベースボール（週2回，16〜20時間），バレエ（週1回1時間）
　　　　治療用具：大師流小児はり・線香灸・大師流弱三稜鍼・毫鍼（金鍼寸6，3番）
　　　　治療方針：自動車で片道40分と遠方であるが，春休み中のため5回継続してもらい，そ
　　　　　　　　の後は安定するまで週2回来院してもらう．
　　　　治療部位：全身擦過鍼が基本で，必要な箇所にだけ，その他の治療用具を用いる．

（1）治療経過

第1診：平成23年3月26日　夜尿×．筋肉〜皮膚まで全身が硬直していて，第1反応点（最も皮膚との緊張の連続のある部位）治療ポイントがはっきりしない．顔色は日焼けしていて真っ黒であるが，治療後すぐに白くなる．

第2診：3月28日　夜尿×．頸肩部が緩むものの，まだ第1反応点は現れない．

第3診：3月29日　夜尿○．跗陽に反応あり．

第4診：3月30日　夜尿×．上髎〜胞肓あたりに反応が目立つ．

第5診：3月31日　夜尿○．「頭と肩が楽である」と患児の話．

第18診：4月21日　夜尿○．成功率がアップしたので，週1回治療に切り換える．
　反応点は徐々に小さくなっている．

第26診：7月11日　夜尿×．腰仙部の反応点の変化が捉えにくい．夏休みに入ることもあり，週2回治療に切り換える．

第30診：7月30日　夜尿○．週2回治療に切り換えて，2週間が経過したが，夏季で汗をかくことも影響したためか，成功率が80％以上に跳ね上がる．

第34診：8月11日　夜尿○．好成功率をキープしている．目立った反応点はなく，このまま治療を継続していけば，完治に至ると予測する．

　　夜尿の状況（成功率*）：*ただし2回量出ているときは，同じ日でも2回失敗とカウントする．
　　　第1診〜第5診（継続治療）…20％
　　　第6診〜第18診（週2回治療）…65％
　　　第19診〜第26診（週1回治療）…53％
　　　第27診〜第34診（週2回治療）…82％

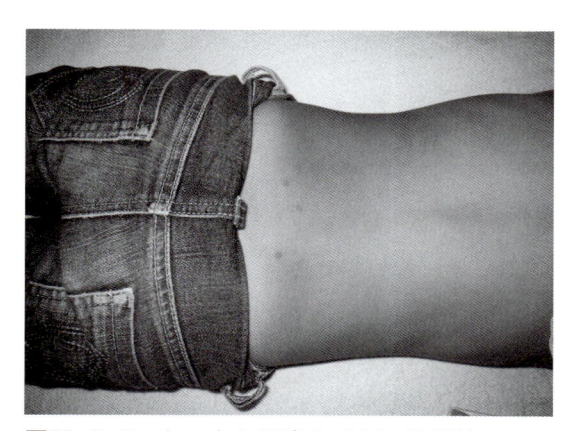

図Ⅳ-6-2 もっとも反応のでている部位

(2) 考　察

　今回の症例は，改善までに約5カ月を要し，まだ主訴完治には至ってないが，一人っ子であるのと，患児本人が「気持ちいい」と来院を望んでいるため，継続治療が可能である．週に1～2回発生していた頭痛は皆無となった．肩こりの方は疲れている状態のときに，時折り問診すると「肩がこる」と言うが，患児が自分から訴えることはない．

　当初は身柱付近の線香灸と頭部の弱三稜鍼，肩井付近の小児鍼が著効を示したが，4回目以降より，肩甲骨下部の膏肓付近や上髎～胞肓あたりに反応点が現れるようになった．これは全身（特に上半身）の疲れが取れ，主訴の問題点が浮き彫りになったためと考えられる．

　その後，いったん週1治療になると，再度，身柱・肩井を含む上位に反応点が多く現れた．そして，週2に戻すと，身柱付近と腰部のみの反応点（皮膚との緊張の連続がある部位）が目立った（**図Ⅳ-6-2**）．

　現在（平成23年8月下旬）も，特別に突出した反応点は出現しないが，背部と腰部の広範囲にわたり他の部位との差異を感じることが多い．

　そして明らかに，週末を挟んだ明けの来院日（キックベースボールの練習後）には，表情からも疲れが増し，身体にも大きな反応点が現れている．本人いわく「友達に誘われて入部し，練習は嫌いではないものの，試合でコーチに怒られるのは嫌いである」

　最初の問診で「イヤなら辞めたら？」と冗談めかして言ったが，今辞める勇気もなく，1年後くらい先に辞めようかと親子で話し合っている．「来院1カ月が経過した頃，練習日には，チック症状のように指先をクリクリと回す」と母親が語った．おそらく相当なストレス要因であるが，親子の決断が変わらない限り，「身体にかなりの負担となっているので，辞めた方がいいのではないか」と，こちらの意志は伝えるものの，治療で最善を尽くすしかないと考える．

まとめ

　患児は痩せ型ではあるが，体を動かすことは好きで，筋肉は比較的よく鍛えられていて，皮膚上の反応点はわかりやすく，体の変化も早い．

　顔色や表情の変化がわかりやすく，初診から3カ月経った頃には，その顔色を見て，その前3～4日の経過

を予測できた.

このような症例は,こちらも手応えを感じて楽しい.

「夜尿症」でも,一般的にはまだまだ特異療法に分類される鍼灸治療が,もっとオーソドックスに広く世間に浸透していくことを望む.

(首藤順子)

7. アトピー性皮膚炎

はじめに

　少子高齢社会の中で,小児の疾患に対する鍼灸治療の取り組みは,当事者の満足度だけではなく費用対効果など社会的な意義が大きいと考える.薬物の使用を少なくして身体的負担を軽減できる治療法として,近年東洋医学がマスコミで取り上げられることも多く,"はり"や"やいと"に対する抵抗感も低下しているかに思われる.

　しかし,親子ともはじめて鍼灸院を訪れることには大きな緊張感があるに違いない.痒みのひどいアトピー性皮膚炎で,今まであちこちの病院に行ったが思わしくなく,悩んでいる親子が鍼灸治療で良くなることに希望を託して勇気を持って来院するケースもある.アトピー性皮膚炎では,乳幼児から学童期・思春期や成人まで,幅広い患者層が来院するが,痒くなると我慢なく皮膚を掻き破ってしまい悪化するケースも多く見受けられる.これは乳幼児にもっとも多く,夜も痒さで眠らない,泣き叫ぶなど,子育て中の親を悩ませている.このようなケースに副作用のない鍼灸治療で症状が改善できる場合も多いので,症例を紹介しながらアトピー性皮膚炎の小児鍼について考察したいと考える.

1. アレルギーとアトピー性皮膚炎

　一般にアレルギーやアトピー性皮膚炎は子どもの皮膚病の代表的なもので,強い痒さを伴うことが多く大変辛い疾患である.またアトピー性皮膚炎はどうすれば良くなるのか,治療にどのくらいの期間を要するのかなど不安があり,さらには少し良くなったりまた悪くなったり,治りにくく先が見えないということでも母親の悩みも大きいものである.

　アトピー性皮膚炎という病名は1932年,アメリカの皮膚科医サルツバーガーがはじめて用いたといわれている.「アトピー」は,ラテン語で「奇妙な」「とらえどころのない」などの意味があり,サルツバーガーは湿疹を分類しようとした際,遺伝的素因とアレルギーが関わっている,訳のわからない湿疹を「アトピー性皮膚炎」と名づけたいう.

　日本皮膚科学会はアトピー性皮膚炎の定義として,増悪・寛解を繰り返す,掻痒のある湿疹を主病変とする疾患であり,患者の多くはアトピー素因をもつ,とされている.診断の目安としては,①痒みがあること,②アトピー性皮膚炎を引き起こす遺伝的な体質のある人が幼少時に発症して,成長するに従って各年齢層に特徴的な症状を示しながら,だんだんと良くなっていくこと,③慢性・反復性の経過をたどること,とされている.

したがって，すぐに治ってしまう湿疹はアトピー性皮膚炎ではないのが普通である．命名後，80年経った今も，この病気がなぜ起こるのかよくわかっていないので，それぞれの治療の場での混乱の原因にもなっているようである．

従来，アトピー性皮膚炎は乳幼児から成長するにしたがい症状が軽くなるといわれてきたが，これは成長するとともに皮膚が厚く丈夫になり，刺激に対して抵抗力を持つようになるからといわれている．しかし，最近は成人後もアトピーの症状が続く患者さんが増えている．皮膚科の問診では，ほとんどが喘息やアレルギー性鼻炎などのアレルギー素因をもっているようである．原因としてはストレスなど，社会的な要因の関与という説や，食生活，大気汚染などの関与という説もあり，はっきりしたことはわからないのが現状である．

2. 子どもの体質改善は小児鍼で

従来子どもの鍼といえば"夜泣き・疳虫"と連想されるほど昔からよく用いられ，小児科医が少なかった昭和20～30年代までは，腹イタ・頭イタ・寝ない・食べないなどの子どもの疾患の多くを小児鍼で治療して効果をあげてきたのである．現代医学では小児疾患も細分化が進んでおり，鍼灸師としてもこれに対応する治療が求められている．最近では，小児のアレルギー由来の疾患であるアトピー性皮膚炎や小児喘息，鼻炎など，体質の改善を目標にすべき疾患が増加している．

小児の体質の改善とは，どういうことなのかを考えてみたい．何らかの慢性病を持っている子や風邪をはじめ各種疾患に罹りやすい子の共通点として，食欲がない・眠りにくい・すぐに疲れる・腹痛や吐き気・下痢を起こしやすい・非活動的で頭痛や肩こりなどを訴える．このような子どもの治療は，対症療法のみではまた同じような症状を繰り返してしまう．これを根本的に治療するのがいわゆる体質改善と思われる．それには，体力をつけて病気に対する抵抗力を向上させることが第一と考える．

腺病質（今はあまり使われなくなったが，一般に体質虚弱で神経質・食欲がない・すぐに疲れるなどの小児の状態）といわれる子どもの自覚症状を，同時にしかも副作用なく改善させるには鍼灸治療に勝るものはないとの思いは，筆者自身が鍼灸の臨床を重ねる中で，ますます強くなってきている．これは鍼灸師の共通の思いでもある．とにかく小児鍼をした後はほとんどの子が笑顔になり，気持ち良かったという．その日も次の日も食欲が増し，よく眠れて，機嫌が良いといわれる．このことこそストレスに強い心身をつくり病気に対する抵抗力をつけて，体質を改善することにつながると考える．

3. 小児鍼でアトピー性皮膚炎を治療

アトピー性皮膚炎の幼児が大きくなるに従い症状が改善するケースが多いのは，大きくなるにつれて皮膚が強くなり，抵抗力も増すからであると推測されている．それならば，もっと積極的に心身の活性化をはかり抵抗力を高めるために小児鍼を試みようと考え，幼児のアトピー性皮膚炎に小児鍼を取り入れるようにしたのである．また，成人後のアトピー性皮膚炎は学校や社会でのストレスも一因との説があるが，幼児にもストレスはあり，兄弟同士や保育園でのおもちゃの取り合い，母親を独占したい気持ちや，どこかが痛い・痒いなども大きなストレスとなる．同じ状況におかれてもストレスを小さく受け止められる心身の寛容さは，自律神経の健康的な調和を保つことになり，さまざまな症状の改善につながるものと考える．つまり小児にも成人と同じようにストレスに強い心身を作る．それにはまず，よく寝て食べて身も心も快いことが基本と思われる．

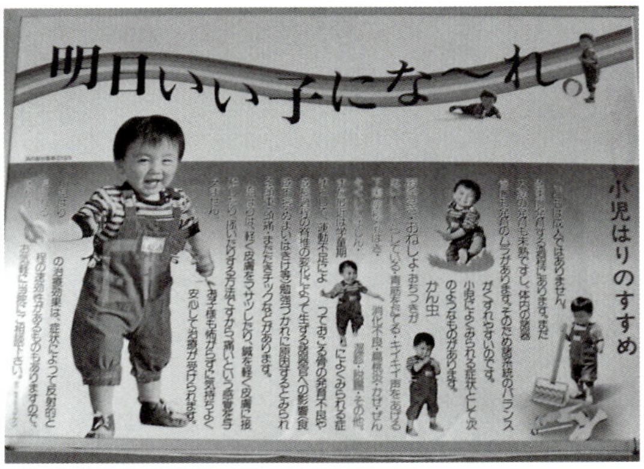

図Ⅳ-7-1　小児はりのすすめ

　近畿大学医学部付属東洋医学研究所（東医研）の非常勤研究員時代，遠田教授がアトピー性皮膚炎を漢方薬で治療されていたので東洋医学の素晴らしさを目の当たりにしていたのである．あるとき，両肘の内側と両膝の内側がアトピー性皮膚炎で掻き破られていて，漢方の煎じ薬の服薬を嫌がる3歳の男の子について，教授は「こんなときの治療は鍼灸ではどうするの？」と尋ねられた．小児鍼で実際に治療をしてみると，その子は気持ち良いと笑顔で治療を終え，その後の診察で鍼の後は痒みが少なく2～3日は眠る時間も長かったという症例があり，その後も東医研で大人も子ども（親）も望む患者にはアトピー性皮膚炎に鍼灸治療をしていた経験がある．

　ある日，腰痛の治療に来られた方が「孫がアトピーで困っているけど，子どもの鍼は効くのでしょうか」といわれた．待合室のポスター，小児はりのすすめ（図Ⅳ-7-1）に湿疹と書かれているのを見たので聞いてみたという．アトピー性皮膚炎で，夜も痒くて眠れないで昼間もグズグズと機嫌が悪く親（娘）が困っている．何とか治してやりたいといわれる．以下に実際の症例について述べる．

4. 治療の実際

■症例1.■　3歳児のアトピー性皮膚炎

患　者：3歳，男．

主　訴：全身掻痒．特に両肘の内側・両膝の裏に湿疹がひどく，掻き破って血が滲んでいる．その他，首・顔・背中・お腹もザラザラして掻き傷がある．夜は眠いのに痒くて眠れず，ぐずぐず言う．ひどいときには泣き叫ぶ．

現病歴：生後2カ月頃から口の周りが赤くなり，顔を衣服に擦り付けるようになった．治ったようなときとひどくなるときを繰り返しながらだんだんと首まで湿疹が広がり，2歳を過ぎた頃からは色白で柔らかかったお腹や背中がザラザラと梨のようになってきた．手足の内側にも湿疹が出てきた．小児科ではアトピー性皮膚炎といわれ，検査をするとアレルゲンは卵とハウスダストでしっかり掃除をするようにといわれた．お薬をもらったが，ステロイド系なので塗るときれいになるが，塗らなければ悪化する．母親は使いたくないという．湿疹のほかにも風邪をひきやすい体質で，年中と言ってよいほど鼻や咽喉にトラブルがある．

家族歴：両親にアトピーの症状はないが，父の兄弟にアトピー性皮膚炎の人がいる．

診察所見：肘関節の内側と膝関節の屈曲側の湿疹は掻き傷で，血の跡があり，湿疹も新旧の跡が混在している．首の周りや顔にも赤い発疹があり，首は全体に黒ずんでいる．お腹と背中は毛穴がプツプツと堅く盛り上がり梨の皮のようになっていて全体に乾燥している．胸脇苦満を診ようとしたが，季肋部や上腹部がくすぐったいと逃げる．これは胸脇苦満の一症状と考える．幼児独特のぷっくりしたお腹ではなく上腹部・下腹部ともに力がない．舌は薄い白苔があり，唇はやや乾燥している．体重は3歳児の標準よりはやや少ない（好き嫌いが多く，たくさん食べることもあるが平均的に少食で，特に野菜嫌い）．

（1）治療経過

第1回目：「痒いのはイヤやナ〜」と本人の目を見ながらゆっくりと低い声で話しかける．「ウン」とうなずいてくれた．これなら大丈夫と思う．「痒いのは飛んでゆけ！　ってしょうか，いい気持ちやで…」と言いながらまず，イチョウ型の小児鍼で曲池穴に擦過鍼．本人に「いい気持ちやナ？」というと「ウン」と，にっこり．一人でベッドに座り，足の間に置いた玩具で遊びながら小児鍼を受けてくれた．本人よりも付き添いの母親の方が緊張しているのが伝わってくる．百会・両側の天柱・風池・肩髃・身柱，Th3〜4の両側の夾脊を中心に背中の外方に向かって斜め下にそれぞれに優しく擦過鍼を行う．本人は気持ち良さそうに静かにして涎を流している．仰臥位に寝かせて両側，中府・雲門・膻中・中脘・肋骨弓の下縁に沿って擦過鍼．くすぐったいと起きかけるので，すぐにやめる．両側の足三里・築賓・三陰交に軽く擦過鍼を行い，治療は終了．

治療を始めたときは手足の先が冷たかったのが，治療後は温かくなり，本人はトロ〜ンとして眠そうになっている．明日また来てねと言う．母親には，痒みがひどく皮膚の状態が悪いときにはステロイドの軟膏を少し塗ることで一時的に治まり，皮膚の状態をさらに悪化させるのを防げるから，急にやめようと頑張り過ぎないように．きっと良くなるから，と説明した．

第2回目：翌日，笑顔で治療ベッドの上でおとなしく待っていてくれた．ベッドは紙シーツを使用しているので，クレヨンでお絵かきをして待ってもらう．目が合うと「おはよう！」と挨拶をしてくれた．「痒いのはどう？」本人は笑顔，母親が「痒いのが少し楽なようです．夜中に2回ほど起きただけで，こちらも楽に眠れました」と，鍼への信頼が高まった様子．1回目と同じ治療を行うが，さらに両側の各背兪穴を小児鍼で擦過する．各背兪穴の刺激はそれぞれの内臓の働きを活性化するものと考える．本人は小児鍼に慣れて，良い気持ちと言う．小児鍼は3日間続けて治療をするので，明日も来てね．明日はプレゼントがあるよ，お楽しみにと送り出した．

第3回目：第2回目と同じ治療を行う．今も肘関節の内側や首を掻いているが，最初と比べて少しだけきれいになっている．食欲もあり，便通も順調．夜は手や首，お腹を掻きながら泣きかけることはあるが，擦ってやるとすぐにおとなしくなり眠ってくれる．昼間もぐずることも少なくなり，近所の友達と外遊びをしている．これからは週に2回の治療を続けるように本人と約束．小児鍼の3日目は小さな玩具を選んでもらう．ミニカーの形の消しゴムを手に笑顔でバイバイをした．

第4回目〜第15回目：祭日などを除いて週に2回，治療ができた．初診から約1カ月半，アトピー性皮膚炎の状態は良いときと悪いときはあるが，痒みは当初と比べ半減している．体調も良くなり顔が少しふっくらしたようで元気になった．湿度の高い季節

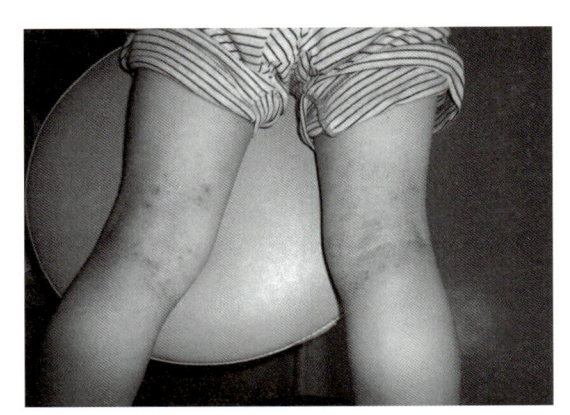

図Ⅳ-7-2　15回の治療後，膝窩の皮膚は痕跡程度となる

になり皮膚には良いが，これから汗が出ると痒みが増すのでなるべく掻かさないように注意して，汗の後はできるだけシャワー浴をするように指導．これからもこのペースで小児鍼を続けて行うことにする（図Ⅳ-7-2）．

　第16回目：今まで順調に回復しているように思っていたが，今日はいつもより発疹がひどく痒い様子．「何か変わったことがあったの？」「う〜ン…？」，思い当たらないようなので，「ケーキとか甘いもの，食べなかった？　チョコレートかな？」母親が「アッ！　チョコレートを食べました」．お土産のチョコレートをたくさん食べたらしい．「そんなに悪いのですか？」　昨日食べると今日痒くなる．アレルゲンに関係なく甘いもの，特にチョコレートやショートケーキ類は悪化させることを近大東医研時代に多くの症例から学んでいた．本症例は普段は甘いものを多く摂っていなかったので，甘いものが痒みに悪いことを母親もすぐに理解できたが，家族中が甘党で，年中家の中には飴やケーキ・クッキーなどがあるところは，甘いものが痒さを増幅させることが理解できないようである．幸い本症例では甘いものに気をつけるようになり，その後は行きつ戻りつしながらも順調に回復して，週に1回の治療を継続．5歳の誕生日が近づく頃には肘関節の内側が少し白い程度で痒みもなくなった．その後も毎月2〜3日は小児鍼を継続していて風邪もひかなくなり，丈夫な身体に体質改善ができたと喜ばれている．

(2) 考　察

　大変おとなしい男の子で，治療しやすかった症例である．また湿疹だけではなく，よく風邪をひいて熱を出すこともときどきあったが，近頃では風邪をひくこともなく，よく食べて太ってきたと喜ばれている．アトピー性皮膚炎の治療は本症例のように全身状態を良くすることから始まると考えている．つまりは体質の改善と言いかえられる．母親は鍼の素晴らしさを友人に話をしていて，患者も紹介してくれている．

■症例2.■　小学生のアトピー性皮膚炎

　　　患　者：小学5年生の女子．
　　　主　訴：アトピー性皮膚炎で，後頸部・両肘関節の内側，両膝関節の内側，顔の両側目の周りなどに湿疹．目の周りの湿疹は他の部分と比べてひどくはないが，赤く色素沈着があり，自意識の芽生える女の子にとって顔のアトピー性皮膚炎が劣等感につながらないかと，母方の祖母が心配して連れて来た．本人は他府県に住んでいるが，夏休みの間，

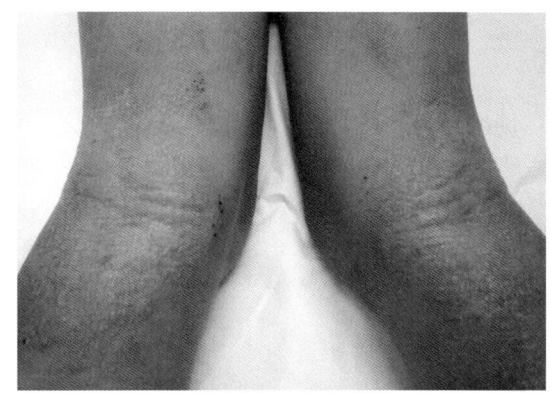

図Ⅳ-7-3　初診時，膝窩の皮膚は薄く光り，その周辺は掻き傷

1週間だけ大阪の祖母宅に来ている．普段は掻かないように頑張っているが，夜中寝ている間に掻いてしまうらしい．

現病歴：小学校に入る頃からアトピー性皮膚炎がでてきた．年中鼻炎があり，朝起きたときには鼻水とくしゃみ，今は特に治療はしていない．以前は耳鼻科で鼻洗をして，点鼻薬を処方してもらっていたが，あまり効果がないのでやめている．アトピー性皮膚炎は小児科や皮膚科など何カ所かで診てもらったが，保湿剤や副腎皮質ホルモンの外用薬をもらうだけで完治しない．検査で，アレルゲンは卵・牛乳・小麦粉・ハウスダストなどといわれている．学校で給食のパンが食べられないので，米粉の蒸しパンを持参している．魚や野菜は食べるが，少食．外食や出来合いの食べ物は何が入っているのか心配で，母親が手作りしている．

家族歴：父親がアトピー性皮膚炎．あまりひどくはないが，子どものときから出たり良くなったりしながら現在も後頸部や肘・膝などに発疹が出て痒いときがある．

診察所見：全身が日焼けして浅黒い．身長は140 cm，体重は30 kgで細身．便通は日に1～2回で緩みやすい．顔は目の周りだけが赤黒く色素沈着があり，両側に耳切れ（耳垂と顔の境界が切れる）があり，血が滲んでいる．本人は目が疲れやすく目の周りが痒いけれど，なるべく掻かないように気をつけている．膻中を押すと痛がる．上腹部から下腹部は力がなく，臍下の中心がボールペンの芯を入れたようで硬い．足首から先が冷たい．肘関節の内側と膝関節の内側に湿疹があり，掻かないという割には広い範囲に掻き傷がある（**図Ⅳ-7-3**）．後頸部にも軽度の湿疹が見られる．

（1）治療経過

第1回目：仰臥位で百会・目窓・陽白・攅竹・四白などの目の周り，肩髃・曲池・少海・膻中・中脘・関元・三里・三陰交にイチョウ型小児鍼で擦過鍼．伏臥位で，天柱・風池・大椎・身柱と各背部兪穴に擦過鍼を行う．本人は普段から神経質で，身体に力が入り硬くなって手のひらが汗ばんでいる．それでも終わると，気持ち良かったと笑顔になった．大阪にいる間の1週間は毎日連れて来ると祖母．

第2回目：ゆうべはよく眠れて夕食もいつもよりたくさん食べた．湿疹の出ているところはまだ痒いが，少し楽になった気がするという．第1回目と同じ治療をする．

第3回目：今日も笑顔で治療．体調は良い．肘や膝の裏を掻くことが少なくなったので，皮膚の状態も良くなっている．耳切れはジュクジュクしていたのが乾いてきた．前

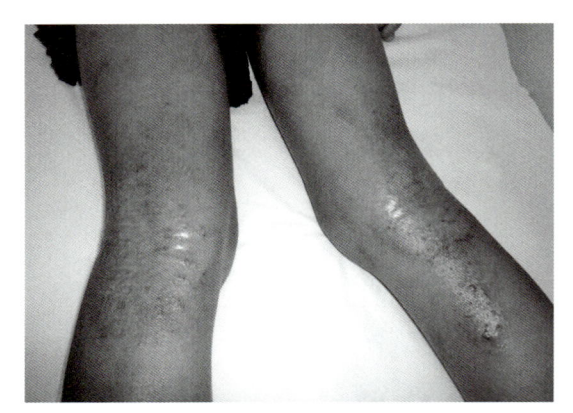

図Ⅳ-7-4　プールの後，再び痒さが増す 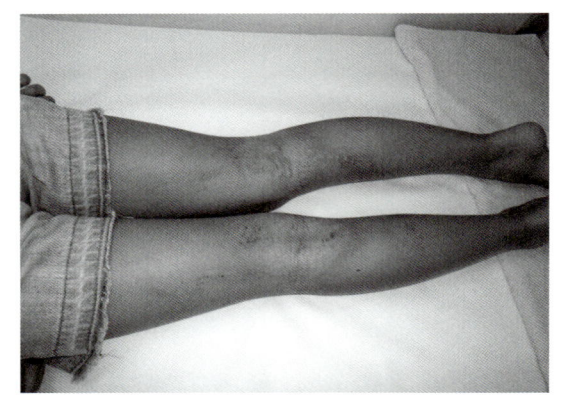　　　　図Ⅳ-7-5　6回目．掻き破りの痕跡のみに改善

回と同様の小児鍼を行う．明日は日曜日で治療は休み．みんなでプールに行くと楽しみにしていた．

　第4回目：（図Ⅳ-7-4）第1日目のように痒くなり皮膚の状態も悪い．名古屋の学校のプールは何ともないのに，大阪のプールは塩素がきついのか，昨年も後から痒くなった．プールの後は水道水で全身を良く洗うようにと話す．前回と同様の穴に築賓を加えて擦過鍼を行う．

　第5回目・6回目：第4回目と同じ治療を行う．6回目には痒さが軽減して，プールで悪化した皮膚の状態は改善された（図Ⅳ-7-5）．治療の後は痒さが軽減するので掻くことが少なくなれば皮膚の状態も良くなる．日曜を挟み前後3日ずつ計6回の治療で皮膚の状態がかなり改善され，治療の後，名古屋へ帰る．

(2) 考　察

　長年アトピー性皮膚炎の痒さに苦しみ，食事にも神経を尖らせている症例である．小児鍼でツボを擦過して刺激する方法は本人にも苦痛なく，むしろ気持ち良く治療ができてアトピー性皮膚炎の痒みを軽減することができた．また皮膚炎・掻痒症に築賓の灸が効くというが，灸をしなくても小児鍼で軽く擦過する方法でその効果を確認できた．今後機会があれば，身体のどこも刺激しないで築賓のみに擦過鍼をして，その効果を確かめたいと考えている．

まとめ

　望・聞・問・切の四診でも皮膚炎の症状は捉えやすく，また治療効果も一目瞭然となるので，治療家にとってうまく行っているときは嬉しい反面，効果の上がらないときは苦しいものである．またアトピー性皮膚炎の症状は，日常生活，食べ物・環境・季節などと微妙な関わりがあり，鍼灸治療のみでシンプルに論じにくいという点でも効果判定には慎重にならざるを得ないものである．これからもアトピー性皮膚炎にのみ目を奪われるのではなく，掻痒を軽減することに加え，じっくりと体質の改善で抵抗力をつけることから取り組んでいきたい．

（永澤充子）

参考文献

1) 山本一彦・編：アレルギーのすべて．からだの科学，252：2-152，2007 WINTER．
2) 古江増隆：アトピー性皮膚炎．からだの科学，252：55-60，2007 WINTER．
3) 山田　真：はじめてであう小児科の本．改訂第二版　福音館書店，p89-104．428-436．
4) 安保　徹：免疫革命．講談社インターナショナル，2003，p139-165．
5) 井上悦子・他編：特集，小児の鍼灸治療．鍼灸 OSAKA，森ノ宮医療学園出版部，p10-69．
6) 長野　潔：鍼灸臨床わが三十年の奇跡．医道の日本社，平成6年，p367

8. 小児の肩こり

はじめに（私と小児鍼との関わり）

　筆者の父，故森秀太郎は戦後初めて，小児鍼に関する単行本『小児針法』[1]を1964年，米山博久と共著で世に出した．執筆当時，小児鍼の普及に東奔西走していたと聞く．ところが，筆者自身は幼児期（1歳～4歳）を両親と離れて小豆島で祖父母に育てられたため，父から小児鍼を受けた記憶があまり定かではない．幼稚園に入園する4歳のころ両親のもとにもどったので，その頃，小児鍼を受けていたかもしれないが，それもあまり記憶には残っていない．ただ，学童期は，よく急性扁桃炎で高熱を出したり，頭痛持ちであったり，小学校の朝礼で脳貧血を起こしたりと虚弱児童であった．急性扁桃炎のときに父が顎下の腫れた扁桃腺部に毫鍼を刺入し，響かせてくれたのが，実に気持ちがよく，熱が下がったことをいまだにはっきりと覚えている．

　昭和50年代，鍼灸学校の学生となったころ，治療室で父の治療を穴が開くほど見ていた．しかし，父は，治療が終わるやいなや，業界や学校の仕事で家を飛び出すような生活を送っていたので，そのころは父からじっくりと小児鍼の話を聞く機会はなかった．しかし晩年，父が招かれて各地で小児鍼の講演をしたときは，必ず付き添って行ったので，演壇の下で図らずも父の小児鍼の話を聞くことになった．

　当時はまだ，母親や祖母に連れられてくる夜泣きや疳虫の乳幼児が多かった．父は，上手に乳幼児をあやしながら，慣れた手つきで，あっという間に治療を終え，「はい，よろしい」とニコニコしていたのを思い出す．

　父は生前，非常に薄く平たい車針（図Ⅳ-8-1）と呼ばれる小児針を愛用していた．使い込まれて，角がほどよく丸く摩耗し，指に馴染んでいた．残念ながら，その形状の車針は行方不明になって，現在残っていない．少し厚みのある車針は市販されているが，父が使用していたような薄いものは流通していない．その車針を摩擦鍼ではなく接触鍼と呼ばれる方法で，手に持った針がスキップするように軽いタッチで小児鍼をしていた．車針が皮膚に接触している時間はおそらく1秒以下で非常に短く，車針が皮膚につくやいなや皮膚から離れるような手技をリズミカルに繰り返し，手から足，胸腹部，頸部，背部，最後に頭部を刺激していた．

　どの部位も均等に刺激しているように見えるが，患者の訴えに応じて，施術部位を少しずつアレンジしていたようにも思う．また乳幼児の年齢や反応に応じて，指から出る車針の先を調節していた[2]．

　筆者の小児鍼は，そのような父の手技の影響をたぶんに受けているが，その後，元大阪府立大学人間総合科学部教授山口雄三と一緒に取材させていただいた大阪府泉佐野市の野々井茂，大阪市東住吉区の坂本常意（坂本豊次の奥様）の影響も受けている．

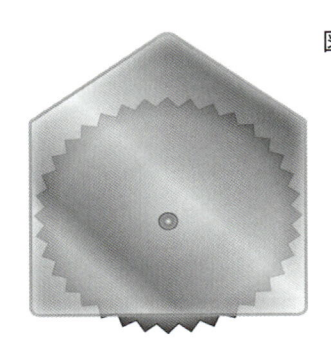

図Ⅳ-8-1　森秀太郎愛用の厚さの薄い車針
（横1.8 cm，高さ2 cm，厚さ0.15〜0.2 cm）

1. 今日にみる小児の肩こり

　当たり前だが，乳児はもちろん，言葉を獲得した幼児であっても，自ら「肩がこる」とは言わないだろう．幼稚園に行くようになると，親が常日ごろ「肩がこる」と言っていると，それを真似て言う子もいるかもしれない．小学高学年になると，本人もはっきりと肩こりを自覚して，訴えてくる子も出てくる．
　しかし，本人が訴えなくても，夜泣きや不眠，疳虫の症状の原因が頸や肩，その周囲の緊張であったりすることも往々にしてある．高澤直美も疳虫症状が心身の緊張からくる肩こりに起因すると想定される症例の治療報告をしている[3]．
　昨今は幼児期からお受験のために塾に通わせたりしている親も多い．また，1歳児からタブレット型コンピューターを与え，遊ばせながら知育に励む親もいる．ゲーム感覚で言葉や文字，英語を覚えさせるコンピューターソフトやアプリケーションも開発されている．子どもはついつい夢中になり，長時間，液晶画面を見続け，目を酷使する状況が常態化することになる．その結果，乳児でも頸や肩が硬く緊張している子が見受けられる．
　肩こりを訴えていなくても，乳幼児の場合は，小児鍼をする前に，頸や肩，背中をそっと触診して緊張がないか，リンパ節が腫れていないか診ておくとよい（**図Ⅳ-8-2**）．
　また小学生になると，本格的に塾や習い事に通い，放課後，身体を動かして友達と遊ぶ時間もなくすぐ塾に行き，夜遅く塾から帰ってくる．それから塾と学校の宿題をするという毎日に追われ，働き盛りの大人と同様，睡眠不足，過労状態に陥っている子も少なくない．天野聡子も，「受験戦争のはざまで―小学生の肩こり治療―」と題する症例を報告している[4]．たとえ塾に通っていなくても，屋外で身体を使って遊ばずコンピューターゲームに時間を費やし，幼い頃から目を酷使している子どもたちも多い現代である．彼らが慢性肩こり状態を起こしていることは想像に難くない．

2. 小児の肩こり治療

　小児の肩こりの治療は，いわゆる一般的な疳虫や夜泣きの小児鍼治療に加えて，必要であれば鍉鍼（**図Ⅳ-8-3**）や毫鍼をプラスする．まず手足，胸腹部，背部，肩，頸部，頭部の順に接触鍼や摩擦鍼を施す．そして，頸，肩背の筋緊張部に接触鍼を少し多く施したり，目を酷使しているような子どもには，こめかみや後頭部に重点的に接触鍼をする（**図Ⅳ-8-4**）．
　幼児，学童は，接触鍼に加えて，身柱，曲池，虎口三関，百会のいずれか1カ所か2カ所ぐらいに鍉鍼を施すのもよい．不思議と，接触鍼より鍉鍼を施しているときのほうが，子どもはじっとしている．また，声に出して気持ちいいとも言う（**図Ⅳ-8-5**）．

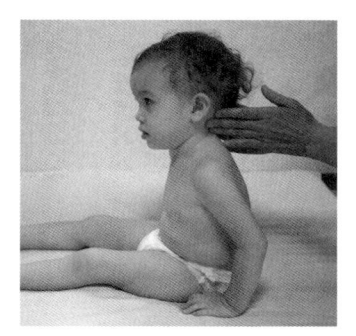

後頸部の触診（1） 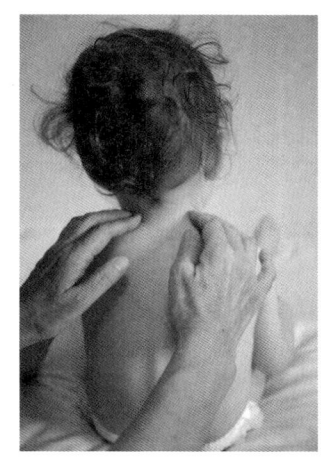　　肩の触診（1） 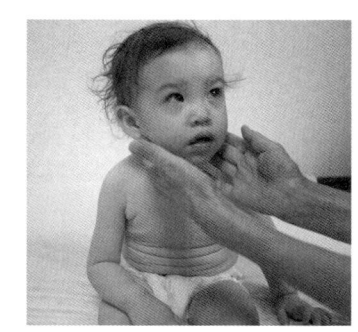　　前頸部の触診（リンパ節が腫れていないか確認する）

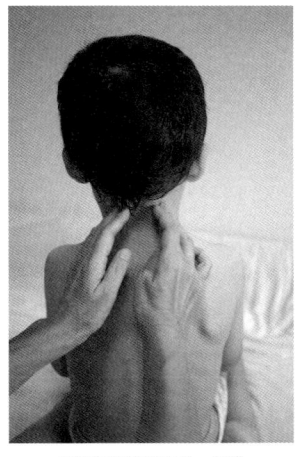

後頸部の触診（2） 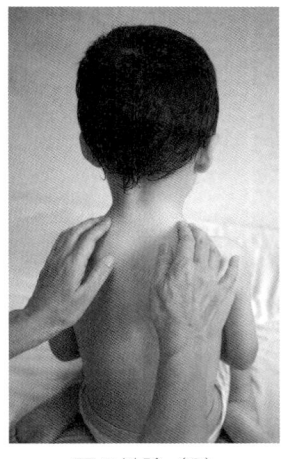　　肩の触診（2） 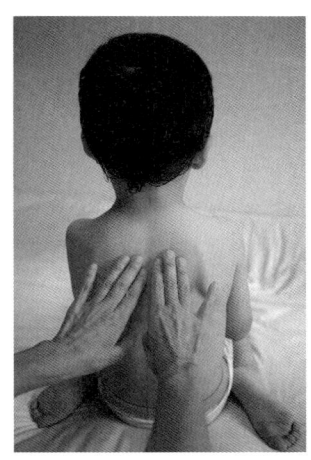　　背部の触診

図Ⅳ-8-2　触診

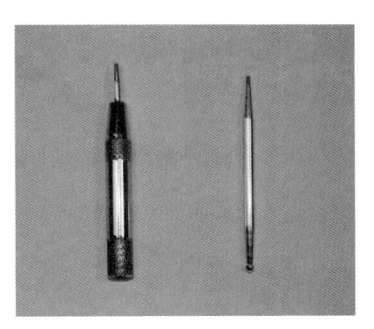

図Ⅳ-8-3　鍉鍼として使用する針具

　実際，坂本常意が8歳の女児の身柱に鍉鍼をあてているときの心拍数を測らせてもらったことがあるが，心拍数が一過性に大きく減少することを観察し，驚いた経験がある．刺入針が一過性心拍数減少反応を起こすことはよく知られている[5),6)]が，皮膚に接触するだけの鍉鍼でも，心拍数が減少し，自律神経反応を起こしていることを確認できた初めての症例であった．

　また，年長児や学童期の子どもには，切皮程度の毫鍼を肩井や曲池，顎下のリンパ節に施すこともある．毫鍼も，皮膚が硬く緊張しているような子どもは，案外気持ちいいと言う．

　しかし毫鍼は，皮切痛が生じることもあるので，最初に痛い思いをさせると，次回から皮膚鍼だけの治療すらさせてもらえなくなる．決して無理しないようにする．

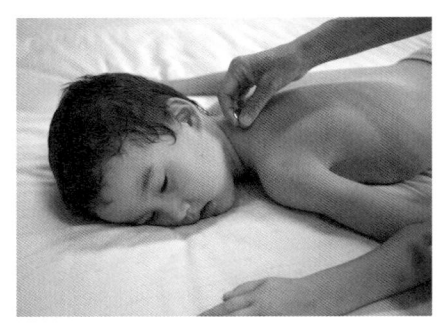

94   Ⅳ．小児鍼の実際

腹臥位で接触鍼

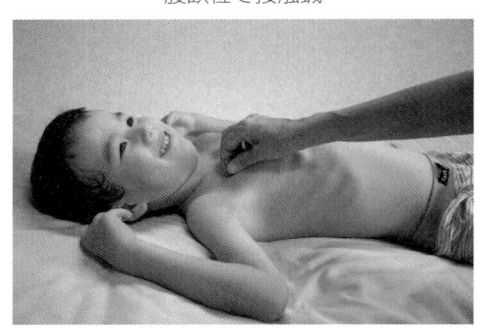

胸部の接触鍼

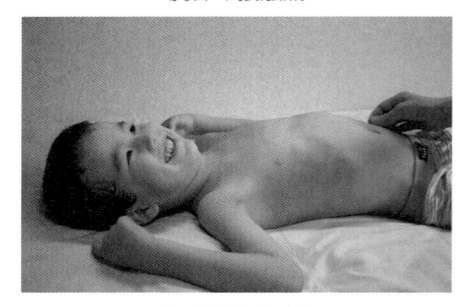

腹部の接触鍼

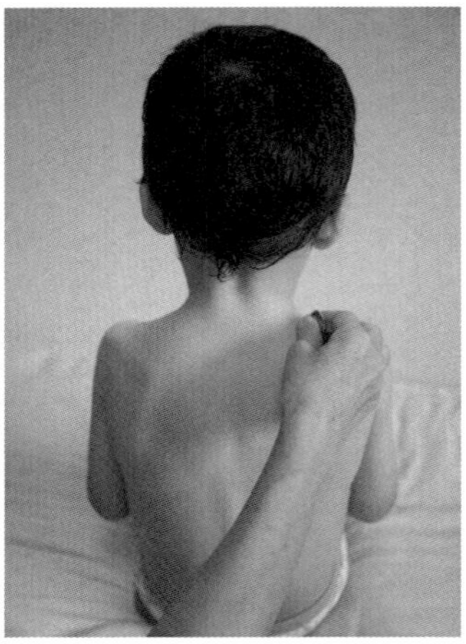

肩の緊張部に丁寧に接触鍼

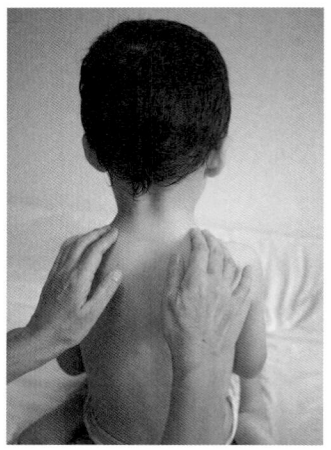

肩部の緊張が取れているか確認

図Ⅳ-8-4　接触鍼

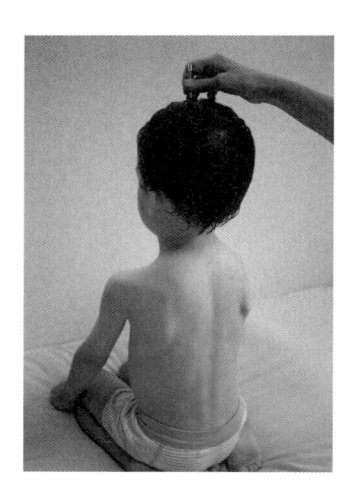

百会に鍉鍼

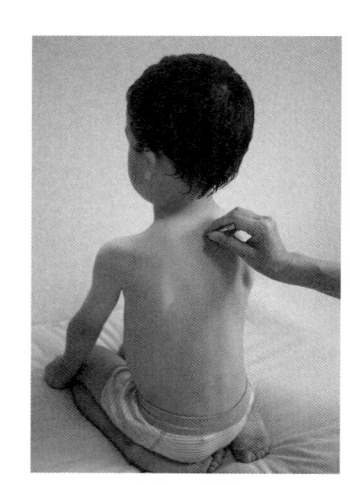

身柱に鍉鍼

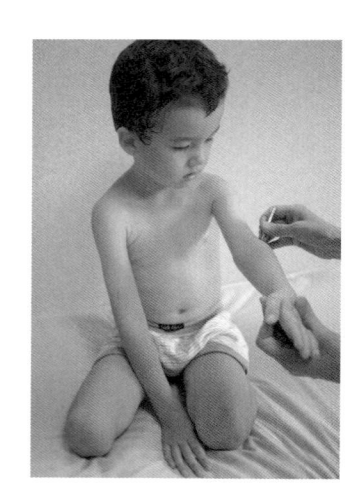

曲池に鍉鍼「とても気持ちいいよ」

図Ⅳ-8-5　鍉鍼

前述の野々井茂の小児鍼法は，乳児であっても，皮膚鍼に加えて毫鍼や虎口三関の風関あたりに刺絡をされていた．筆者は，いまだ乳幼児に刺絡をしたことはないが，野々井茂の鍼灸院には多くの母親が乳児を連れてきて，抱っこした自分の赤ちゃんに平気で刺絡をしてもらっている光景を目の当たりにし，これにはいささか驚かされた．野々井茂は，残念ながら3年前に他界されたとのことであるが，現在，3代目の息子さんが引き継いで治療されているとのことである．また，その実弟である野々井康治が現在，小児の刺絡を，日本小児はり学会学術集会等で紹介している[7]．

　ただ，肩こりに関して言えば，接触鍼や摩擦鍼に毫鍼や鍉鍼の組み合わせだけでも，初回から改善することが多い．

　刺激量は5分までに終え，刺激過多にならないよう気をつける．目安は，最初の緊張が少し取れ，まだ少し緊張が残っているぐらいがよい．緊張が取れていくきっかけを鍼で与えればよいので，たとえ緊張が残っていても，治療時間が長くならないよう注意する．子ども自身の身体が自然と筋緊張をほぐしていくであろう．2回目，3回目の治療ですっかり緊張は取れていくことが多い．

3. 治療の実際

症例1.　10歳，男児

初　診：X年10月20日

プロフィール：肩がこっているかもしれないので鍼をしてやってほしいと母親に連れられて来院．一人っ子である．幼児期より，身体が弱く，風邪をひきやすい．風邪をひくたびに，投与された抗生物質を飲ませてきた．歯が黄色いのは，抗生物質を多用したからだと歯科医師に言われた．これからは抗生物質をあまり飲ませたくないので，小児鍼をして風邪をひきにくい身体にしてほしいとも言う．母親は神経質そうで，一人っ子の息子のことが，気になって仕方がないと言った感じである．

　体格はやや痩せ．顔色は浅黒い．頸部，肩背部を触診すると，確かに硬く，緊張している．腹部も硬い．本人に「肩が痛いの？」と聞くと，ふんふんとうなずく．少しつかみどころがない感じがする．

治　療：接触鍼で，全身を刺激した後，40 mm，14号の毫針で，両肩井に切皮して治療を終える．「どうですか？」と聞くとニヤッと笑う．3日間続けて，来院するよう指示．

　2日目，3日目は，一人で来院．同様の治療をする．「どうですか？」と聞くと，ふんふんとうなずき帰っていった．

経　過：1カ月後，母親から，本人がまた鍼に行きたいと言うので，学校から帰ってきたら行かせると連絡がある．以来，1〜2カ月に1回の頻度で，高校生になるまで本人の意思で鍼治療（年長になるにつれ，小児鍼から徐々に毫針治療に移行）を継続した．

　風邪気味で喉が痛いときは喉部のリンパ節にも毫針で切皮することもあった．本人に「喉の鍼は痛い？」と聞くと，「気持ちいい」と答え，同様の症状のあるときは決まって，本人から喉の鍼をリクエストされるようになる．

　肩こりの自覚の有無にかかわらず，治療前には頸・肩背部の緊張の有無を確認しながら，刺激量や毫針の使用を加減するようにした．成人になってからは，3カ月から半年に1度風邪気味や肩こりがあるときに来院している．

考　察：本症例は，鍼治療によって肩こりが寛解し，本人が気持ちよくなったことを実感したため，初回の治療の後，本人の意思で成人に至るまで治療が継続した例である．

■症例2. ■　4歳，男児

初　診：X年7月12日

主　訴：ちょっとしたことでよく怒り，泣きわめく．泣きだすと止まらない．

プロフィール：母親は日本人だが，父親はカナダ人である．カナダに在住していたが，9カ月前に来日し，日本に住むことになった．機嫌がよいときは愛想がよく，大人が喜びそうなお世辞を言うこともできる．バイリンガルで，父親と話すときは英語で，母親や日本人と話すときは日本語を使うことができる．日本語の語彙も豊富で，表現力もある．走るのが好き．じっとしているのは辛い．4月から地元の保育所に通園を始めた．

所　見：やや痩せ．頭が大きく体幹とのバランスが悪い．色白．肩部は硬く緊張．

治　療：上肢，下肢，胸腹部，肩背部，頸部，頭部に接触鍼で3分間施術．おとなしく受けている．その後，鍉鍼を百会，身柱，曲池に各10秒間当てて治療を終了する（**図Ⅳ-8-4, 5**）．3日間続けて来院するよう指示．

経　過：接触鍼も好きだが，鍉鍼をすると，じっとして「気持ちいい」と声に出して言う．特に曲池の鍉鍼（**図Ⅳ-8-5**）が気持ちいいようである．各治療直後，肩部の筋緊張が少し寛解．5日後，母親から「泣くのが少しましになったような気がする」と聞く．毎月定期的に来院するよう指示．

考　察：カナダから引っ越してきて，日本の保育所に入園し，新しい環境に適応しようとするストレスがあると想定できる．大人に対しても過剰に気を使っているようにみえる．精神的緊張と身体の緊張によって肩こり（本人は自覚していない）を引き起こし，その不快感がストレス発散と相まって主訴が発現していると考えられた．肩部の緊張を寛解させることによって，精神的緊張も緩和し，主訴を軽減・消失させることが可能であると思われた．高澤直美の報告[3]に相似した症例である．

■症例3. ■　8歳，女児

初診時年齢：4歳

初　診：X年3月9日

主　訴：肩こり（祖母の言）

プロフィール：早産，未熟児で生まれる．同年齢の子に比べ，小柄で一回り小さい．母親がフルタイムで仕事をしているため，祖父母に引き取られ，育てられている．祖母は教育熱心で幼児期からバレエやピアノ，公文式塾に通わせている．現在は小学校下校後，祖母の送り迎えで進学塾に通っている．お人形さんのような顔立ちで，祖母にとって自慢の孫である．祖母はおしゃべりで外交的である．本人も臆さずよくしゃべる．

所　見：肩背部の緊張は少しあるが，それほど強くない．顔色良好．

治　療：全身に接触鍼をするが，肩部の緊張は強くないので，肩部と背部膀胱経に摩擦鍼で軽く施術する．40 mm，14号の毫針で肩井に切皮する．治療時間は5分間．3日間続けて来院するよう指示．

経　過：3日目，「鍼はよく効くわ．調子よくなったようです」と祖母から聞く．本人もニコニコして来院．1カ月に1回，定期的に来院すると体調を維持できるが，肩こりや疲労が強くなったら1カ月を待たずに来院してもよいと伝える．結局，中学生になるまで，定期的に小児鍼を続けた．中学生になる頃には，未熟児で生まれたとは思えないほど体格がよくなり，見違えるようになった．

考　察：この症例は祖母が肩こりと言って連れてきたが，本人は自覚しているようでは

8. 小児の肩こり　97

なかった．孫の健康管理に気を使っている祖母が，孫を軽症のうちに治療に連れてきたため，短期間で症状が寛解したのであろう．また，本人の話ぶりから，塾通いはストレスにはなっておらず，かえって祖母の管理下から解放される息抜きの場所になっているようであった．一概に塾通いがストレスになっているとも言えない症例であった．

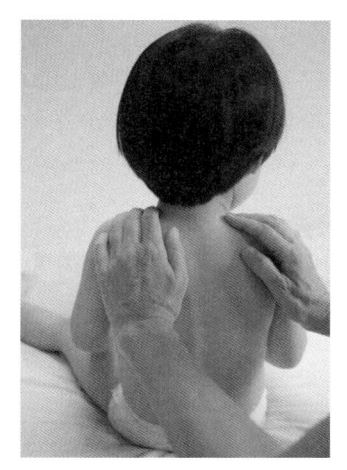

①頸肩背部を触診 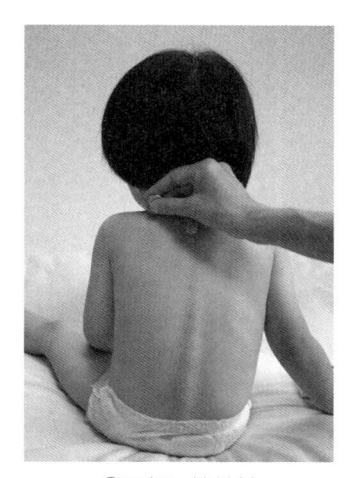　　②肩部に接触鍼 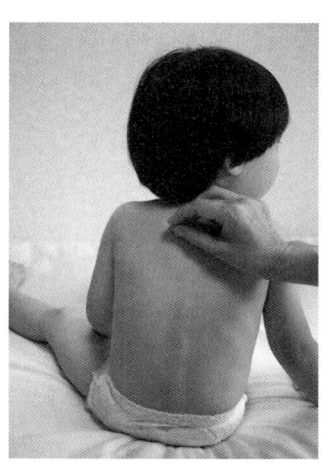　　③背部に接触鍼

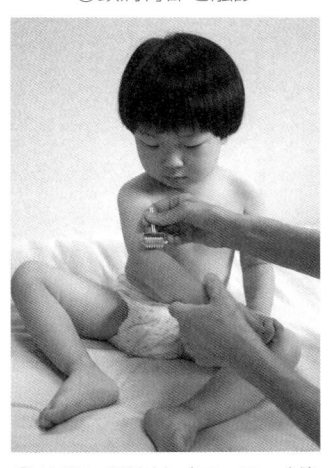

④前腕に摩擦鍼（ローラー鍼） 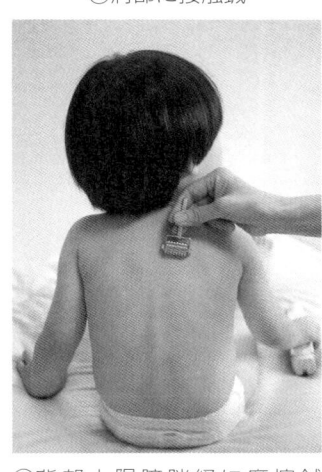　⑤背部太陽膀胱経に摩擦鍼（ローラー鍼）

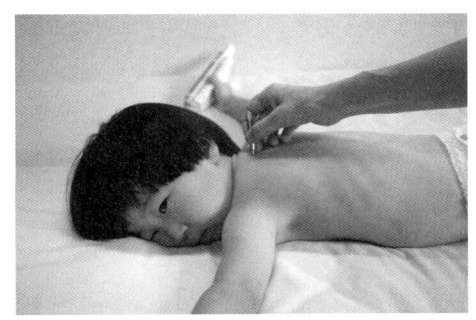

⑥身柱に鍉鍼「気持ちいい」 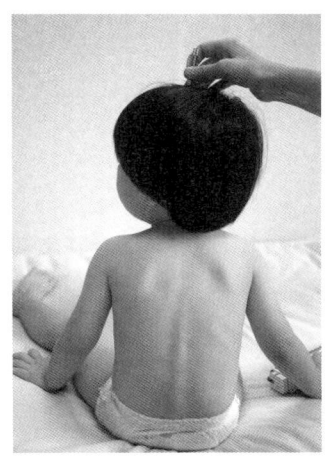　⑦百会に鍉鍼 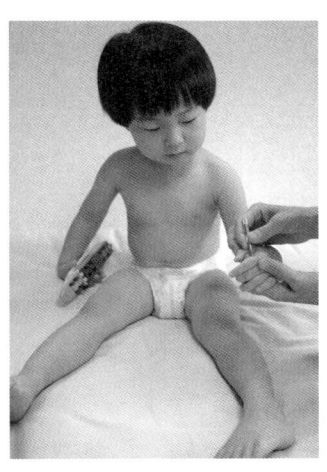　⑧風関あたりに鍉鍼「なんだろう？」

図Ⅳ-8-6　症例4への小児鍼

■症例 4. ■ 2歳6カ月,男児

初　診：X年9月10日

主　訴：機嫌が悪く,泣きだすと止まらない.

プロフィール：東日本大震災の後,栃木県から関西の祖父母の元に6カ月前から移住.祖父母にとっては初孫である.タブレット型コンピューター（iPad）を持たせて遊ばせている.便秘気味.

所　見：頸部,肩上部の緊張あり（図Ⅳ-8-6①）.小柄.

治　療：上肢,腹部,頸部,肩背部,頭部に接触鍼.特に頸部と肩上部は少し多めに接触鍼を施す.前腕部,背部膀胱経にローラー鍼で摩擦する（図②～⑤）.最後に身柱,百会,虎口三関の風関に鍉鍼（図⑥～⑧）を各5秒ずつ施して治療を終える.治療時間は5分.

治療後,肩部の緊張はやや緩む.遠方のため,母親にスプーンでできるスキンタッチ[8]を指導する.タブレット型コンピューターで長時間遊ばせないよう指示.できれば1カ月に1回来院するよう指示.

経　過：電話での聞き取りでは,毎日のスキンタッチは気持ちよく受けており,大泣きすることは少なくなったと言う.

考　察　典型的なコンピューターゲームによる幼児期の肩こりによる疳虫症状である.生活指導が必要である.

おわりに

　乳幼児期には肩こりを本人が自覚することはないが,いわゆる疳虫症状が,頸肩背部の筋緊張により発現していることがある.主訴が疳虫症状であっても,小児鍼をする前によく小児の身体を触診して筋緊張がないか確認することが必要である.また年長になると肩こりとして自覚してくる筋緊張は,不定愁訴や自律神経失調症状をきたしてくることがある.年長児には母親だけでなく小児からも本人の訴えや生活習慣をよく聞き,望診とともに触診をして小児の身体をよく観察することが必要である.治療は,接触鍼,摩擦鍼だけでなく,鍉鍼,毫針を適宜,使用することも効果がある.小児の肩こりに小児鍼は即効性があり,生活習慣の指導とともに,再発予防のために定期的な治療を促すことが望まれる.

（井上悦子）

参考文献

1) 米山博久・森秀太郎：小児鍼法.医道の日本社,1964.
2) 井上悦子：名人の技―父森秀太郎の鍼.医道の日本,820：185-189,2012.
3) 高澤直美：「疳の虫」と肩こり.医道の日本,782：46-48,2008.
4) 天野聡子：受験戦争のはざまで―小学生の肩こり治療―.医道の日本,783：57-60,2008.
5) 菊川憲広・他：鍼灸刺激によって生じる一過性心拍率変動の検討.東洋療法学校協会学会誌,20：53-58,1996.
6) 井上悦子・他：採血時の注射針刺入による心拍数変動（会議録）.日本温泉気候物理医学会雑誌,65（1）：46-47,2001.
7) 野々井康治：実技講演　野々井康治先生の小児はり（会議録）.日本小児はり学会,第2回学術集会 in 大阪：8,2008.
8) 大上勝行：毎日5分！　親子スキンタッチ健康法―赤ちゃんから10歳までの対処法.亜紀書房,2006.

9. 眼精疲労・仮性近視

はじめに

　小児鍼に初めて出逢ったのは，師匠坂本豊次の治療院だったと思う．森秀太郎のアパートに住み，毎週木曜夜は名著『小児針法』のイラストを描いた田中博の治療院で田中昭三を中心とする素門の勉強会，学校に行けば清水千里，米山博久をはじめとする錚々たるメンバーが揃っていた．学生時代から独身時代にかけては大阪，その後は備後地方という小児鍼の本場にいたことも幸いした．

　「門前の小僧，習わぬ経を読み」とは良くいったもので，開業したとき小児鍼が自然とできていたのは，やはり鍼灸という環境にドップリ浸かっていたからだと思う．

　小児鍼をすることにより，微弱な刺激でも人は色々な変化を示すことを身をもって感じ，それまで澤田流を中心とするヒビキ重視の鍼灸から，時本忠・石岡治樹・首藤傳明・池田政一らの教えによる軽刺激治療へとすんなり変わることができたのも，小児鍼のお蔭である．しかし，見よう見まねでも効果が出ることをいいことに比較的簡単に考えてしまう小児鍼も，いざ始めてみると奥深く腹を据えて勉強しなければならない治療法でもある．「小児鍼は小児だけに非ず」，小児鍼には鍼灸治療の基本が凝縮されている．小児鍼を小児の治療だけに終わらせるにはもったいない治療法である．

1. 小児鍼の実際

1）診察・診断

（1）望　診

　小児の望診の中で非常に役に立つのが顔面診である．顔面診は，眼・舌・口（唇）・鼻・耳等の形や大きさにより，五臓の素因を知る．ただし，舌は垣間見る程度となることが多く，舌診は役立つ診察法ではあるが，参考程度にとどまることが多い．眼精疲労・仮性近視においては，眼の充血，眼を細めて物を見る，眉間に皺を寄せる等にも注意を払う．

（2）問　診

　睡眠・食欲・二便・既往歴等をスクリーニングとして問診する．その中で，眼の打撲等外傷はなかったか，よくつまずくか，目をよく擦るか，瞬きが多いか，テレビや本を見る距離が近い等がポイントとなる．

　上記診察を中心に診断する．

2）治療・養生

　眼精疲労・仮性近視の治療でも基本的な小児鍼治療をまず行う．その後，眼の周りの

経穴（睛明・攅竹・瞳子髎・四白・太陽等），曲池，合谷，行間等に，チョンチョンと陽気を抜く手技をする．

ただし，これは熱症の場合であって，寒症の場合は行間を太衝に変え，押さえ込むような手技をする．

基本的な小児鍼法とは以下の通りである．

使用鍼は，米山式イチョウ型の広い弧の部分を使い，点ではなく面に摩擦鍼を施す．拇指の上に鍼を載せ，その上に示指を大きく覆い被せ，他の指もそれに添える．まず，拇指で皮膚に触れた後→鍼→示指→中指→薬指→小指へと羽毛で埃を払うように手首を柔らかく回転させながら，手→足→腹→胸→背中・腰へと皮膚面を撫でていく．

その後，弧の反対側の鋭角部分を拇指と示指で挟み，中指と薬指を添えてショックアブソーバーの役割をさせながら，痛みを与えないようリズミカルに髪際に沿って，前頭部→側頭部→後頭部，そして頭頂部へと進んでいく．

実は治療の中で，大切なのは左手である（利き手が左の人は右手）．左手を添えることによって微細な鍼の感覚も安定するし，小児の動きも予測できる．このときに動きを誘導することはあっても，危険なとき以外は決して小児の動きを制してはいけない．

小児鍼ではないが，お灸も小児の治療に併用する．眼の周りの経穴に，吸い取り紙を1cm弱四方に切って水に浸したものを貼り付けた上に，半米粒大3壮～5壮の施灸をする．身柱・澤田流命門にもこの施灸を応用する．ただし，小児が嫌がる場合はしない．

養生として，以下の点が重要である．

① 睡眠時間は十分に取る．
② 冷えに気を付ける．
③ 胃腸を整える．
④ 親子スキンタッチ法を実行する．

2．考　察

1）診察・診断

まず小児と大人とどう分けるか．女性であれば生理が始まるとき，男性では声変わりし夢精が始まるときである．

女子二七にして天癸至る．任脉通じ太衝の脉盛にして月事時を以て下る．故に子有る．丈夫二八にして腎氣盛んに天癸至る．精氣溢れ寫ぎ陰陽和す．故に能く子有る（素門：上古天真論篇）．

女子二七，つまり女性14歳，丈夫二八，つまり男性16歳が，小児と大人の境といっているのである．もちろん，個々により多少違いがあり，現代では少し早めになりつつある．

一般に小児鍼を小児の治療として使用する場合の対象となる時期は，首が据わるときから小学生までとし，その中でも小学校低学年の頃までである．

また，小児鍼を小児の治療だけでなく接触鍼として補助鍼に使えば，すべての人に使えることはいうまでもない．そうした中，眼精疲労・仮性近視に限定する小児鍼となると，就学児がほとんどを占める．これは就学することによって本格的に視力検査が始ま

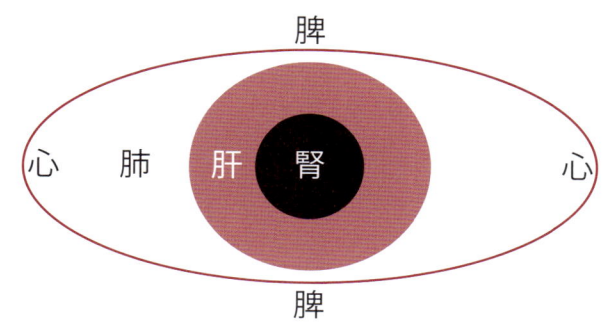

図Ⅳ-9-1　五輪の図
脾：肉輪（まぶた）
心：血輪（まなじり）
肺：気輪（しろめ）
肝：風輪（虹彩）
腎：水輪（瞳孔）

り，視力低下を起こしている小児が客観的にわかるからである．

　もちろん，それまででも母親等まわりの人々が気づき眼科を受診するケースもあるだろうが，おおむね小学校の視力検査により，近視の疑いがもたれることが多い．よって仮性近視においても，この時点で診断をもらうことになる．それまでの眼精疲労・仮性近視に関しては，何らかの理由により眼科を受診したもの以外は推測の域を出ない．そこで，小児の診察を行う場合，小児でも大人でも，望聞問切の四診を駆使して診察することには変わりないのであるが，ただ四診といえども小児の場合，直接の問診ができにくい．たとえば眼精疲労の主症状である眼の乾きや疲れ，そして肩こりを小児が正確に表現するにはかなり無理がある．

　脉診となると虎口三関（ここうさんかん）の脉もあるが，訓練していないものには難しい．よって，望診と保護者との問診が中心となる．また，ケガ等で長く眼帯をしていたり，先天性白内障や眼瞼下垂等，眼を使わないために起こる廃用性弱視や過去の眼部の打撲により網膜剥離を起こしている場合もあるので，既往歴は問診によりそのあたりをしっかり聞かなければならない．

　さて，視力はどうやって生み出されているのか．

　五臓六腑の精気は，みな上って眼に注ぎ精気となる（霊枢：大惑論篇）．明代には五輪八廓（図Ⅳ-9-1）という眼の診方が唱えられた．そうして生まれた睛明・視力の中でも眼に関しては，肝に関わるものが大きく影響している．肝は眼に開竅する（素問：金匱真言論篇）．肝和すれば則ち眼は能く五色を分かつなり（霊枢：脉度篇）．五臓の液と化すや，肝の液は涙たり（素門：宣明五気篇）．久しく視れば血を傷る（素門：宣明五気篇）．他にも古典には，肝と眼に関する記述は多い．先程も述べたように，五臓六腑すべての精気が眼に上っている中で，肝との関係が一番多いというだけであって，しっかり四診を駆使して証の決定をしなければならないことはいうまでもない．よく「そこにあるのに気づかない」「見えているのに見えていない」ということがある．

　眼は心の使いなり，心は神の舎なり（霊枢：大惑論篇）．このように心が関わって初めて見えるのである．楽しく集中しているときには眼の疲れが少ない．嫌々やっていると眼の疲れを感じるのも，心の作用である．眼科疾患といえば，まず肝虚症を考える．その他，肝実症と腎虚熱症も考えられる．しかし，小児の場合，発達途上であるがゆえに，血多くして停滞する，いわゆる瘀血症を示す肝実症にはなりにくい．もちろん，打撲等の局所的瘀血はある．また，同じく血が不足する腎虚熱症も，小児の眼科疾患の場合なりにくいものである．

西洋医学的な眼科の確定診断は眼科医にまかせ，われわれは上記症状より推測の域で眼精疲労・仮性近視の判断をする．弱視や網膜剝離そして感染を疑う場合は，一度眼科医の診察を勧める．

こうした診察を終え，他の疾患を考えない眼精疲労・仮性近視には，肝虚熱症が多い．なお，肝虚の中で熱症（陰虚症）と寒症（陽虚症）の簡単な見分け方は，熱症の場合は眼をしっかり開いている．冷やすと気持ちいい．寒症の場合は眼を閉じがち伏せがち，温めると気持ちいい[1]．

2）治　療

現代医療現場では感染予防のためのディスポーザブル化が進んでいる．鍼灸業界においても，使用鍼のディスポーザブル化がかなり進んでいる．ほとんど感染の心配はないとされてきた小児鍼においても，プラスチックの使い捨て鍼が登場して久しい．しかし，小児鍼といえども気を調節する治療であることに変わりない．ゆえに，使用小児鍼は金属でなければ気を動かすことは難しい．また，自然に学び自然に育まれてここまで続いてきた医学である鍼灸医学を行う者としては，自然を壊していくプラスチックゴミは必要最小限としなければならない．そこで感染予防は，滅菌パックとオートクレープで行っている．

治療をもう少し詳しくいうと，手足は陽経を中心に行う．腹は腸の運動に従う，または臍に向かって行う．ただし，小児は動き回るものであるから，施術しやすい所から行い，小児の動きを止めないようにするのがコツである．小児は陽気が旺盛であるが，いかんせん器が小さいのである．体力がないのである．つまり，いくら陽気が旺盛だからといって発散させ過ぎると，刺激オーバーで熱を出すという事態になる．やはり刺激は少なめ少なめにして，発散不足に対しては，次回に対処すればよい．1回で勝負してはいけない．

その旺盛な陽気が何らかの理由で滞ると，疳虫をはじめとした数々の症状を示す．陽気が滞るとは，肝血による陽気が十分に発散されない場合と，肺経の気が循環しないで発散されない場合とがある．もし小児にも本治法を行う技術を持ち合わすならば，難経六十九難の選穴に鍉鍼を使い本治法を行う．後は胆経や大腸経に小児鍼を行い，それぞれ肝と肺の陽気を発散させる．つまり，小児の治療は陽虚症を示すもの以外は，陽気をいかに発散させるかという治療法でもある．

その他，肩こりの治療はほとんどの小児に必要である（肩こりの治療は，本章の8．小児の肩こりを参照）．

3）養　生

治療と同じように養生が大切なことは，大人も小児も至極当たり前である．特に小児時代の習慣や嗜好で，将来苦労する人は大変多い．親はその子が将来困らないように心も身体も育てるという契約の下，神様から授かったものであり，決して両親の愛玩物やペットではないのである．その中で，心身ともに未完成の小児の素因を知りそれに沿った養生をすることは，小児の心身の健全な形成に非常に大切になる．

現代人の生活スタイルが夜化している今，小児の睡眠時間も否応なしに親の型にはめられていることが多い．人，臥すれば血，肝に帰る（素問：五臓生成論篇）．夜は全身とくに頭部を巡る血が肝に帰り眠りにつく．また，脾で作られた後天の気を先天の気の補

充に使うためにも，睡眠は非常に大切である．帰宅の遅い父親が，かわいさのあまり寝た子を起こす等，とんでもない話である．

次に，身体を冷やすことは，生命力を冷やすことである．現代人は身体を冷やしすぎである．大人が冷やすのが大好きなのだから，小児ももちろん身体を冷やす生活をしているものが多い．平熱が36℃以下を示す大人とならないためにも，冷えには十分注意した生活をさせなければならない．

それから，胃腸を整えることは脾を充実させることである．脾は，後天の気を作り出す基となる．寝不足やむやみに冷やすことによって先天の気を必要以上に消耗させ，血虚を起こし生命力を低下させる．ゆえに，胃腸を整えることは，肝血を増し生命力を増すことにつながるのである．ただし，瘀血には十分注意しなければならない．

また，親子の情緒の安定と小児の心身の発達を促進する親子スキンタッチ法（スキンタッチ法に関してはV章の「3. スキンタッチの立場から」の項を参照）を実行することは，眼精疲労・仮性近視の予防法としても優れた方法である．

おわりに

テレビやゲーム等，電子機器で遊ぶ子が増えているが，やはり人間は自然に育まれ自然に育てられていることを忘れてはいけない．休み等時間がとれるときは，なるべく自然にふれあうようにしたいものである．

春夏秋冬，温度変化をはじめ日照時間の変化，それに伴う色々な刺激を小児に与えて欲しい．夏の暑さ冬の寒さを受けながら小児は育つものであり，エアコン等人工環境が果たして良いものかどうかは言わずと知れたことである．汗だくでも小児は寝るのである．親が汗だくで寝ることができないからといって，小児も寝られないのか．遊び疲れた小児は，どこでも寝ているではないか．快適と思っている暮らしが，本当の小児の幸せにつながるのであろうか．もう一度考えるべきである．

大自然のなかで暮らしているマサイ族の視力は12.0もあるくらい，世界一の視力を持っているといわれている．しかし，都会で暮らしいるマサイ族では1.0である．

(杉原朝香)

参考文献
1) 岡部素明・他編：日本鍼灸医学　経絡治療臨床編．経絡治療学会，2001，pp.198-200

10. チック・吃音
現代医学と東洋医学の比較と症例報告

はじめに

小児は発育の過程におり，基本的に大人と異なった体質や発症の特徴がある．本項では東洋医学の立場からみた小児の生理・病理の特徴と，「チック・吃音」に対する現代医学の見方と東洋医学の見方を比較する．また鍼灸治療によりチックが改善した1症例を報告する．

東洋医学からみた小児の生理・病理の特徴，診断方法

生理の特徴

　小児は成長発育の過程にあり，常に成長するエネルギーを持っている．そのため，形体のみならず，生理や病理の面でも大人とは異なってくる．若年であればあるほど違いも顕著であり，弁証論治や予防を行う上で，非常に重要な意義があると考えられる．

　小児の生理機能の特徴として主に2つがあげられる．

（1）臓腑嬌嫩・形気未充

　臓腑とは「五臓六腑」を指し，嬌嫩とは「若く幼弱」のことを表し，形とは形体構造のことであり，四肢百骸・筋肉骨格・気血津液などを指し，気とは生理機能活動を指す．つまり，小児の五臓六腑はか弱く，各器官の形体や生理機能なども未熟である．特に充足していない臓腑として，肺・脾・腎が重要視されていることも特徴である．

　また，「稚陰稚陽」（稚陽未充・稚陰未長）という観点も存在する．ここでいう陰とは精・血・津液などを指し，陽とは臓腑各種の生理機能を指す．それらが稚であるので，小児は物質基礎および生理機能のいずれにおいても幼稚であり未成熟であることを示している．

（2）正気蓬勃・発育迅速

　蓬勃とは，「活気あふれる・勢い盛んな」という意味があり，小児は生命力に満ち溢れ，発育が早いことを指している．まさしく「旭日昇天の勢，草木萌生」である．特に年齢が小さければ小さいほど著しくみられる．

　成長発育において，体格・智恵・臓腑機能などがいずれも未完成でありながらも，成熟へ向かう成長スピードはとても速い．歴代の医家たちは，このような生理特徴を持つ3歳以下の小児を「純陽」と称した．純陽とは，成長する過程において正気はつらつで生き生きと成長することを意味しており，有陽無陰や陰虚陽亢という病的な意味ではない．

病理の特徴

　小児の生理特徴と深く関わってくるのが病理特徴であり，主に2つがあげられる．

（1）発病容易・伝変迅速

　小児は臓腑嬌嫩・形気未充であるため，疾病に対する抵抗力が弱く，寒暖・乳食の調節も自ら調節できない．そのため，容易に発病しやすく，進行や変化が速いことが特徴である．特に重要な特徴として以下に4つ述べる．

①　肺常不足（肺衛不固）

　肺は五臓の中で一番高い場所に位置し，気を主り，呼吸を司って，皮毛に合する．この臓が幼弱なのである．したがって小児は肺換気量が小さく，呼吸数が多いのである．また，身体の一番外側に近い臓器でもあり，外界の影響を一番最初に受けるが，外衛の機能がまだ強くなっていないため，外邪がよく肺経に侵入し，感冒・咳・気管支炎・肺炎・喘息などの疾病にかかりやすいのである．

②　脾常不足腎常虚

　小児は脾胃も幼弱であり運化機能がまだ健全ではないため，「脾は常に不足なり」という特徴がある．生理特徴の発育迅速に対応するため，小児は成長に欠かせない水穀の精微と栄養物質の補充が大人より必要であり，乳食の調節が不適切であると，容易に飲食により損傷され，脾胃の運化機能が乱れ，消化不良・嘔吐・泄瀉・積滞などの疾患にかかりやすいのである．

また正気蓬勃・発育迅速するには，腎に蔵されている，両親から受け継いだ「先天の精」の力も必要不可欠である．しかし先天の精も使うと消耗し補充する必要があり，脾の運化機能により作られる「後天の精」により補充，滋養されるのである．また，脾の運化機能を十分に発揮するためには，腎が持つ先天の精の助けが必要である．このように，脾と腎の関係は小児の成長に対し重要な役割を担っているが，まだ幼弱な脾と腎ではお互いを補うに十分な機能はなく，不足しがちなのである．

③ **肝常有餘**

　歴代の医家たちも，「小児肝病多く，肝ただ有餘なり」や「有餘の者乃ち陽自然に有餘なり」と記載しているように，小児は臓腑が幼弱で，衛気も堅固でないため，成長を主る肝が実しやすくよく病となる．病邪が盛んであると邪気が膨らんで壮熱となり，高熱などが起こると肝陽と相まって肝風が起こり，譫語・昏迷・後弓反張などの疾病にかかりやすくなる．

④ **易虚易実，易寒易熱**

　易虚易実とは，小児が病にかかると正気が虚になりやすく，邪気が実になりやすいことを指し，実証は迅速に虚証や虚実兼証に変化する．易寒易熱とは，稚陰のため，陽亢しやすく熱症状がよくみられ，稚陽のため陽虚しやすく陰寒の症状が現れやすい．このように，伝変迅速は疾病の寒熱虚実の間に診ることができる．

(2) 臓気清霊・易于康復

　清の文字があるように，小児の臓腑はまだできたばかりで，よどみなくキレイなことを指し，回復しやすいことを表している．小児の病はその生理・病理特徴から病にかかりやすく，変化が迅速で悪化しやすい一面を持っているが，臓気がキレイで反応も敏捷なため，即時治療と適切な看護によって，病からの回復が成人よりも速やかである一面もあわせ持っている．明代の『景岳全書』小児則にも，「其の臓気清霊，随撥随応，ただ其の本を得てこれを摂取すれば，すなわち一薬にて癒えるべし．男婦損傷，積瘤癡頑の者の比に若かず」と記述されている通りである．

診断方法

　小児の疾患に対しても，大人と同様に四診を通じ弁証を行う．しかし小児には，特有の生理と病理があり，形体や病状に対する反応もそれぞれ特徴がある．特に年齢が小さくなるほど，病状に対し正しく伝えることができなかったり，しゃべることができない場合もあるため，親や付添者に尋ねることになる．また脉診の際，寸口部が短く小さいので，六部定位脉診などは使えない．そのため脉状診や虎口三関などで診るが，診察の際，泣いたり叫んだりすると呼吸や脉象に影響するため注意が必要である．

　以上のことから，小児に対する四診の運用は成人と異なる．小児の生理・病理的特徴を心得，弁証していかなければならない．

1. チック

1) 現代医学での「チック」

(1) チックの歴史

　チック（tic）という言葉は，フランスにおいて17世紀頃から使われており，「すばやく繰り返す馬の悪癖動作」（zucken, ticken）の擬音的な表現から由来している．

　チックを示すTourette症候群は，1885年Gilles de la Touretteによって特徴的な疾患として症例報告され，彼の名前が付けられる．1970年後半以降より徐々に注目され始

め，症例報告や研究報告が行われるようになった．

(2) チックの定義と症状

(1) チックの定義

チックとは，本人の意志に関係なく，突発的，急速，反復的，非律動的，常同的な運動あるいは発声が，2週間以上続くものをいう．ほぼすべての種類のチックは，ストレスにより増悪し，集中していることにより減少し，また通常，睡眠中にも顕著な減少や消失がみられる．

(2) チックの症状

チックは症状により，「運動チック」と「音声チック」があり，それぞれ「単純チック」と「複雑チック」に分けられる．単純運動チックでは，まばたきが最も多く，次いで頭を振ることが多い．この2種類で初発症状の60～70％を占める．そのほか，肩すくめ，口角を引く，顔すくめ，鼻翼をピクピクさせるなどが一般的な症状である．

単純音声チックでは，こんこん咳や咳払いが最も多くみられ，そのほか，突然の単純な音声（アッ，パッ，ホーッなど），豚のようにうなる，鼻を鳴らすなどが一般的な症状である．

複雑運動チックでは，顔の表情をかえる，跳ねる，触る，地団太を踏む，物の匂いを嗅ぐなどがあり，特殊な症状として反響運動（人の動きをまねる），コプロプラキシア（卑猥な動作をする）などがある．

複雑音声チックでは，現状に合わない単語を繰り返したり，反響言語（人の言った言葉を繰り返す），反復言語（自分自身の音声を繰り返す），汚言などがある．

(3) 発症頻度

チックは3歳以前に発症することはほとんどなく，また思春期以降に初発することもないといわれている．発症年齢は3～13歳において発症しやすく，とくに4～9歳において最も頻度が高くなり，約90％を占める．また，男女比では男性に多い．

Tourette症候群における男女差については，圧倒的に男性に多く発症し，約3：1であり，発症頻度は10,000人に4～5人という報告がある．

(4) チックの類型

チックはその持続期間と種類により3つの類型に分けられる．

「一過性チック障害」，「慢性運動性または音声チック障害」，「音声および多発運動性の合併したチック障害（Tourette症候群）」である（**表Ⅳ-10-1**参照）．

① 一過性チック障害

まばたきや頭を振る，しかめ顔など1種類の運動性または音声チックが12カ月以上続

表Ⅳ-10-1 チックの分類

	一過性チック障害	慢性運動性または音声チック障害	Tourette症候群
症状	単発または複数の運動性チック	単発または複数の運動性チック・音声チック	複数の運動性チックまたは複数の音声チック
持続期間	12カ月未満	1年以上継続	1年以上継続
男女比	2～3.7：1		
発症年齢	3～13歳ごろ		

かないチックである．6～7歳ごろの発症頻度が最も高い．

② 慢性運動性または音声チック障害

症状は一過性チックと同じであるが，運動性あるいは音声チックのどちらかがあり，持続期間が12カ月以上続くチックである．

③ 音声および多発運動性の合併したチック障害（Tourette症候群）

複数の運動チックと1つ以上の音声チックの両方を有し，持続時期が12カ月以上続くチックである．Tourette症候群の多くは，3～13歳の間に単純運動チックとして発症し，まばたきや頭を振るチックから始まり，やがて肩，手，足へと広がっていき単純音声チックを伴うものが一般的経過である．音声チックで発症することは少なく，たいてい運動チックより遅く出現する．また持続期間も長く，寛解と増悪を繰り返しながら，成人期まで持続することも多い．

(5) **チックの治療**

チックに対する治療は，従来より精神療法，行動療法（負の練習法　チックを1分間最大限に行わせ，次の1分間は抑制させることを5回繰り返させる），催眠療法，薬物療法などが試みられている．単純チックの場合は，簡単な暗示や周囲があまり神経質に気にせず，緊張や不安をやわらげ，本人に対してチックをやめるように強制しないようにすることが治療である．

Tourette症候群に対しては，薬物療法の有効性が高く，第一選択薬としては，ドーパミン抑制作用のあるハロペリドールやピモジドが有効であるが（有効率は50％ほど），完治までには至らない場合もあり，過鎮静や抑うつなどの副作用に注意する必要がある．

(6) **経過と予後**

一過性チックは1年以内に，長くても思春期までには消失する．

慢性チックやTourette症候群は，経過が長引く傾向にあり，慢性チックは，思春期に増悪することが多く，思春期を過ぎると寛解もしくは消失することが多い．

Tourette症候群も慢性チックと同様に思春期に増悪するが，思春期以降も続き，青年期や成人期に入ってから寛解や消失することが多い．

2）東洋医学での「チック」

チックは3～13歳に起こる病であり，東洋医学では幼児期～児童期に当たる（**表Ⅳ-10-2** 参照）．

日本では「三つ子の魂百まで」ということわざがあるが，中国でも「三才看到老」という言葉があり，3歳までの育ち方を見ればその子がどんな一生を送るかわかるとさえいわれている，重要な時期である．

チック症の東洋医学的な病名はないが，小児の生理・病理的特徴や病因病機，症状などから，弁証論治することは可能である．特に関係している臓腑は，「肝」が考えられ，虚実の違いもある．肝の主な生理機能は「疏泄」と「蔵血」であり，「筋を主り」，「目に開竅」する．また，七情との関わりも深く，精神的ストレスによる影響を受けやすい臓腑でもある．小児は「肝常有餘」であり，チックの発生機序・症状・増悪寛解因子などから，肝の失調により過剰なまばたきや筋の不随意運動が起こると考えられる．弁証は，「肝鬱気滞」「肝血虚」「肝陽上亢」「肝陽化風」などが，臨床上多く診られる．

また，小児は「肺常不足」である．肺は「気」を主り，難経四十難に「肺主聲」とあるように，呼吸のみならず発声にも深く関与し，鼻に開竅する．七情では「憂愁」「悲

表Ⅳ-10-2　年齢時期による分類

名称	年齢時期	特徴
胎児期	妊娠～分娩まで	古代の医家は胎児の健康をとても重要視しており，「護胎」・「養胎」・「胎教」などと称していた．
新生児期	生まれて～28日間	体重が急速に増加する．病にかかっても反応が鈍く，死亡率が他の時期より高い．そのため保暖・消毒・看護が重要である．
嬰児期（えいじき）	28日～満1歳まで	成長発育はとても早く，1歳時には体重は3倍，身長は1.5倍となる．母胎から得られた免疫力が次第に消失していく．
幼児期	1歳～3歳まで	体格の増長は今までの時期より少し遅くなり，かわりに言語・動作・思惟活動は急速に発達する．
幼童期	3歳～7歳まで	神経精神が急速に発達し，大人との触れ合いも密接となる．病に対する抵抗力もついてくるため，肺・脾の発病率が低くなるが，打撲などの不意の事故に注意が必要である．
児童期	7歳～12歳まで	分析能力や活動能力などがさらに発展し，学校や社会活動に適応できる．疾病の種類や表現がほぼ大人と近づいてくる．

傷」である．このことから，肺の機能が虚すれば，鼻翼の不随意運動やこんこん咳，音声チックが現れると考えることができる．

2. 吃音

1）現代医学での「吃音」

(1) 吃音の定義

吃音症は，言語障害の一種ともいわれ，発言時に言葉が連続して発せられる，話し言葉の流暢さの障害と考えられ，いわゆる「どもり」である．そのため，話をするときに言葉に詰まったり，早口でしゃべっていて突っかかることとは異なる．吃音は，ほぼあらゆる時代に，あらゆる地域で記述されている．

(2) 吃音の症状と分類

吃音が発生する詳しいメカニズムについては不明であり，発病のきっかけも，精神的ストレスや家族要因，遺伝性など，多岐にわたっている．

症状は，言葉が流暢に出ず，しゃべりにくいことを特徴とするため，「あ，あ，あ，ありがとう」や「あーーーーりがとう」などという話し方となる．

また，症状により3つに分類される．

① **連声型（連続型）吃音**

「ありがとう」という文章を例にすると，「あ，あ，あ，あ，ありがとう」というように，最初の言葉を連続して発することが特徴である．

② **伸発吃音**

「あーーーーりがとう」というように，最初の言葉が引き伸ばされて発することが特徴である．

(3) 無声型吃音

「あ，・・・・」というように，最初の言葉から後が続かないことが特徴である．

(3) 発生頻度

吃音は，3歳前後に発症することが多く，遅くとも就学年齢までに発症する．国や地域，人種を問わず発症し，成人で0.8〜1％，小学生で10％，5歳までの児童で5％の発症率である．女性より男性の方が高率であり，男女比は3〜5：1である．

(4) 吃音の治療

発吃後間もない幼児期は治癒しやすく，幼児の発音に対して向けられた親の関心から有害な要素を取り除くこと，つまり親はしかったり，早く話すよう急かしたりせず，ゆっくり話を聞いてあげるやさしい態度をとることで，かなりの高率（60〜80％）で自然治癒する可能性が高い．しかし，成人期の吃音は難治性であり，治療法も言語療法（丹田に力を入れ，第1語をゆっくりと引き伸ばして話す方法など）や呼吸法，行動療法，心理療法など，多岐にわたっている．

2）東洋医学での「吃音」

吃音症は，東洋医学でいう「謇吃（けんきつ）」という症候に似ている．謇とは，「蹇」（けん）の省略，つまり「蹇曲し，渋滞する」意味があり，いわゆるどもりである．

隋の時代（西暦610年），巣元方らによって書かれ，隋代以前の医学成果を統括した古典的著作である『諸病源候論』にその記述が見られる．

　第三十巻　唇口病諸候十七論謇吃候

原文：「人之五臓六腑，稟四時五行之気，陰陽相扶，剛柔相生，若陰陽和平，血気調適，則言語無滞，吐納応機．若陰陽之気不和，腑臓之気不足，而生謇吃，此則稟性有闕，非針薬所療治也．

　　　　若臓腑虚損，經絡受邪，亦令語言謇吃．所以然者，心気通於舌，脾気通於口，脾脈連舌本，邪乗其臓，而搏於気，発言気動，邪隨気而干之，邪気與正気相交，搏於口舌之間，脈則否渋，気則壅滞，亦令音謇吃，此則可治．養生方云憤満傷神神通於舌損心則謇吃」とある．

書き下し文にすれば，「人体の五臓六腑は，四時五行の気を稟受して，陰陽は相扶し，剛柔は相生する．もし陰陽が調和し，気血が流暢であれば，言語は渋滞することなく，呼吸も自然に行われるものである．もし陰陽の気が調和せず，臓腑の気が不足すれば，謇吃を生ずるが，これは稟賦に欠陥があるためであり，鍼や薬で治療できる所ではあらず．

もし臓腑が虚損し，経絡が邪を受ければ，言語が謇吃することがある．その訳は，心気は舌に通じ，脾気は口に通じ，脾脈は舌本に連なるが，邪気がその臓に乗じ，気を搏ち，言葉を発し気が動くとき，邪気が邪魔をし，邪気と正気が相交し，口舌の間で争うことによって，脉が渋り，気が塞滞し，言葉が謇吃するが，これは治療することができる．」となる．

つまり，先天不足による陰陽失調，臓腑機能低下の体質状態で吃音になった者は，鍼灸や薬物治療でも治すことができない．しかし，臓腑が虚しているところに邪気が侵入し，口舌に関わる経絡が侵されて発症する吃音は，治療することができると記載されて

いる．
　口舌に関わる臓腑は，肝・心・脾・腎であり，邪気は主に風・熱・火が考えられる．
　弁証論治では，どの臓腑が弱り，どの邪気がどの経絡臓腑を侵したかを診断し，的確に治療することが重要となる．

3. チック治療の実際

■症　例■　6歳，女児

主　訴：両目を強くパチパチさせるまばたき運動と，時折左肩をピクッとすぼめるような動作を繰り返す．

初診時：来院1週間ほど前より，両目をパチパチと開け閉めするようになり，1分間に30回以上繰り返す．2日前から時折左肩をすぼめるような動作も加わる．女児本人はおとなしい性格で，施術者の質問に対する返答も，モジモジし明確に答えられなかったため母親に問診を行う．母親曰く，「本人は冷え症で，胃腸が弱く，食欲もあまりなく，便秘（3～7日に1回の便通）であり，ガスもよく溜まるようで，お腹が張るとよく訴える．最近は2歳になる弟が活発になってきて目が離せないため，弟の方ばかり気にかけて，お姉ちゃん（患者本人）に遊ぼうと言われるがなかなかかまってあげられず，我慢していると思う．叱るとまばたきがひどくなる．また，もうすぐ小学校に上がるため，本人も緊張している様子である」とのこと．弟の方も疳虫がきつかったので，一緒に治療することとなる．

脈　診：弦

舌　診：淡紅　白膩苔

弁　証：肝鬱気滞・脾胃虚弱

治　法：疏肝解鬱・健脾和胃

配　穴：百会に鍉鍼で瀉法，大腸経・膀胱経（特に肺兪と肝兪を重点的に）に擦過鍼，中脘に灸3壮を行った．通院ペースは週2回とした．

(1) 治療経過

2診目（2日後）：便秘が改善し，2日に1回の便通となる．チック様症状は不変である．初診時と同様の治療を行う．

8診目（2週間後）：毎日便通がある．チック様症状も自宅では不変であるが，施術中は症状が現れなくなる．同様の治療を行う．この頃，弟の疳虫も改善する．

10診目（3週間後）：母親曰く，「自宅でも目をパチパチする回数が減ってきたように思う」とのこと．弟の疳虫は改善したため，治療を終了する．

14診目（5週間後）：目，左肩の症状が出現しなくなったため，治療をやめ，経過観察とした．

　治療をやめた3カ月後，目の症状が再発したと，再来院する．左肩の症状は出ていない．女児は小学生となっていた．

20診目（再診2週間後）：チック様症状は改善したため，治療を終了した．

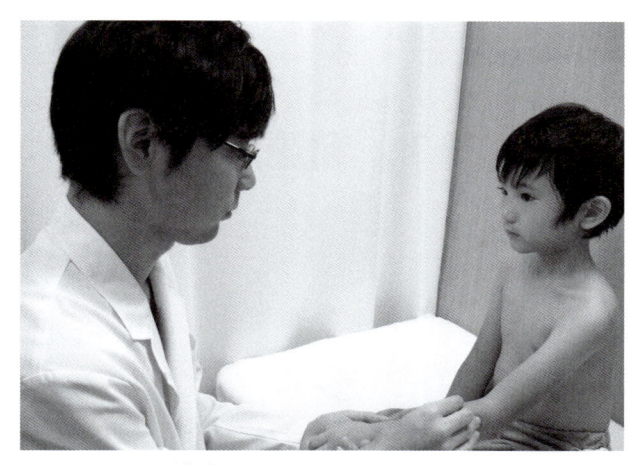

図Ⅳ-10-1　治療風景

(2) 考　察

　本症例は，家庭環境や小学校に上がることに対しての不安や緊張などから，七情不和となり，肝鬱気滞へと進行し，チック様症状が出現した例と考える．そのため，肺気を強め，佐金平木を目的として，鍉鍼や皮膚への擦過鍼で気のめぐりを改善し，お灸で脾胃の働きを改善することを目的とした．また，家庭環境が症状を出現させている一つのきっかけと考え，弟の治療も併せて行ったことも，良い方向に進んだのではないだろうか．

　再発した頃は，小学校へ入学する直前であり，小学校に上がることに対する不安や緊張が，再発のきっかけになったのかもしれない．

おわりに

　症例報告でもあったように，小児はその生理・病理的特徴から，肺虚肝実になりやすく，脾も弱りやすいため，チック症や吃音症，夜泣き，疳虫，風邪などの疾病にかかりやすい．小児の治療（図Ⅳ-10-1）では，これら特有の特徴を熟知する．また両親や家族とのコミュニケーション，生活状況などにおいても影響を受けやすい．そのため鍼灸治療において，小児の身体だけを診るのではなく，小児を取り巻く環境も考慮し，広い視野を持って弁証論治していくことが重要である．

（菊谷敏士）

参考文献

1) 秦艶紅：中医児科学．科学出版社，2002．
2) 江育仁・編，王玉潤副・主編：中医児科学　高等医薬院試用教材．上海科学技術出版社，1985．
3) 王顕明・他：中医臨床大系7　小児科学．雄渾社，人民衛生出版社，1984．
4) 豊原清臣・他：開業医の外来小児科学．南山堂，1985．
5) 巣元方等：諸病源候論．人民衛生出版社，1982．
6) 難經集註，日本内経医学会，1997．
7) 張介賓・他：景岳全書．台聯国風出版社，1972．

11. 発達障害

はじめに

　小児鍼の適応症状は，従来から疳虫（夜泣き・不機嫌・奇声など）と鼻炎・気管支喘息などの呼吸器疾患，食思不振・便秘などの消化器疾患，仮性近視・眼精疲労などの眼科疾患など，多岐にわたっている．その他，頭痛，チック，夜尿症，アトピー性皮膚炎なども対象である．また，最近は少子化や核家族化など，子どもを取り巻く環境の変化に伴い，精神的な症状や疾患を訴えて小児鍼に来院する子どもも増えてきた．

　小児科医の広瀬滋之[1]も小児鍼の対象は，疳虫や喘息，扁桃炎，便秘以外に，最近では自閉症，発達障害・知的障害の子どもたちも対象と報告している．海外ではアメリカで鍼灸院を開業している桑原[2]も，小児鍼の疾患別延べ治療回数を報告し，そのなかで，これまで症例数の多かった急性感冒，疳虫，喘息を超えて注意欠陥多動性障害での来院が17％でトップを占めている．また，自閉症は3.4％で，精神的な訴えで来院するケースもあると報告している．また，ドイツで開業しているThomas Wernicke[3]も，小児鍼を受ける症状は，「寝つきが悪い」，「夜泣き」などの訴えのほか，発達障害に対しても治療対象であると報告している．野々井[1]は，発達障害の子どもが小児鍼をすることによって情緒不安が解消され，共同生活に慣れてゆくケースもあると報告している．

　すなわち，時代とともに小児鍼の適応も変化しており，従来の疳虫などの一般的な健康管理法と病気の治療という病気そのものへのアプローチに留まらず，QOLを高め，精神的に安定した状態を目指すものである．

　自閉症患児に対する小児鍼の治験は少ないが，長期にわたり経過観察が行われた黒川ら[4]の報告がある．第4回日本小児はり学会学術集会において発表された「自閉症患児に対する小児はり治療の1症例」がそれで，黒川の了解のもとポイントのみ報告する．

1. 症例とその背景

　本症例は初診時の年齢は5歳4カ月で，両親の訴えによると多動症状で自閉症とのことであった．来院の理由は，あるNPO法人の理事の勧めで治療体験に来られた．その法人の目的は≪要医療ケア児の社会参加と幸せな家庭生活を支える社会へ≫をテーマとしている．障害や病気を持っている子どもたちや医療ケアが必要な子どもたちが同じ歳ごろの子どもたちとふれあい，遊ぶことを大切な経験と考えて，そのような子どもたちを健常児とともに受け入れている保育園を運営している団体であった．保育園では看護師も常駐し，経鼻経管栄養や気管内吸引などの医療ケアの実施も可能である．その理事の方から「こういった子どもたちにできれば定期的にボランティアでの小児はりをお願いしたい」との要望があった．しかし実施するにあたっては，曜日の変動，施術者の統一性，車で1時間の距離など，色々な問題点の存在が判明し，その要望を受けるのには継続性の困難が予想された．そこで，日本小児はり学会の事務局を置く兵庫鍼灸専門学校へ相談照会され，付属診療所「しんきゅう・ひょうご」で，教員・診療所職員らによる小児はり治療の実施に至った．

　自閉症は脳の特性によって起こる発達障害であり，中心症状としては，対人交渉の質的な問題，コミュニケーションの質的な問題，イマジネーション障害の3つがある．対人交渉の質的な問題は，自分と相手との

関係を正しく理解できず，不適切な行動をとってしまうもので，赤ちゃんの場合では，人見知りがなくて誰にでも平気で抱かれたり，お母さんの後追いが乏しい場合と，逆に人見知りや後追いが極端に強く，お母さん以外の人に世話をさせないものがある．2～3歳児では友達への関心が薄かったり，極端に一方的だったりする．コミュニケーションの質的な問題は，ほとんどの子に言葉の遅れがみられる．興味があるものや繰り返し聞く言葉は言えるが，独り言で発する場合が多く，自分と相手を置き換えて言うのも苦手である．イマジネーション障害は，臨機応変さに欠け，不測の状態があるとパニックに陥りやすく，いつも同じ状態であることに固執する．

　他に随伴症状として，多動，感覚異常，睡眠異常がみられ，多動は，手を放すとどこに行ってしまうかわからないといった突然の行動がある．感覚異常は，音やにおい，手触り，痛みなどで，通常問題のないものに異常に反応するものである．睡眠異常は，睡眠のリズムの確立が遅れがちで，2時間おきに起きたり，極端に短くなる．多動性障害は，正式には注意欠陥多動性障害と呼ばれ，中心症状としては，物事に集中することができず，忘れ物が多い「不注意」，落ち着きがなくじっとしていられない「多動性」，結果を考えずに突飛な行動をとる「衝動性」の3つがある．他の随伴症状として，反抗的態度，攻撃的態度，学習困難，強い劣等感，情緒不安定などがみられる．

2. 治療の実際

症　例　A君，5歳4カ月（2005年7月20日生まれ）．初診：2009年12月2日

主　訴：多動（両親の訴え）

症　状：外傷や自傷行為はないが，好きなことへのこだわりからの分離が困難である．治療所で洋式トイレの水を流すのが好きで，治療開始2回目から5回目までは来院すると水を流すことから始まり，途中でやめさせるように言ったことはないが，とても無理そうであり，その行動をとった後，満足して機嫌よく治療を受ける．しかし7，8回目の治療に入る前に非常にぐずったことがあった．その原因が別のトイレで水を流したかったがそれができず，大きなストレスとなったためであった．また，こだわりによる一点集中が始まると，飛び出しの危険がある．気に入ったものを見つけると，瞬時にそこに行こうとする．治療所の中から見送る際に，道路でも同じような行動をとる．その他，日常生活でも支援や指針づけが必要とのことであった．また，こちらの言っていることは，治療中，結構理解していることを確認できた．

所　見：身長115 cm，体重19 kg．左右の上腕では，若干左の方が強く，下肢感覚も若干左の感覚が過敏．後頸部の緊張がやや強く，特にストレスが多かった日や，機嫌が良くないときは緊張が強かった．

　家族構成は，父，母，2歳下の弟で，近所に育児に協力してくれる父方の祖父母がいる．

治　療：毎回緊張の強い部分を中心にイチョウ鍼で，過緊張の緩和を目的に接触鍼を行った．緊張の強かった部位として多かったものは頭肩背部だったが，後頸部約80％，側頭部約67％，肩甲間部47％，腹部約23％程度が出現しており，後頸部は縦に，側頭部は横に，肩甲間部は横に，腹部は縦に刺激を与えた．その他の部位は，その都度反応を観ながら接触鍼を行った（図Ⅳ-11-1）．

結　果：

　治療1～5回・平均週1回・1～2カ月経過：大便処理を自分ひとりでできなかったの

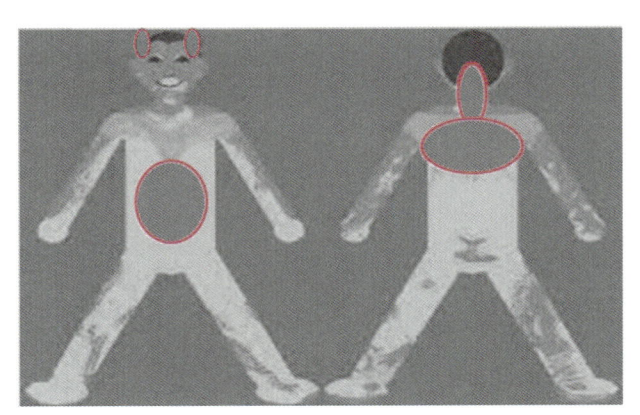

図Ⅳ-11-1　小児はりで緊張の強い部分を中心に治療を行う

が，失敗を繰り返しながらも，処理までできるようになった．その他の変化として，治療所の入退室時に自分から挨拶するようになり，またこの頃にA君が家で段ボールのはしを三角に破って，自分の体をこすっていたとのことであった．おそらく段ボールのはしきれをイチョウ鍼に見立て，自分で治療をしているのだろうとご両親も喜んでおられた．

　治療6〜20回・2〜5カ月経過後：ダイエーの看板の文字やマーク，人の絵などを書くようになる．治療後も弟と一緒に授業用の白板にいろいろと書くようになった．また，自宅で「うん」「はい」など，ときどき普通に返事をするようになった．治療所でも2回「うん」と普通に返事ができた．

　治療21〜30回・5〜7カ月経過後：両親の話では，歌を以前の10倍くらい歌うようになる．何の歌かわからないが，治療室でも歌うようになる．ただし，歌詞は聞き取れない．園，自宅で「ちょうだい」「貸して」などと，自分から物を要求をするようになり，アニメのキャラクター名や「牛乳」など，名詞で表現した．言葉数が増え，絵を描いた後，その名前を言えるようになった．また，睡眠時の大便，小便が少しずつ自分で起きてできるようになった．それまでは両親が紙おむつをして寝かしていたが，この時期には紙おむつなしで寝かしているとのことであった．驚いたことは，保育所で紙に書いてあった数字を繰り抜き，時計を作ることができ，これには保育士さんが，喜びのあまり興奮しながら報告されたそうである．

　考　察：結果にあるようなA君の成長や変化は，小児はりの効果によるという考え方と単に成長の時期に合致したことによるという2つの考え方ができる．われわれには，このような成長や変化が，小児はりの効果と言い切る自信はなかったが，お母さんと治療後の話の中で，成長と小児はりについて「効果については，現代医学も小児はりもすべての治療が合わさったものと考えます．しかし，この子は，自分が愛されているか否かを敏感に感じ，私たちもともに皆さんが愛してくださっていることを感じます．そして，小児はりの治療後はリラックスした状態になっています」とのことであった．われわれもリラックスした状態が治療開始後続く感はあったが，実際に母親からその言葉をいただき，感動するとともに少しではあるが，手ごたえを感じることができた．そこでわれわれは，成人での鍼灸治療は，本人の持つ治癒力を引き出すといわれているが，小児はりは，本人の持つ成長しようとする力をストレスや緊張状態を取り除くことにより引き出すことができるのではないかと考える．

まとめ

　発達障害というと言葉の意味から考えれば，差別的用語と言って過言ではないように思える．普通の親であれば，わが子の行動が他の子と比べて少し変わっていても，それが独自の個性と思えて，発達障害とは認めることはできない．実際にその種類は多く，原因は定かでなく，症状も個々によって異なり，評価法，診断基準も確立されていないのだからなおさらである．そのため学童期ならまだしも，その前駆症状として生じる乳幼児期の症例データの集積や統計を取ることなど，親からの協力は得られにくく不可能かもしれない．しかし，われわれ鍼灸師が古くから治療効果を示すことができた乳幼児の「疳虫」症状がこれに似かよっている．

　黒川らは患児や家族への配慮もあって，良好な結果を成長期と合致したという消極的な捉え方もしているが，とにかく，1年7カ月間（2011年7月7日現在）にわたって，往復に車で2時間もかけてはり治療を続けられている事実が重要なのであり，効果がなければその時間を割けられないであろう．本症例によって，幼児時期における小児はりによる神経過敏症状の緩和は，学童期までの情緒安定の維持を図ることが期待でき，初めてその頃になってわかり得るいくつかの発達障害への予防および，その後の回復につながる治療法として，小児はりが成り得るであろうことを確信した．

（惠美公二郎）

参考文献

1) 広瀬滋之・野々井康治・永澤充子・他：小児の治療はその特性を理解して．―乳幼児期・学童期・思春期の鍼灸治療．Osaka, 25-2：10～32, 2009.
2) 桑原浩榮，北米の小児はり治療とその将来．日本小児はり学会第5回学術集会 in 大阪抄録，2011, pp8-9.
3) Thomas Wernicke：ドイツにおける小児はりの実際．日本小児はり学会誌，第1-1：10～12, 2008.
4) 黒川英司・臼馬賢・塚本明日香：自閉症患者に対する小児はり治療の1症例．日本小児はり学会第4回学術集会 in 神戸抄録，2010, p14.

Ⅴ 小児鍼に対するこれからの展望と，海外での小児鍼

1. 内科・神経内科医の立場から

はじめに

　故米山博久が『小児針法』(医道の日本：絶版)[1]の著者であったことが分担執筆に至ったようである．筆者自身，大阪出身であり，鍼灸師になったばかりのころ（昭和40年代後半），両親から小児鍼の実技を伝承された．その際，小児鍼の臨床に関わった経験がある．近年，「鍼灸のメカニズム」は現代医学的（科学的）理論基盤が十分に揃ってきていると筆者は考えている．信頼しうる諸事実はさまざまな鍼灸関係の書物でも紹介され，筆者自身もいくつかの拙書で紹介してきている．

　一方，「小児鍼法」の歴史は古いが，関西地域にほぼ限定された伝承治療と考えられる．そのため，「小児鍼」療法のメカニズムについて解説した詳しい書物といえば上記の『小児針法』と思われる．最近，拙書『日本の鍼灸』（ドイツ語版　2012年出版予定）の中で，小児鍼療法の現代医学的メカニズムについて紹介している．本書では「小児鍼法のメカニズム」について生体にとっての触覚の重要性の観点から論じ，内科・神経内科医の立場から「小児鍼法」の鍼灸臨床上の特徴について述べる．

1. 古くから知られている理論による説明

1）ヘレン・ケラー

　ヒトの触覚の重要性は古くから知られている．不幸にも幼少時に視覚，聴覚を病で奪われ，外部情報機能について触覚を頼りにしていたヘレン・ケラーの生涯談は有名である．『ヘレン・ケラーはどう教育されたか—サリバン先生の記録—』から，サリバン先生の教育方法を紹介しておく[2]．アカデミー賞（1962）を取った映画「奇跡の人」の感動的シーンがある．ヘレン・ケラー（パティ・デューク）が井戸水を両手に受けながら，サリバン先生（アン・バンクロフト）から指文字で'WA-TER'ウォーター（水）と繰り返して教えられる．この触覚から脳へ（水）のイメージをはっきりと彼女は認識し，これが言語変換につながった．このときのヘレン・ケラーの喜びの実体験をサリバンは克明に記述している．

　サリバンのヘレン・ケラーの生活の観察から，触覚の重要性について次のような記述を残している．

　「その年，彼女（ヘレン・ケラー）の触覚は目立って発達し，繊細さを増しました．実際，彼女の全身は精密に組織され，彼女は仲間とのより親しい関係を持つための手段としてそれを用いているかのようである．彼女は音や運動によって起こされる空気の振動や，床の振動を正確に区別し，手や服に触れるだけで友達や知人を見分けるだけでなく，彼女のまわりの人たちの精神状態まで感じることができる」

　その後，ヘレン・ケラーは指を用いての読唇術を習得し，相手の会話内容を即座に理

解できるようになった．彼女はその後，自らの口舌で話したいという強い欲求を持ち，自らの声で会話可能になる(彼女の口語英語はかなり正確なものであった)．さらに驚くべきことに，彼女に誰かがピアノを弾きながら歌ってくれるとき，片手で，歌い手の唇を触知し，もう一方の手をピアノの上に置き，彼女はこれを楽しんだという．

以上のヘレン・ケラーという実例から，人間にとって触覚が脳にとってすばらしい役割を果たすことが了解できる．

2) タッチング理論（身体言語としての触覚）

この理論の詳細については，本書において専門家が執筆されているので重複を避ける意味で簡単に神経内科医としての考えだけにとどめる．

A・モンタギューの『タッチング』(平凡社，1977)[3]は，この言葉を世に知らしめた書物としてあげられる．人にとって触覚は原始的なものである．皮膚はマントのように内部機関を包み，外部環境と境界し，かつ接触面となっている．皮膚の機能について彼が以下の特徴を挙げている．

① 皮下のプロテクター
② 感覚器官として機能
③ 体温調節としての機能
④ 新陳代謝の機能（汗，皮下脂肪）

近年の研究では，皮膚が免疫バリアーとして防衛機能を所持していることが明らかにされた．この事実と，項目①が呼応している．たとえば，原始生物であるアメーバでさえ，触刺激で逃避反応がみられる．また，火傷で人の皮膚（全体重の 16～18％）が一定程度侵されると死にいたることもある．その意味で，皮膚というものは生物学的には大変重要である．神経生理学的には，触覚は脳との関連で視覚や聴覚といった高度に分化した感覚器官にくらべて低次（原始的）なものといえる．しかし，モンタギューが論じるように，胎生時から人にとって触刺激は大切なもので，精神身体学的に他の感覚器官と比較して優位性があると考えられる．

たとえば，生まれたての幼児はすでに母の皮膚のぬくもりある抱擁によって心理的安定を得ていることは当然理解できる．このことは生まれたての類人猿（サル）の実験によっても確かめられている．金属製のベッド@と，柔らかいけばだった材質で包んだベッドⓑを対に用意すると，子どものサルはほとんどⓑのベッドで時間を過ごすことが多いことが証明されている．母の掌による心地よい叩打（トントンなど）やさすり，頬ずりなどは幼子に身体的言語としての愛情が伝わることは容易に理解できる．人間にとって身体的言語が重要であることは，近年，さまざまな心理学者，哲学者によって力説されている．これを紹介することは本書の目的から逸脱するので省略するが，上記したヘレン・ケラーの事例で十分了解していただけると思われる．

以上のことから，本書で紹介されている種々の小児鍼法（擦過手技，叩く手技等）は触刺激として，生体に十分な神経生理学的影響を与えていることが予想される．

3) Magoun，Morruzi の脳幹網様体

この説は 1950 年代に時実利彦（神経生理学者）等[4]によって紹介されものである．この説は小児鍼のメカニズムの有力な一つとしてあげられる（『小児針法』の記述）．Magoun，Morruzi は脳幹網様体を重要視した．脳幹網様体系には，賦活系（Magoun）

と抑制系（Morruzi）があることが知られている．賦活系は意識賦活の問題に，抑制系は安定，睡眠に関わることがさまざまな実験からわかっている．また，心地よい適度な低頻度（1～2Hz）の触刺激は脳波の徐波化（安定あるいは睡眠波）をもたらす．ほぼこの1～2Hzに近い小児鍼刺激は，神経性（脳）の安定化に寄与していると思われる．このような考えも小児鍼法の根拠に十分なり得る．

4）乾布摩擦と免疫

古くから，乾布摩擦に身体の抵抗力（免疫力）を強める事実が指摘されてきている．たとえば，喘息児が乾布摩擦や水泳による繰り返す皮膚刺激（鍛錬）により発作の頻度を減少させ，悪い体調（発作）から脱却した話はある．『小児針法』の記述の中で藤井の血液系，自律神経系への安定作用の研究も，このような事実を関連づけると特筆に値する．現在では，軽い触刺激にもポリモーダル受容器が発火することが知られているし，これらを介して免疫機能を賦活していることは想定しやすい．ちなみに，筆者は鍼刺激メカニズムを解明する目的で実験的研究を以前に行っている[5]．

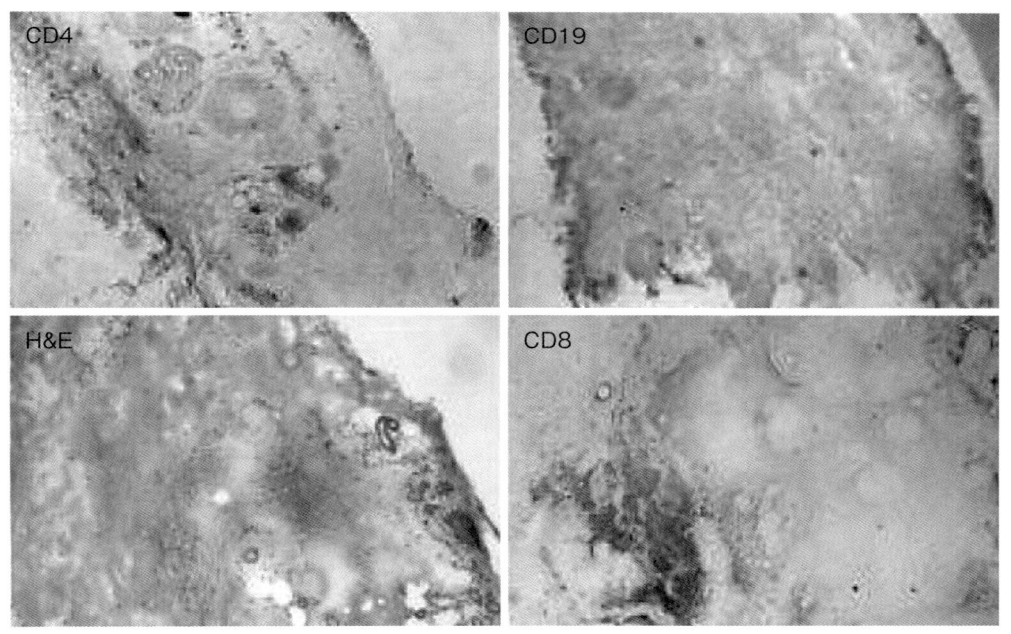

図Ⅴ-1-1　免疫組織染色：大腿部（血海穴＝SP10）の生検標本（×200）

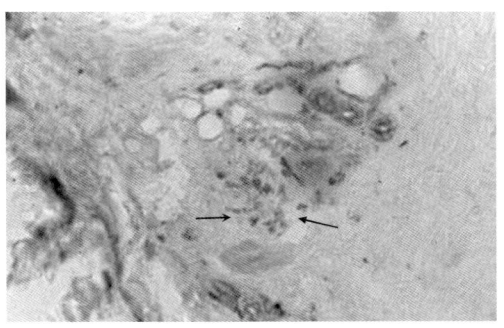

図Ⅴ-1-2　CD4細胞：矢印（免疫組織染色）（×400）

最初に，7人のボランティアを用いて決まった部位を鍼刺激し，その後の刺激部の組織生検を施行し，光学顕微鏡的にその組織反応を検討した．その結果，鍼治療組織内では軽微な炎症反応が生じた後，免疫細胞（CD4，CD8）の出現を認めた[5]（**図 V-1-1，2**）．これらの結果も，鍼刺激（触刺激を含む）が生体の免疫機構に作用している根拠を強く示唆する．

2. 新しい理論による説明

1）触覚と脳科学

近年，脳科学という言葉が流行である．にわかに脳科学者と名乗る輩もあることは少し揶揄したくなる．一方において神経内科学（古くは神経病学）が神経科あるいは心療内科と誤認されることが多いことは専門医としては少し残念なことである．元来，神経内科学は脳神経生理学，神経解剖学を理論的背景（19〜20世紀）[6]として成立している臨床学である．その意味で，現在紹介されているほとんどの脳科学理論は神経内科医にとってはそう目新しいものではない．しかし，最近のfMRI（機能MRI）や脳磁図やPETの活躍は脳機能の画像化という意味でめざましい発展がある．実例として天才的な記憶力を持つキム・ピーク（レインマンのモデル）の脳の研究はよく知られている．

その中でも触覚に関わる新しい知見を紹介しておく．1969年に「ネイチャー」に発表されたポール・バキリタというリハビリテーション専門医の短報がある．その後，彼は「触覚-視覚装置」と呼ばれるものを創り，ある意味センセーションを起こした[7]．この装置は背中の皮膚感覚（振動覚機能）を視覚機能に変換するというもので，装置の椅子の背もたれには400個の刺激器（振動刺激）がある．被験者が椅子にもたれると背部の皮膚を介してその刺激を感じることができるように作製されている．そして装置の椅子に座った被験者の前にモニターがあり，撮影カメラから景色がモニターに映される．その景色に応じて画像がコンピューターに送られ処理され，その信号が被験者の背中の信号板に送られる．暗い部位（画素）は振動し，明るい部位（画素）は振動しないように装置は作られている．この触覚システムによって形成された画像が脳内へと送られて脳内処理後，形イメージとなる．彼の優れたアイデアによる研究は見事に成功した．

現在，この考えを発展させたAuxDecoオーデコ（菅野米蔵開発）が日本で商品化され，視覚障害者の大きな福音となっている．これは，521個の電極がついたバンドを前額部に装着し，前額皮膚を介して視覚画像に変換するもので，前額の皮膚感覚の識別が「形を造り」，一定の視覚画像として脳内で処理されるのである．つまり新しいタイプの「触覚-視覚装置」である．

以上のことからも触覚の脳への入力（影響）がいかに強力で重要かが理解できる．

2）HSP（熱ショックタンパク）[8]

最後に，鍼治療メカニズムに関連する可能性を示唆する物質（タンパク）を紹介する．20年くらい前にこのタンパクは分子生物学の領域から発見，解明された．

現在，このタンパクはストレス学説に関連する物質と考えられている．このストレスタンパクの分子生物学的説明については紙面が限られているので省略する．ご存じのよ

うに H・セリエに端を発するストレス学説は，逆にたどれば，W・キャノンのホメオスターシスの概念，遡って CL・ベルナールの内部環境の概念に行き着く．筆者は鍼刺激というものが生体に対して良質なストレス刺激（ストレッサー）になっていると推定している．HSP に関する重要な動物実験で次のようなものがある．

　神経細胞にあらかじめ非致死性の虚血負荷（ストレス）を与えておく．その後，致死性の虚血に対してこれらの（神経）細胞の保護効果が誘導できることが判明し，そしてこの現象がHSP70ファミリーに関連していることもわかった．このようなストレスタンパクは心疾患（心筋保護作用），消化器疾患（胃保護作用），感染症の免疫機能（HSP70，HSP60）に関わっている可能性が示されている．この事実は上記した乾布摩擦療法の説明理論にもなり得る．

3）小児鍼臨床が捉える症例の意味（世代を超えた臨床観察）

　小児鍼は，関西方面で認知された特殊な治療方法で，全国的には臨床家に用いられることは今のところ少ない．しかし，小児鍼は鍼灸臨床にとってもかなり可能性を含んだものと考えられる．このことは本書の内容から納得していただけるだろう．筆者自身，若いころ両親が営む鍼灸院で小児鍼診療に関わった際，興味あるさまざまな事例に遭遇している．各事例の紹介については，本書において各臨床家の詳細な報告があるので省略する．

まとめ

　最後に，内科医として強調したい小児鍼の他に例をみない特徴を挙げておく．医療（治療）に関わるものにとって，事例（症例）の長期間の経過観察というものが大切なことは誰しも認めることである．古くから小児鍼を営んでいる関西の鍼灸院では，親子3代や4代の家族を治療し続けている事実もよくみられる．筆者が鍼灸師として育った米山鍼灸院（三代目現院長　鈴木信）でも，すでに親子4代に至っている家族例がある．昔は家庭医的な小児科医に，このような事情を持つ医師がいたことも推定されるが，昨今では少ない可能性が高い．小児鍼を実際臨床に取り入れている鍼灸院では，幼少期から成人（ときには壮年期）に至るまで，臨床例を観察する機会を持つことがままある．この経験はかなり希有で貴重である．成人を対象とするわれわれ内科医はおろか，小児科医にもこのような臨床経験は少ない．事例研究と多数例研究の議論はここでは控えるが，事例の長期観察という臨床的方法を生かせれば，鍼灸臨床の特徴ある重要な事柄がわかるのではないだろうか．

　以上，小児鍼の効果について現代医学的観点から述べた．小児鍼に興味を持たれる鍼灸臨床家の一助になれば幸いである．

（米山　榮）

参考文献

1) 米山博久, 森秀太郎：小児針法. 医道の日本, 1964.
2) アン・サリバン；遠山啓序, 槇恭子・訳：ヘレン・ケラーはどう教育されたか—サリバン先生の記録. 明治図書, 第20版. 2011.
3) A・モンタギュー；佐藤信行, 佐藤方代・共訳：親と子のふれあい　タッチング. 平凡社, 1977.
4) 時実利彦・他：脳と神経系（現代の生物学 6）. 岩波書店, 1966.
5) 米山　榮：損傷刺激としての鍼刺激—組織反応の経時的観察—. 厚生省特定疾患スモン調査研究班報告書, 1996.

6) J. カンギレム：反射概念の形成（デカルト的生理学の淵源）．法政大学出版，1988．
7) ノーマン・ドイジ；竹迫仁子・訳：脳は奇跡を起こす．講談社，2008．
8) 六反一仁：ストレス研究はいま―熱ショック蛋白質（ストレス蛋白質）をめぐって．株式会社　ヌーベルプラス，1999．

2. 臨床鍼灸師の立場から

小児鍼の特徴

　小児鍼は，気持ちよくて子どもが笑顔になれる治療法だから，その子の親も幸せになれる．鍼1本で数分間の施術で著効がある．特に疳虫と呼ばれる半健康状態に施術すると，子どもらしいいきいきとした表情になる．よく食べよく眠るようになるから，病気知らずでスクスク育つ．子どもがにこやかになり親のいうことを素直にきくようになると，虐待防止にもつながる．特別に症状や疾患がなくても，日頃から週1回くらいのペースで施術していると，病気せずに健康優良児で育つ．小児鍼は，予防医学としての東洋医学を象徴したものである．

　用具は，手掌の中にすっぽりと入るような小さなものであるから，どこへでも携帯できる．皮膚を破らない施術法だから，病原微生物侵入の心配も少なく，大人を治療するときのような厳密な消毒法でなくても治療できる．1本の鍼で半永久的に使用可能であり，使い馴れてくるほどに手に馴染んできて使いやすくなりよい治療ができる．

　病医院の小児科では，小児喘息・アトピー性皮膚炎・自閉症・注意欠陥多動児等は薬づけになっているのでは，と危惧する．このような疾患の小児でも，小児鍼を継続して施術していくと，体質が改善されて発作・症状が徐々に改善されていく．薬の使用・服用量を少なくしていっても，症状が悪化しなくなっていく．ひいては，略治・完治の方向へ向かう．

　すべての疾患が快方に向かうわけではないが，自然治癒力を賦活させる鍼灸治療だからこそ，思わぬ効果が現れることも多い．

　昔の中河内地区（大阪東部）では，おばあさんが言っていた．「ハリしといたら，病気せんと子どもはスクスク育つ」と．ただ一つの難点は，「技」次第で効果に差が出ることである．

1. 大師流小児鍼の歴史

　筆者は，大師はり灸療院の三代目である．初代谷岡捨蔵は，明治21年（1888）に河内国若江郡西郷村（現在地）で開院した．小児も大人も治療していた．現在使用中の三稜鍼型の小児鍼（鋼製でヤキ入り）は，初代が使い始めたものである．他の鍼灸院では目にしない形状であり，しかもそれを突き刺すのではなく「後方に引く」という発想の転換によってフェザータッチの快感を生み出した．二代目賢太郎は，大正15年（1926）から初代とともに臨床に従事し小児鍼を普及させた．特に月見はり（中秋の名月）では1日に850人くらいの小児が来院した．三代目の筆者は，昭和36年（1961）から二代目とともに臨床に従事した．当時の小児来院数は，1日70～200人くらいであった．

　核家族化・小児医療制度改革等により，徐々に小児来院数は減少してきた．小児の親が転勤するとき，転

勤先で小児鍼をしてくれる所を探すのに苦労した．関東以北・九州・四国では，まったく小児鍼は普及していないのを知った．それで小児鍼の普及を心がけたが，小児鍼の講演依頼は年に1〜2回くらいしかこない．これでは普及にならない．

平成12年（2000），東京で大師流小児はり講習会を開催した．当初は，年2回開催した．約50名の受講生が集まった．その後，大阪・福岡・札幌でも講習会を始めた．受講生のために，年5回の手合わせ会（ミニ講習会）も実施した．カナダ・米国・ベトナム・ドイツでも講習会を開いた．日本では，毎年500名ほどの人が受講している．

小児鍼ができる鍼灸師が増えてきたので，転勤時，あるいは鍼灸師相互の患児紹介も徐々に円滑にできるようになってきた．

2. 小児鍼普及の方程式

秘密主義に発展なし．家伝だ，秘伝だ，本家・宗家だと言って，技法を公開しない流派は衰退していく．これは伝承・継承している人の意識の問題である．守るものがない人たちは気楽に考えるが，代々受け継いだ技術の公開には大変な勇気がいる．地元にあっては，先代と比較され批判される．技術公開すると，他人が真似るから自分の所の患者が減少すると，臆病になる．マイナス思考になると，底なし沼に沈んでいく．

技術公開すると，他の鍼灸師が批判してくれる．褒めもしてくれる．そんな中で技術について，良い面と悪い面が浮き彫りにされてくる．自分自身の体験から一番よかった点は，相手の鍼灸師も本気で技術を見せてくれたことである．改善点や改良点を手取り足取り教えてもらえた．技術公開をして今になって考えると，失ったものはほとんどなく得るものが実に多かった．

当初は，鍼灸師会の少人数の会合で，こぢんまりと技法を話していた．口ベタだったのでうまく話せないし，伝わらなかった．ボロクソに批判もされた．「鍼1本ではダメ，2〜3種類の鍼を使え」，「子どもとは目を見て話せ」，「一瞥しただけで，自閉症がわかるのか」等々，くやしかった．反論できない自分がいた．家に帰ってじっくり考えると，反論法が見つかることもあった．思考が浅かったように思う．

そこで小児鍼に関することを，書き始めた．投げかけられた質問や批判を思い出しながら，回答を書き出した．ネタが切れてくると，院内のスタッフや鍼灸学生からの質問・疑問にも回答を書いていた．とぎれとぎれに断片的に書いたものが貯まってきたとき，系統立てて分類してみると1冊の本になりそうな気がした．不足部分を書き足したら，なんとか形になりそうな気がした．どのようにしたら「本」になるのか知らなかった．とりあえず雑誌に投稿した．掲載文を読んだ人がマスコミに，「小児鍼のことなら，谷岡に尋ねたらよい」と言ってくれた．新聞社・テレビ局からの取材がきた．その体験から，さらなる改善点が飛躍的に見えてきた．患者の立場から，鍼灸を見て考えるようになってきた．雑誌への投稿は，10回くらいで終了した．全投稿原稿を持って，単行本にしてほしいと依頼したが断られた．「小児鍼はマイナーだ．大衆・保護者へのPRが先だろう」と．

最後の一社が，引き受けてくれた．当院の開院百周年記念事業の一環として，『わかりやすい小児鍼の実際』（源草社）を出版できた．この頃になると口ベタも少しは解消し，講演依頼も増加してきた．個人でする講演会では，技術が十分には伝わらない．たまたま東京の刺絡講演会に出席した折，半日程の空き時間が発生したので，友人に小児鍼講習会の話を持ちかけた．これがきっかけで大師流小児はり初心者講習会が発足した．年5回のミニ講習会（手合わせ会）も実施できて技術伝承の礎ができた．

個人でできる範囲は狭い．組織力・マスコミを活用してこそ，大きな力になる．現在は日本小児はり学会も開催され，小児鍼がメジャーになりつつある．多くの人たちの協力・努力とともに，小児鍼技術を身につけた鍼灸師が現れてきたことによる．子どもを笑顔にすることができた人は，小児鍼の魅力・魔力の虜に

なってしまう．学会での症例発表が増え，イベントでの小児鍼公開実技が多くの鍼灸師によって実施されるようになった．

そろそろ大衆・保護者へ小児鍼の有効性・適応症をアピールする時期にさしかかっている．一致団結して政治力をつけ，小児鍼の小児医療制度への参入も視野に入れていくべきだ．

3. 外国でも小児鍼は普及する

小児鍼は，大阪の文化である．大阪以外では，ほとんど普及していなかった．東京では小児鍼は認知されていないから，流行しないと人は言う．そういう人は，小児鍼のことを知らないし，小児鍼のできない人である．現在では関東で3,000人を下らない子どもたちが，毎月小児鍼を受療している．小児鍼のできる鍼灸師が誕生してきたのである．

1）ドイツでの講習会

外国には当然日本のような小児鍼はなかった．まったく認知されていなかった．2002年にドイツ人夫妻が，日本の小児鍼を求めて当院へお越しになった．「小児鍼を教えて欲しい」との要請だった．ボストンでの小児鍼講習会から帰国直後だったので，勢いで「（ドイツへ）行きます．来年！！」と答えてしまった．ドイツへ行って何ができるか，まったく不安がないわけではなかった．米国でも疳虫の子がいたから，ドイツにもいるはずだ．疳虫の子どもさえいれば，その子を治せばよい．効果のほどは，親にわかるはずだ．その親から受講生たちに，術前・術後の変化を説明してもらえばよいと考え，出発した．小児鍼をしたことのない治療家には，小児鍼の効果は察知できないだろうと思っていた．

2003年，フランクフルト近郊で講習会を開催した．世話役の Thomas Wernicke（トーマス・ヴェルニケ）夫妻は，診療所ならびに指圧学校を会場として提供して下さった．受講生は，20〜60歳くらいの20人ほどであった．講義よりも実技の方に重点を置いて指導した．受講生は，弱刺激の適する人（皮膚が柔らかい人）が多かったのが印象的であった．この人たちには小児鍼を学び，会得できる適性がある，と感じた．2日間，一生懸命講習を行った．公開治療では，4人の子どもを治療した．疳虫の子や股関節の悪い子，脳障害のある子たちがいた．ただ米国の場合と異なる点は，モデルの子どもたちの情報は何一つとして知らされてないことだった．講習会場へ子どもを抱っこした人が入ってきて，ベッドに子どもを置く．何か説明や報告があるのかなァーと待っていたが，時が止まったように何事も起きない．仕方ないから，治療を始めた．指頭に神経を集中して施術した．言葉がまったく通じないので無言で施術した．子どもと視線が合ったときだけ，ニッコリと微笑した．次の子も，また次の子も同じだった．4人の子どもの治療が終わり，子どもたちが退場したら会場から大きな拍手が湧いた．講習会が終わってからの会食のときに，ヴェルニケ夫人から「私なら30分かかる治療効果を，先生は5分でなされた．すばらしい！！」と褒めてもらえた．股関節の開きの悪い子の治療のことを言っているんだと納得していた．2日目の講習会終了の挨拶に，「この度，ドイツに4粒の小児鍼の種を蒔きました．この種をみなさん方で大きく育ててほしいです」と言った．

2）ドイツでの出版『Shōnishin』

その後，ヴェルニケ夫妻は，毎年来日されて小児鍼の勉強をされていた．2～3年目には，『わかりやすい小児鍼の実際』を独訳したいとの申し出があった．その2年後には，独訳がほぼ完成した．そんな折，トーマス・ヴェルニケの症例を掲載してもよいかと相談を受けた．もちろんOKした．次の年には，ドイツで小児鍼の本を発行するには，経絡理論が不可欠だと言われた．確かに理論好きのドイツ人には，もっともな話だと感じ，同意した．小児治療をある程度こなさないと会得できない「皮膚緊張度理論」は，無理だろうと考えた．最終的には，ヴェルニケの著作という形で『Shōnishin』（独語・ELSEVIER）は，印刷にかかった．初めての横文字の小児鍼の本の完成が待ち遠しかった．2009年9月，再度ドイツを訪問した折，第1号の印刷本が手元に届けられた．緑色のずしりと重い本で，写真・図版が多くて読みやすそうだと感じた．翌月第3回日本小児はり学会（東京）で，ヴェルニケが特別講演をされた．斜頸の子の顔が2回の施術で正面を向いたときには，会場に感嘆の声が響いた．

3）ドイツを越えて

最初のドイツ講習会を開いてからわずか6年で本を著し，自国はもちろんスイス・オーストリア等でも小児鍼の講習会を開催され，小児鍼をこんなに深くまで開拓してくださった，トーマス・ヴェルニケの情熱と研究心は「すごい」の一言である．開拓者精神に頭が下がる．彼も子どもの笑顔が目標である．

米国では桑原浩榮が，臨床と講演の両方で活躍しておられる．カナダでは，北米東洋医学誌（North American Journal of Oriental Medicine）によって小児鍼の普及が行われている．ベトナムでは，大極安子が，毎年1～2回ストリートチルドレンたちに小児鍼治療を行っておられる．みんな小児鍼をすることによって，「子どもたちの笑顔」を願っている．

4. いずこへ向かうか日本鍼灸

少子化時代にあって子どものためによいことは，親は何でもする．これこそ小児鍼にとっての追い風である．よい技術を習得すれば，遠くからでも，子どもを連れて治療に来る．病医院では治らない子を連れてやってくる．

若いOLや育児を終えた母親は，美容と健康のためになることならいくらでもお金を出す．このような御時世に，鍼灸への追い風を感じる．薬物の副作用や耐性菌の発生は，患者・医師にとって脅威である．なるべく自然に沿って治したいと願うのは，人間の本能である．

自然治癒力を活用した鍼灸療法であるから，万病に有効である．うまく反応点を選出して適正な施術を行えば，心地よい風が体内を吹き抜ける．心も肉体もリフレッシュできる．鍼灸が怖い，痛い熱いと恐れる人たちが多い．そのような人たちには，その人に適合する刺激の質（毫鍼・三稜鍼・灸）を鑑別して，適合するものを使用する．また，刺激の質を適合させても刺激量が不適正であれば，痛かったり熱かったりで治りにくいばかりか，悪化する恐れさえある．鍼灸療法の3要素は，施術点・刺激の質と量である．これが適正に判断できなければ，よい治療につながらない．これがうまくできると，患者の恐怖感は減少・消失する．施術中に睡魔の虜となって寝入ってしまう患者も多い．目覚めれば，夜明けの爽やかさを味わうことができ

る．病医院で各種検査を受けても異常がみつかりませんというような人には，東洋医学が味方になる．薬を服用しても効果がいまひとつと感じる人も，鍼灸を試す価値はある．

　鍼灸は，簡単な道具しか用いないから山村僻地でも都会と同じ治療が可能である．ただこれを使いこなす人の技量によってかなりの差がでる．この差をなるべく少なくするためには，教育と科学的研究が必要となってくる．科学化というと嫌悪感を示す鍼灸師が多いが，そこにこそ問題がある．「気」は科学化できないというなら，その人の限界である．科学はどこまでも発展・進展し続ける宿命のものだから，わずかずつであってもそれに近づいていく．気への一番の近道は，皮膚である．皮膚を精密に検索・研究すれば，鍼灸の謎の一端が解明されると信じる．ひいては，経絡への足がかりも見つかるような気がする．

　それよりも現在大切なことは，現存する鍼灸の技を絶やさずに継承していくことである．鍼灸の技が失伝すれば，研究する対象がなくなってしまうのである．技術の伝承・継承は，それを受け継ぐ身体づくりから入っていかないと，本格的な伝承が不可能かもしれない．鍼灸治療を受けて鍼灸の快適さを知り，同時に健全な身体を得れば自ずと鍼灸継承の身体ができ上がってくる．

　科学化の研究は，個人では不可能である．大学・専門学校・学会・業界が，協力して行わなければならない．

5．小児鍼（と鍼灸）の展望

　日々，臨床の場に居て痛切に実感することは，「小児鍼の早急な普及」と「鍼灸師の技術向上（①小児鍼そのものの技術，②患児との接し方，③保護者の説得までを含む）」である．
- 鼻炎のため朝6時から耳鼻科に並ぶ両親や祖父母．
- 子どもの癇虫に振り回されて，親自身も癇虫となり，"怒る→子どもが泣く→イラつく→怒る→…"を堂々巡りしている母親．

　子育ての理想は，「誉めて育てる」と理屈でわかっていても感情がついていかない．

　今の親は，忙しすぎて余裕がなくなったり，少子化にあって子どもを客観的・冷静に捉えられないのである．そこで「小児鍼」が大いに役立つ．

　子どもの神経や諸症状を落ち着かせるとともに，客観的・冷静になりにくい保護者に対して，ちょっとした子育てのヒントをあたえるのである．批判や指導は後回しにして，できる限り親の心が楽になり解放される言葉を探す．その保護者の心に寄り添えた，もしくは心を開いてくれた，納得してくれたなど，何かしらの手応えを感じたら今度は「こういうふうにしたらどうかな！」と言葉を添え，治療の最後に保護者の目を見る．

　治療中は，患児と患児を治療する指先に神経を集中しているため，保護者が納得したかどうか，最後の最後に確認する．

　小児鍼では，その症状にもよるが，平均5回くらいの継続治療が必要である．

　今の日本の医療体制下にあって，小児科の10倍近くの代金を払ってまで「小児鍼」に通院する意義をしっかりと見い出さなければ，小児鍼は廃れる．このことを鍼灸師が自覚し，日々の臨床に携わらなければならないと切実に思う．

　小児鍼が普及すれば，子育てにゆとりと安心が生まれるし，親子で幸せな時間が過ごせる．それを感じている大人たちは，せっせと小児鍼に通う．気がつくと，子どもは健康で素直で丈夫な，心優しい人に育っていくし，集中力が増し頭も良くなる．子どもたちが，ピアノやスイミング，ハンバーガーショップなどに通うように，もっと身近に当たり前に，「小児鍼」が世界中に普及することを願ってやまない．

（谷岡賢徳・首藤順子）

3. スキンタッチの立場から

はじめに

　親子スキンタッチとは，東洋医学や小児鍼の普及を目的とした「親ができる子どものツボ健康法」である．決して特定の流派による手技や新しい治療法ではない．

　鍼灸師が子育て中の親に東洋医学的な診方で子どもの心と身体，経絡や体質をわかりやすく説明し，実際に子どもの身体を診て健康法を教えアドバイスする．使用するのは，どこの家庭にもあるスプーン，歯ブラシ，ドライヤーである．

　少子高齢化と人口減少が進む今，新しい患者層の開拓が急務である．

　人口が減り，鍼灸師が増え続ける将来，鍼灸師が鍼灸で飯を食うにはどうすればよいのか？　4つのポイントを示し，スキンタッチの取り組みも交えて小児鍼と鍼灸の展望を述べる．

1. 鍼灸を知らない世代へのアプローチ

　昨今の若い親世代は鍼灸を知らない．アンケートによると鍼灸のイメージは「痛い・怖い」が約7割以上，良いイメージが約1〜2割，マッサージのイメージと比較すると完全な逆転現象になっている．また，小児鍼に対するイメージでは答えに「かわいそう」もあった（図V-3-1）．

　鍼灸文化のある地域と比べて徳島県はその認知度は低く，鍼灸の文化が育ってない．おそらく日本の多くの地方都市も同じ状況ではないだろうか．先人たちが鍼灸の普及啓蒙に力を注いできたことは知っている．だが，今までと違うアプローチが必要であると強く意識した．

　そこで，「痛い・怖い」をイメージしやすい「はり・灸・小児はり」という言葉をあえて使わず，「子どものツボ健康法：親子スキンタッチ」というソフトな名称にし，興味を持ってもらい話を聞いてもらう．まずは門を開けてもらうことから始めた．

　この小児鍼普及プロジェクトは2001年㈳徳島県鍼灸師会会長の恒石真が発案し，学術部長の大上勝行と青年部長の篠原も知恵を絞り考案，会の子育て支援事業としてスタートした．

　活動は依頼のあった保育所，幼稚園等での教室開催である．初めて訪れた保育所で聞き取りをしたところ依頼者の所長以外全員が「鍼灸は知っているが，鍼灸師と話をしたことがない」との答えが返ってきた．鍼灸を知らない親子，少子高齢化と日本の人口減少が進む今，このまま年月が過ぎれば鍼灸師は食べていけない．50年後，鍼灸院に今来院している高齢者はもういない．現役の子育て世代と子どもたち，孫が患者層になる（図V-3-2）．古典にあるように戦争が始まってから兵を集めても，喉が渇いてから井戸を掘っても遅いのである．

　鍼灸業界発展のためには先を見越した取り組みが必要であり，その一つの方法として親子スキンタッチがある．教室を開催し親にプロの手の気持ちよさを知ってもらい，東洋医学や小児鍼，鍼灸師を身近に感じてもらうことが普及の第一歩と考えた．スキンタッチで小児鍼を知り，その気持ちよさと効果を体験してもらう．

　幼少時代から鍼灸の味を身体で覚えてもらえば，将来その子が大人になり心身の不調になったとき，鍼灸という選択肢を自然に選び鍼灸院の門をくぐるだろう．

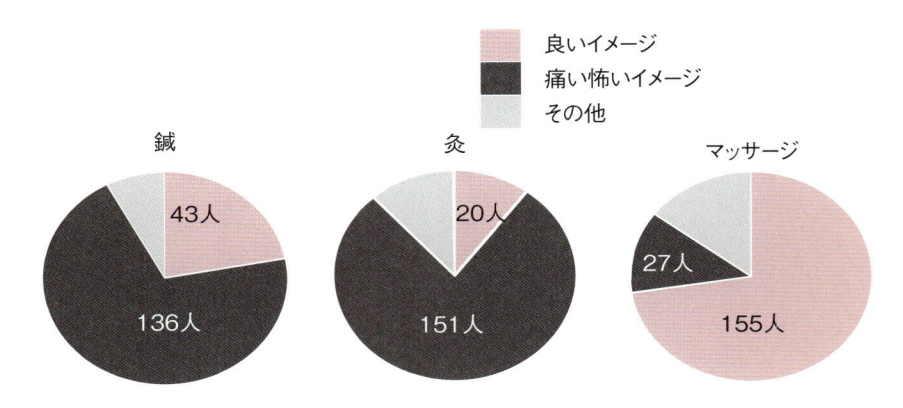

128 V. 小児鍼に対するこれからの展望と，海外での小児鍼

■ 良いイメージ
■ 痛い怖いイメージ
□ その他

鍼　　　　　　灸　　　　　マッサージ
43人　　　　20人　　　　27人
136人　　　151人　　　155人

※小児はりのイメージは，「かわいそう」
アンケート：平成15年10月徳島ねんりんピックにて（回答者10代〜80代194名）

図V-3-1　鍼・灸・マッサージのイメージ

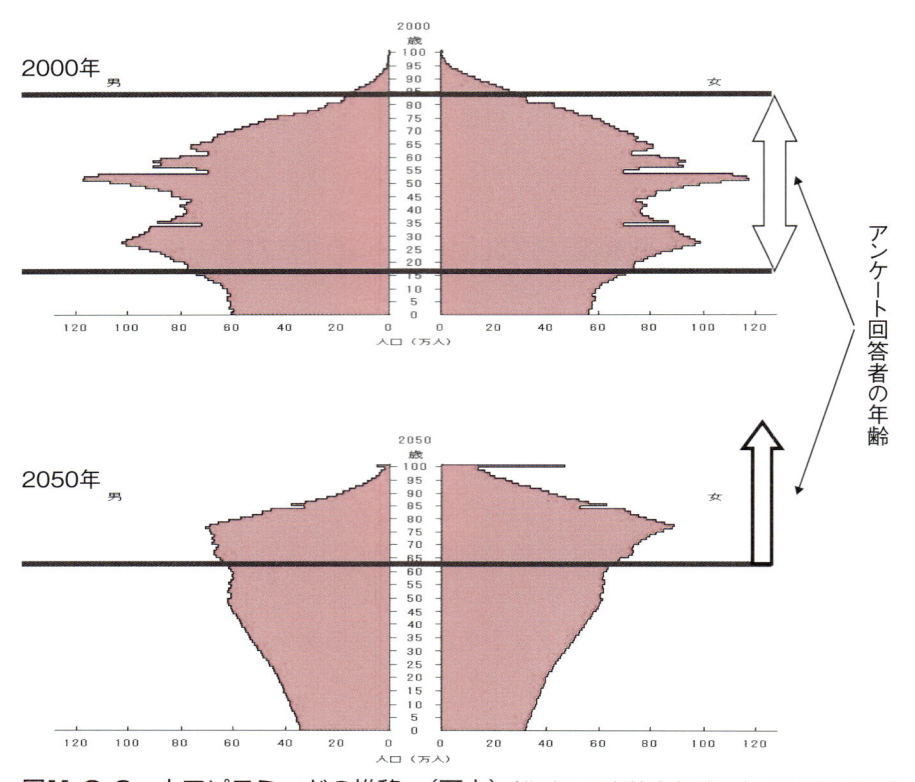

2000年 男／女

2050年 男／女

アンケート回答者の年齢

図V-3-2　人口ピラミッドの推移　（万人）（作成：国立社会保障・人口問題研究所）

2. 時代を読み協力者を得る

　出生率が低下し，キレル子どもが増える時代，「子どもの健康」「健やかな成長」は大切なキーワードになっている．鍼灸師が得意とする分野で，「東洋医学の知恵を活かせて子育てを応援しよう！」のメッセージを発信し，行政，教育，医療機関とつながりを深めることも重要である．
　ここで「鍼・灸・小児鍼が効く！」と，声を大にして訴えたいところだが我慢する．なぜなら，われわれが「鍼・灸・小児鍼」を推し進めるのは業界として当たり前であり，「それはあなたたちの仕事，ご自由（勝手）にどうぞ」と行政もマスコミも興味を示さない．鍼灸師目線では受け入れられるはずもなく，大切なの

は鍼・灸・小児鍼を必要としている人々の目線で考えることである．スキンタッチの主役は子育て中の親子なのだ．

そこで先のメッセージを掲げ，子育て支援事業に積極的に登録・参加し，イベントがあればマスコミの取材を受ける．徳島では行政の「子育て応援団」に登録することで施策に入り，市役所のホームページに「親子スキンタッチ教室」と明記された．2010年には県のオンリーワン事業に選ばれ，県からの補助金で「ヨシダケンの親子スキンタッチBOOK」を発行し，県民への普及も飛躍的に進んだ．また，勉強会を企画し，子育てに関する広い分野と交流を深める．

ここで築き上げた信頼関係はわれわれにとって宝となり，普及活動や日々の臨床の良き理解者，協力者となる．具体的には，行政とマスコミはイベントの協力や取材（お金をかけずテレビ・新聞・雑誌に載る），医療関係では小児救急の紹介先となり，一般の方々への啓蒙と，より安心・安全が担保できた活動となる．

ここで一つ注意点がある．

スキンタッチには高い公益性があり，行政やマスコミ等に受け入れられやすいのだが，一般の親子に物を売りつけたり高額な参加料を徴収してはいけない．法人会が開催する場合は公益事業費として計上できるが，規模の小さなスキンタッチ会では予算に限りもあるので常識的な範囲で資料代ぐらいなら負担してもらっても良いだろう．行政や教育委員会から補助が出るのが理想であり，鍼灸師個人が目先の金儲けに走れば，世間から鍼灸業界全体の信用をなくす．

スキンタッチは物を売るのでなく，東洋医学の考え方や知恵を広めることが目的なのである．

3．親子スキンタッチのメリット

1）学生からベテランまで役割があり，個性を発揮できる

スキンタッチは基本的にグループでの活動である．

学生（鍼灸学校）や卒業間もない若手，業界を引っ張る現役バリバリの中堅，名人と呼ばれるベテランまでそれぞれの役割があり，それぞれの個性を発揮できる．

教室を開催したとき，学生や若手は受付でバイタルチェックや子どもが退屈しないように遊び相手となる．子どもは若いお兄さん，お姉さんが大好きなので，子どもの扱いに慣れていない先生は大勢の子どもに揉まれることで緊張のバリアを取り去る訓練の場となる．スキンタッチで子どもの匂いを身体につけ，同時にベテランの指導を受け訓練を積むことが小児鍼上達の近道である．

中堅の先生は親子に直接指導する役になる．日ごろの腕の見せ所であり，学生や若手は子どもをあやしながら中堅の先生の近くで親子に対する話し方や間のとり方を生で勉強できる．

ベテランは後方に座り，スキンタッチでは難しい病気の相談役として控える．また小児鍼名人としてデモンストレーションを披露してもらう．

このような形をとることで教室に厚みができ，参加している親子から安心と信頼を得られる（図Ⅴ-3-3）．スキンタッチに興味はあるが，人前に出るのが苦手という先生は紙芝居や着ぐるみでの参加もできる．風船や指人形，バンド演奏など，何でもありなのが親子スキンタッチ教室なのだ．大切なのは来場してくれた親子が楽しみながら鍼灸師と触れ合い，小児鍼や東洋医学に興味をもってもらうことである．

そして鍼灸師自身も愉しみながら活動できる．特にこれからの時代を担う学生と若い

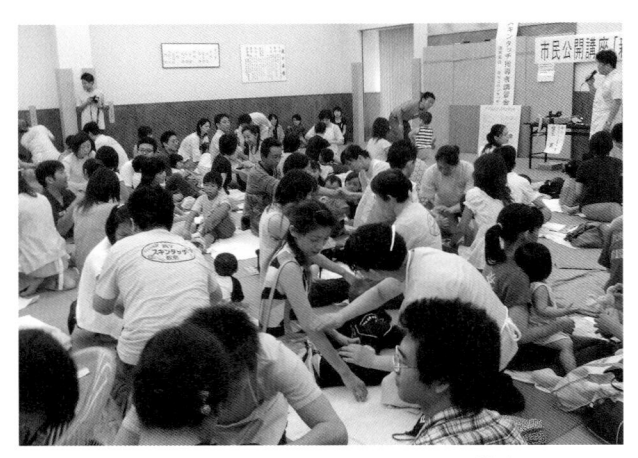

図V-3-3　公開講座，親子スキンタッチ教室

先生に期待している．アイデアと行動力と，少しの遊び心をもって柔らか頭で挑んで欲しい．

2）地域密着型で新規患者が増える

　教室開催依頼はあちらこちらから来る．
　徳島県の場合，依頼のあった施設に近い先生に講師役になってもらい，不慣れな場合はベテランがサポートにつき教室を開催する．講師役の先生は地域の窓口となり，相談や治療を受け持つ．こうすることで広範囲に同様の普及が行え，地域の方々に直接指導するので子どものみならず大人の新規患者も増える．近隣の鍼灸師と一緒に活動することで，昨日までライバルだった隣の治療院が「小児鍼の普及」という同じ目的を持った同志となり，スキンタッチ活動に参加しない治療院との差別化も図れる．

3）組織や流派を超えての活動が可能

　スキンタッチは鍼灸師や鍼灸師を目指す学生であれば組織や流派を超えて活動できる．
　臨床に関しては組織や流派によって考え方が違うのは仕方がないが，こと普及に関しては「流派が違う…」とか言っている場合ではない．一般の方にとって流派や組織はどうでもいい話である．ここでも，鍼灸師の目線でなく小児鍼を必要としている人々の目線に立つことが優先されるべきである．
　現在，われわれの考えに賛同してくれたグループや法人会が全国37都道府県に窓口を設け活動を続けている．鍼灸学校の学園祭では，親子スキンタッチ教室が開催され，学校と地域の大切なコミュニケーションの場となっている．
　信頼できる全国の窓口は「大上勝行：親子スキンタッチ指導マニュアル．徳島県鍼灸師会，2003，p．81．」または「徳島スキンタッチ会」のホームページを参照．

4）リスクマネージメントの重要性

　業界が力を入れる普及活動や奉仕活動は治療体験を伴い，スポーツイベントや施設でのそれでは鍼灸師が対象者に直接施術することが多い．小児の場合，直接施術のリスクがある．ともすればわが子かわいさのあまりクレームがつくことも予想される．
　たとえば，幼稚園や保育所で50人の子どもが集まれば，その中に熱を出す前の子ども

がいても不思議ではない．バイタルチェックや親や先生への聞き取りで気づかず，鍼灸師が小児鍼を施した後に発熱したらクレームがでる可能性がある．

施設や親子と信頼関係があれば大事には至らないかもしれないが，99回の普及活動で成功しても1度の事故で信用をなくす．それではどうやってリスクを回避するのか？

基本的にスキンタッチ教室では，鍼灸師は直接子どもに触らない．

鍼灸師は親に触り，必要に応じてスプーン・歯ブラシ・ドライヤーの使い方を教え，親同士，または鍼灸師がモデルになり，その使い方を練習してもらう方式をとっている**（図V-3-4）**．そして子どもを触るのは親である．親子のスキンシップの架け橋にもなり，鍼灸師の身を守る術でもある．普及活動や奉仕活動において，これからは特にリスクマネージメントが大切と考える．

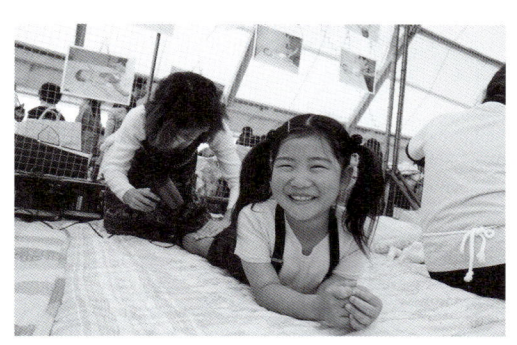

図V-3-4　ドライヤーを使ってお母さんが子どもにスキンタッチ

おわりに

筆者が修行時代を過ごした愛媛では「子どもが風邪をひいた」と言って母親が子どもを鍼灸院に連れてくる．母親曰く「鍼して治らんかったら病院に行く」，そんな土地柄だ．しっかり鍼灸の文化がある．

また，ある幼稚園で「お腹が痛い」と訴える子がいた．そのとき幼稚園教諭に「お腹が冷えとんよ～，お灸したらいいんよ～」と言った園児がいたそうである．日本中がこうなることを切に願っている．

われわれ鍼灸師が子育て支援に取り組み，子どもたちの健やかな成長のお手伝いをすることが明るい業界の未来につながると確信している．

（篠原新作）

4．教育現場の立場から

はじめに

小児鍼の現状を知ることで，展望がみえる．キーワードは，鍼灸師のレベルアップ，学校教育，卒後研修，啓発，安心・安全，EBMなどである．

過去の文献，特に 2009 年に大阪府鍼灸師会会員を対象に行った清水による報告[1]，および 2011 年度同会員を対象とした小川[2]による小児はりの実態および関西地区と関東地区を比較した小児鍼の普及差についての報告を中心に小児鍼の展望について考える．

1. 小児鍼の現状

小児鍼は，昭和時代には関西を中心に盛んに行われていたが，現代では少子化や核家族化などに伴い，減少傾向にあるとされている．ただ，大阪府鍼灸師会の会員を対象とした 2009 年の清水の報告[1]，および 2011 年の小川の報告[2]を比較すると，小児鍼を行っている鍼灸師は 2009 年に回答者 209 名中 161 名の 77％に対して，2011 年の調査では 195 名中 141 名の 75％と，この 10 年間での減少率は 2％である（**図 V-4-1**）．しかし，2009 年に山口ら[3]は，経絡治療学会・関東支部研修会および東洋はり学会渋谷支部，杉並区鍼灸按摩マッサージ指圧師会会員 181 名を対象に小児鍼治療を行う鍼灸師数の実態調査をした結果，有資格者 114 名中，小児鍼治療を行っているのは 30.4％，1 カ月の延べ患者数は平均 4.1 名と報告し，その貧弱な現状が数値から読み取れるとしている．また，小川の報告[2]では 1 日平均患者数 0〜2 名が 130 名（92.9％），3〜5 人は 9 名（6.4％），6〜10 人は 1 人（0.7％）で，10 人以上は 0 であった（**図 V-4-2**）．したがって，母数となる調査の場所や対象者が異なることから単純に比較できないが，小児鍼を行う鍼灸師数は 10 年前に比較しほとんど変化はないものの，鍼灸師 1 人あたりの小児鍼患者数は減少したものと推測できる．これを裏付けるものとして後藤[4]の報告がある．平成 11（1999）年と平成 20（2008）年の大阪府下の一鍼灸院での小児鍼の動態を調査した．出生率は 6％の減少に対して，小児鍼患者は約 30％の減少と報告し，小児の数の減少よりも小児鍼

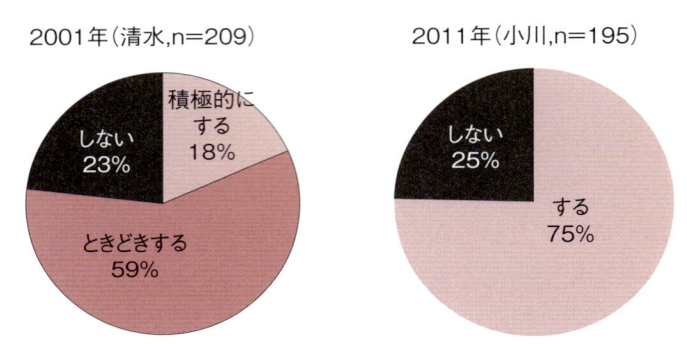

図 V-4-1　大阪府鍼灸師会会員を対象とした 2001 年と 2011 年の小児鍼の実施状況の比較

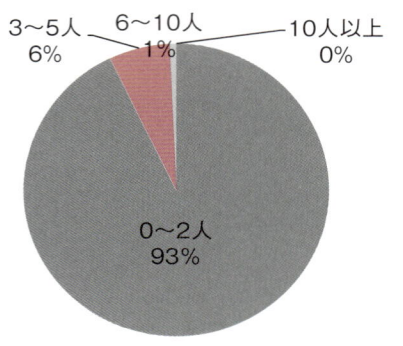

図 V-4-2　小児鍼の 1 日平均来院数
2011 年（小川，n＝195）

の認知度の低下と推測している．

　また，地域別の小児鍼の実態について，大阪鍼灸師会会員を対象とする調査では75％（回答数195名，小川，2011年），関東地区では20％（回答数37名，山口[5]，2008年），30.4％（回答数114名，山口[3]，2009年），筆者が2011年2月に福井県鍼灸師会で講演した際，23名を対象に行った小児鍼の実態調査での回答は15名で，そのうち8名（53％）が小児鍼を実施していた．単純に比較できないが，関西地区＞福井＞関東地区の図式が見えてくる．関西地区から遠ざかるほど小児鍼の普及は低下している．

2．教育現場の立場から

　山口ら[5]は大師流小児はりの会関東・初心者講習会（2008年5月18日実施）の有資格者受講者37名のうち，小児の鍼治療を行っているのは20％と報告している．また，有資格者で小児への鍼治療を行っていない理由として「やり方がわからない」70％，「治療に自信がない」32％，「小児鍼を知らない」30％，「子どもと接点がない」30％，「子どもが来院してくれない」22％であった．子育て世代へのアピール不足が考えられるとし，小児や保護者と鍼灸師とを結びつける活動の必要性を訴えている．また，同受講学生38名中「やり方がわからない」が61％と報告し，教育現場あるいは卒後研修の場で小児鍼を習得する機会が不十分であることが推測されるとしている．また，桑原らも小児鍼の普及には，小児鍼の実践可能な鍼灸師の養成が急務と

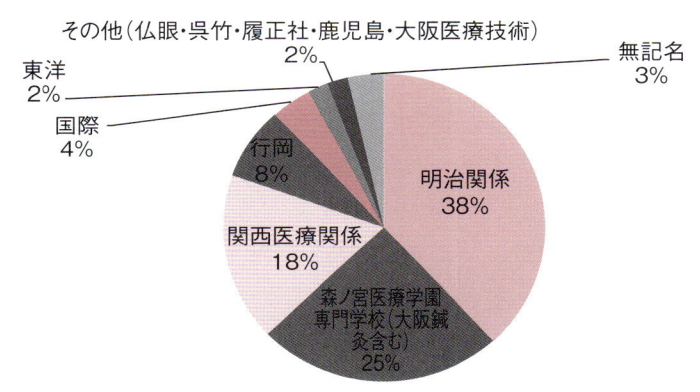

図V-4-3　大阪鍼灸師会会員の出身校別
2011年（小川，n＝195）

図V-4-4　小児鍼のコマ数
（1コマ＝90分換算）2011年（小川，n＝195）

している[6]．

さらに小川は，大阪府鍼灸師会会員850名を対象に出身校と小児はりの実態調査を行った(**図V-4-3, 4**)．回答は195名であった．その結果，出身校は明治東洋医学院専門学校（明治国際医療大学・短大を含む）38％，森ノ宮医療学園専門学校（大阪鍼灸専門学校を含む）25％，関西医療学園専門学校（関西鍼灸大学・短大を含む）18％，行岡鍼灸専門学校8％と，4校でほぼ90％を占める．また，在校中に小児鍼の講義をどのくらい受けたかの質問に対して，1コマを約90分として，4コマ以上が21名(11％)，3コマが20名(10％)，2コマが31名(16％)，1コマが47名(24％)，なしが27名(14％)，昔のことで忘れた・その他は40名(20％)であった．このように，授業として機能しているのが1割程度，学校によっては講義がまったくないか，講義はあるものの小児鍼の紹介にとどまる程度と，コマ数からは小児鍼の知識や実技の習得は不可能と思えるのが現状で，レベルアップにはほど遠いといえる．授業数は学校によってかなり開きがあるが，今後，小児鍼を普及するためにも，在校中での小児鍼について知識と技術を研鑽する必要がある．

3. 小児鍼の有効性をEBMで立証する必要性

小児鍼は経験的に効果があることは知られている．桑原[7]は，クリーンニードル・テクニック（CNT）に抵触する押手を用いた日本式の手技は，技術普及にマイナスの影響を与えるとしている．その点，小児鍼は毫鍼のように体内への刺鍼はなく，皮膚刺激であり，衛生面から問題なく，患児にとっても心地よい治療法であることから，日本鍼灸の特徴の一つとしてアピールできるものである．しかし，医師や世間に小児鍼の効果を認めさせるには，EBMが必要である．

過去，小児鍼の研究は少なく，1929年に藤井[8]の家兎および小児を用いた研究が有名である．藤井は，血圧・呼吸・体温・腸運動などについて行った研究で，小児鍼は皮膚知覚を介して交感神経の緊張状態を変化させる一種の変調療法と報告している．また，形井は健康成人男性を対象に小児鍼を行った結果，刺鍼中に心拍数を減少させ，自律神経機能に対して，一定の影響を与えることを報告している．矢野[9]は小ザルやラットを対象として触れる，あるいは触刺激についての海外の文献を紹介している．広瀬[10]は「鍼灸などの東洋医学的な手法は，直接子どもに触れる治療である．触れることは自律神経系のバランスを取る」としている．先の小川の調査で，小児鍼の普及の方策についての質問では，「エビデンスの確立」や「産科，婦人科，小児科と共同研究を行う」，「大学レベルで小児鍼の有効性を研究する」などのコメントがあり，小児鍼の有効性を客観的に証明することが急務としている．また，小児鍼によるNK細胞の変化[11]や成長ホルモンの変化など客観的データを出す必要がある．

4. 小児鍼の普及について

1）地域との連携

原口[12]は，福岡市内の私立保育園に預ける保護者約1,200名を対象に小児鍼の意識調査を行い，回答は669名であった．「小児鍼を知っているか」の質問では，「知っている」が82名（12.3％），「保護者自身が幼少期に小児鍼を受けたことがあるか」では7名（1％），「小児鍼に興味があるか」では168名（25.1％），「小児鍼は心地よい皮膚刺激を与える治療だが，今後受けたいと思うか」では280名（41.9％）との結果で，小児鍼自体を知らない保護者がほとんどで，小児鍼に対する意識が低いと報告している．しかし，

子どもの健康を第一に願う保護者にとって小児鍼にまったく興味がないわけではないとしている．今後は，保護者にいかに小児鍼を啓発するかが重要であろう．

原口のように保育園に預ける保護者を対象にした小児鍼の調査自体が，小児鍼の啓発普及を促進するものであり，今後，幼稚園や保育園などで大規模調査を行うことも重要と考える．また，武田[13]は，かつての勤務先である保育園で，先生と保護者の理解の上で，園児に定期的に小児鍼を行っている（図 V-4-5）．今後は，幼稚園や保育所などで，先生と保護者と連携し，小児鍼を行うことも重要な普及の一手段であるといえる．

2）口コミ・大師流小児はり・日本小児はり学会・スキンタッチ

小川の調査で，小児鍼の普及の方策についての質問では，地道な口コミが有効であるとの意見が複数見られた．しかし，それだけでは小児鍼の拡大は望めない．さらなる方策が必要である．谷岡賢徳氏の尽力で，大師流小児はりは日本各地に支部が設けられ，各地で積極的に活動している．また，日本小児はり学会が設立され，2012年で6年を迎える．小児鍼のEBMには，大学・大学院での研究のみならず，学会の果たす役割は大きく，日本小児はり学会がさらに拡大発展することを願うものである．

さらに地域に根ざしたスキンタッチ協議会の小児鍼の啓蒙普及活動の存在は見逃せない．行政を巻き込んで，若い保護者を対象に小児鍼を啓発する親子スキンタッチを実施し，全国に親子スキンタッチ会の支部が設立され，スキンタッチ指導者講習会や市民公開講座などの積極的な活動は，小児鍼の普及にとって重要な要素となっている[14]．今後，地域の子ども会や健康展，NPO活動等のイベントに小児鍼の体験コーナー等を設けるなど積極的に参加し，小児鍼をアピールし，地域との連携を深めることも必要である．

3）ディスポーザブル小児鍼

セイリン製ディスポーザブル小児鍼やカナケン製かっさボードが市販されている（図 V-4-6）．お母さんなど保護者が自宅で手軽に子どもに小児鍼を行うことが容易となると推察される．家庭で積極的に子どもにディスポーザブル小児鍼を行うことで，鍼灸院等に来院する患者が減ると危惧する鍼灸師もいるようだが，小児鍼のプロとしての自信があれば問題はない．子どもの来院回数が減っても，来院する子どもの絶対数が増えればよいことである．

4）海外での小児鍼

小児鍼は日本独自の方法であるが，大極[15, 16]は日本のみならず，ベトナムで11年間，小児鍼の啓発普及活動を行っている．また，海外からの小児鍼の逆輸入も報告されている．たとえば，谷岡の大師はりに傾倒しアメリカで開業している桑原や，ドイツ人のトーマス・ヴェルニケ（Thomas Wernicke）[18]など海外で小児鍼を実践している報告もある．また，3年前にアメリカパブリックピーコム大学サンディエゴ校に研修した際，米山式のイチョウ型の小児鍼を使用し子どもに小児鍼を実践していた．これら海外からの報告は，われわれ日本人を啓発するものであり，その内容はむしろ受け入れやすい．海外で小児鍼がさらに普及し，安全で簡便な日本鍼灸の治療法の1つとして定着することを願うものである．

136　V．小児鍼に対するこれからの展望と，海外での小児鍼

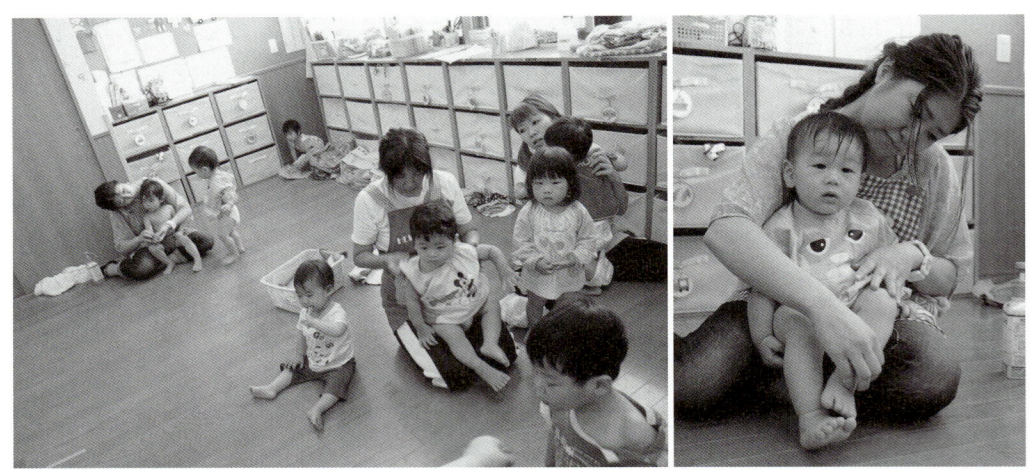

図V-4-5　保育園（明日香保育園）での小児鍼活動

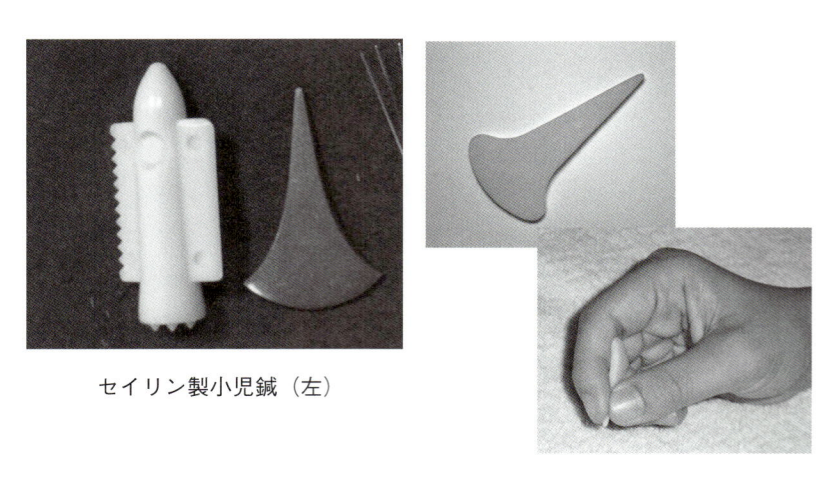

セイリン製小児鍼（左）

カナケン製かっさボード

図V-4-6　ディスポーザブル小児鍼

5．小児鍼の適応症

　筆者[17]は，小児鍼の適応症および症状について，一般的に健康管理法と病気の治療に大別した．健康管理法には，疳虫（夜泣き・不機嫌・奇声・夜驚・食思不振・噛みつくなど），いわゆる小児神経症が中心となる．一方，病気の治療としては，鼻炎・扁桃炎・喉頭炎・気管支喘息などの呼吸器疾患，食思不振・口内炎・便秘・下痢などの消化器疾患，仮性近視・眼精疲労などの眼科疾患である．その他，夜尿症，てんかん，小児麻痺などがあり，最近では，肩こり，頭痛，チック，アトピー性皮膚炎も増加しているとしている．

　アメリカで鍼灸院を開業している桑原[7]は，2008年1月1日〜2011年7月31日までの2年7カ月間での小児鍼の疾患別延べ治療回数を報告した．それによると急性感冒，疳虫，喘息，湿疹，食物アレルギーに加えて注意欠陥多動性障害での来院が3,468回中600回（17％）でトップを占めている．また，自閉症は119回（3.4％）で，精神的な訴えで来院しているケースもあるなど，小児鍼の応用範囲が広いとしている．また，トーマス・ヴェルニケも谷岡賢徳に師事し，その後，ドイツで開業する傍ら，オーストリアやスイスで小児鍼治療とその普及に努め，3年で小児鍼は徐々に定着しつつあると報告している．また，同氏はドイツでは助産師の約70〜80％が鍼治療の免許を持っており，彼らを対象に新生児や妊婦，産後間もない母親の治療のためのセミナーや，理学療法士を対象に精神および身体に発達障害のある子どもの治療のセミナーを開催しており，小児鍼を受ける症状は，「寝つきが悪い」「夜泣き」「疳が強い」などの訴えのほか，知能や行動

に目立ったズレがみられるほか，発達障害に対しても治療対象であると報告している．さらに小児鍼の適応について，小児科医の広瀬[10]も小児鍼の対象は，夜泣きや夜驚など疳虫（小児神経症）や喘息，扁桃炎，便秘など以外に，最近では自閉症，発達障害・知的障害の子どもたちも考えられるとしている．たとえば，アスペルガー症候群のように学習能力はあるが対人関係がうまくいかない子ども，自閉的であるゆえに学習もうまくいかず，対人関係も良くない子ども，あるいは少し落ち着きのない子どもなども対象と報告している．また，野々井[10]は発達障害の子どもが小児鍼をすることによって情緒不安が解消され，共同生活に慣れてゆくケースもあると報告している．すなわち，時代とともに小児鍼の適応も変化しており，従来の疳虫などの一般的な健康管理法と病気の治療という病気そのものへのアプローチに留まらず，よく寝る，よく食べる，お通じがあるなど，QOLを高め，精神的に安定した状態を目指すものである．

6. 小児鍼の普及とプラス効果

　小児鍼は，長い目で見ると，その啓発普及によるプラス面が多々存在する．1つは，小児鍼は皮膚刺激であり，治療時間がせいぜい5分程度，長くても10分あれば十分である．そのため，子どもの出入りが多いほど，鍼灸院に活気がみられるようになる．また小児が大人になった際，鍼灸治療を抵抗なく受けることができるとともに，小児鍼の小児だけでなく，両親・祖父母・兄弟など，家族が付き添って来院するケースが多いので，家族が鍼灸治療の良さを理解し，一家そろって鍼灸治療を受けるケースもある．つまり小児鍼患者を増やすことは，ひいては鍼灸治療の患者を増やすことになると考えられる．松田[15]も小児鍼は，鍼灸が社会全体に広がっていくために先端的な位置にあるとしている．小児鍼を継続的に行った子どもは，すくすく育ち，思春期でも親子関係は保たれ，荒れる子どもは少ないとされている．小児鍼は子どもを助けるとともに，母親とのスキンシップが保たれ，お母さんらを助け，親子関係を良好にすることができる．たとえば，子どもの夜泣きで親が慢性的な睡眠不足から肩こり，頭痛，食思不振，便秘などを発症し，精神的にまいってしまい，育児ノイローゼに陥り，ひいては子どもを虐待する．子どもは子どもで，母親の顔色をみて，ストレスを感じる．つまり親子ともに心身疲れ果てる結果となる．小児鍼は，虐待を防止するなど，親子関係を良好なものへ導く治療法と考える．

　最後に，大人にも小児鍼が有効であることを述べたい．小児鍼は毫鍼と違い，体内への刺鍼はなく皮膚刺激であるので，痛みはなく気持ちの良いものである．小児鍼は子どもだけでなく大人にも対応可能である．鍼灸の術後の鈍重感などの軽減に小児鍼をする鍼灸師もいる．また，「鍼はよく効くのはわかるが，でも怖い」と思っている患者に皮膚刺激の小児鍼を応用する鍼灸師もいる．

　今後は，子どもを取り巻く保育士，および保健師，小児科医との連携，さらに一朝一夕にはいかないかもしれないが，保健所での3歳児健診などでの小児鍼の導入など，行政と連携する必要もある．これらの個人や組織との連携が小児鍼の普及に重要である．

まとめ

　今後，安心・安全の小児鍼を普及させるためには3つの方法が重要と考える．
① 鍼灸師自身の卒前教育および卒後研修の小児鍼の知識と技術のレベルアップを図る．
② 大学レベルなどでの小児鍼がよく効くというEBMの確立．
③ 小児鍼を世間に対して認知させる方法の開拓，である．

（尾﨑朋文）

参考文献

1) 清水尚道：小児鍼に関する調査と清水流小児鍼の実際．全日本鍼灸学会雑誌，51-3：335～336，2001．
2) 小川ひとみ：大阪府鍼灸師会会員における小児鍼アンケートの実態調査—10年前との比較—．森ノ宮医療大学卒業論文集投稿中，2011．
3) 山口あやこ・浜野浩一：小児鍼の実態調査2009～なぜ普及しないのか？～（第2報）．日本小児はり学会第3回学術集会in東京（抄録），2009，p20．
4) 後藤美香：小児鍼患者の動態統計調査．日本小児はり学会第4回学術集会in神戸抄録，2010，p13．
5) 山口あやこ：小児鍼の実態調査～なぜ普及しないのか～．日本小児はり学会第2回学術集会in大阪（抄録），2008，p11．
6) 谷岡賢徳・桑原浩榮・トーマス・ヴェルニケ：日本・米国・欧州で考える小児鍼の可能性 後編．東洋医学鍼灸ジャーナル，24：51～61，2012．
7) 桑原浩榮：北米の小児はり治療とその将来．日本小児はり学会第5回学術集会in大阪抄録，2011，pp8-9．
8) 藤井秀二：小児鍼ニ関スル研究．藤井秀二述，大阪医学会雑誌，28：3585-3686，1929．
9) 矢野忠：鍼灸医学の基礎と臨床．東洋医学の人間科学Ⅳ，1995，pp89～142．
10) 広瀬滋之・野々井康治・永澤充子・他：小児の治療はその特性を理解して，—乳幼児期・学童期・思春期の鍼灸治療．Osaka，25-2：10～32，2009．
11) 羽入亜希子：小児鍼刺激が免疫機能に及ぼす効果と小児鍼の諸問題について，—NK細胞活性・白血球分画を指標の中心として—．第34期卒業論文集，2009，pp93～103．
12) 原口明子：私立保育園に預ける保護者の小児はりに対する意識調査．日本小児はり学会第2回学術集会in大阪抄録，2008，p.12
13) 武田典子：森ノ宮医療学園校友会会報，9．8～9，2011．
14) 大上勝行：親子スキンタッチ健康法．亜紀書房，2006．
15) 大極安子：小児鍼と発達心理学の融合で地域コミュニティを再生する．松田博公・対談シリーズ「日本鍼灸を求めて」，東洋医学鍼灸ジャーナル，22：19～29，2011．
16) 大極安子・五味哲也・植田智加子：巻頭座談会　鍼は海外で活躍できる！．医道の日本，810：11～23，2011．
17) 尾﨑朋文：小児鍼治療（米山式小児鍼の実際）．臨床鍼灸，16-2．38～44，2001．
18) Thomas Wernicke：ドイツにおける小児はりの実際．日本小児はり学会誌，第1-1：10～12，2008．

5. 海外での小児鍼

1. ドイツにおける小児鍼

はじめに

　近年，ドイツ，オーストリア，スイスにおいて2つの日本由来の小児治療法が着々と根を下ろしつつある．小児鍼と，乳幼児・小児の指圧治療がそれである．小児鍼の分野では，筆者と妻のカリンが2002年に日本に谷岡賢徳先生をお訪ねし，筆者らのライン・マイン治療院にご招待したのを谷岡氏がお引き受け下さり，2003年来独となり，ドイツ初の小児鍼に関するセミナーでご指導していただいたのが，端緒であった．セミナーは大成功で，ここに蒔かれた小児鍼の種は無事に発芽し，やがて見事に開花した．

1）ライン・マイン治療院

　当治療院（図V-5-1）では，小児および成人を対象に医師とセラピストたちが，鍼，指圧そして小児鍼と，日本から学んだ医療方法を主軸にした治療を実施している．この

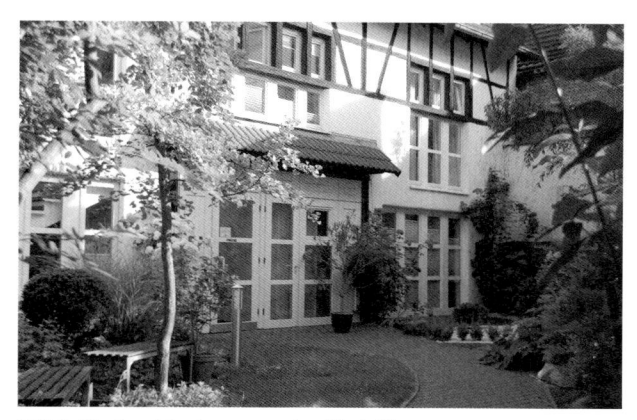

図Ⅴ-5-1　ライン・マイン治療院

　ヘッセン州フランクフルト市の近郊にある治療院は，1980年代末に設立されたが，すでにその当時から，付属の養成学校において主に乳幼児および小児のための指圧治療者を養成してきた．

　筆者自身は医師としてもともと乳幼児，小児の患者を受け持つことが多かったのであるが，2002年からは小児鍼治療を実施することができるようになった．そして，それまでまったく未知であったこの治療方法について，日々の臨床をとおして経験を積み，4年後の2006年には当治療院付属の養成学校で大師流はりに基づく小児鍼の授業を実施するまでに至った．

　この授業で小児鍼に対する関心が一段と高まり，同年，オーストリアから小児鍼養成コースについての問い合わせがあり，翌年にウイーンで小児鍼のオーストリア初講習会の実施となった．スイスはすぐそれに続き，すでにここ2年間，定期的に大師流はりに基づく小児鍼の授業が行われている．そしてやがて開業医が診察室で小児鍼治療をするようになり，昨今では病院でもこの治療法が採用され始めている．

　開業医であれ，病院の医師であれ，臨床の医師たちは皆，小児鍼に対する関心の増大は，小児鍼が全体的治療の要請にかなうものであるということと，何よりもその治療成果そのものによると述べている．

　小児鍼がこのように広く普及し始めた理由としては，この治療法が異なる医療分野でその特別の要請に応じた適用が可能である言う点にある．たとえば，助産師の例で見ると，ドイツの助産師の70〜80％が鍼治療の資格を取得しているが，これらの助産師にとって，小児鍼はさらに新しい活躍の場を開いている．たとえば，鍼を怖がる妊婦とか，産後の特に若い母親の場合などに小児鍼は適しているし，同時に新生児の発達支援としても優秀な効果を発揮すると思われる．

2）小児鍼治療者の養成

　ドイツでは2つの小児鍼研修の方法がある．

　シュテフェン・ビルヒ（Stephen Birch）を中心とした東洋はり医学会系の講習会がその一つで，それは1日がかりの1回コースである．もう一つは，大師流はりの精神を基盤に置き，ライン・マイン治療院で構想された研修で，ドイツの各地で実施されている．1セミナーは3ステップに分かれて，その各回に2日かける．参加応募者はすでに鍼あるいは指圧の術技を取得していることが条件となる（ドイツの指圧治療は経絡システム

をその基本理念としている）．

　セミナーの第1ステップ（最初の2日）では，いろいろの実技上のテクニックと治療の基本が教授され，念入りな練習がされる．理論では，子どもの運動能力，感覚能力および身体エネルギーの発達について講義する．身体エネルギーの発達という項目は特に，経絡の成形・発達と，それが子どもの成長とその後の人生に持つ影響ということに関連づけて学ぶ．

　第2ステップでは，診断方法と幼稚園入園時までの身体エネルギーの発達，および発達段階に応じた治療法というテーマを扱う．

　第3ステップでは，小学校入学時までの身体エネルギー発達と治療法，および夜尿症，乳児の斜頸，気管支喘息等，特別な障害に関してその適切な治療のプランを立てることを学ぶ．

　ライン・マイン治療院での小児鍼授業が特に広く関心を呼び起こしている理由としては，その基盤になっている理論が挙げられる．つまり，いわゆる身体エネルギーという概念を基本とした発達のパターンに関する理論である．

3) 身体エネルギーの発達パターン

　西欧では，医療界で何か目新しい治療法を定着させようとするとき，それを説明する理論的基盤がまず要求される．筆者と妻のカリンは20年にわたる臨床医としての経験と知識を踏まえて，小児鍼および乳幼児・小児の指圧治療の理論的基盤を発展させてきた．それが，身体エネルギーの発達という構想である．

　この構想は，西欧近代の神経学，発達心理学，発達生理学の成果を伝統的東洋医学の知識と経験に統合させて成り立っている．その骨子は，子どもの運動能力，感覚能力の発達は，常にそれまでに達成された発達段階を土台として進行していくものであるという認識であり，それが身体エネルギーの発達に関しても該当するという理解である．そしてその場合，重要な意味を持つのが経絡という概念である．

　経絡は，子どもと子どもを取り巻く外界とを結ぶコミュニケーションのネットワークのようなものである．子どもと外界にはつながりがあり，刺激と反応があるのであるが，その刺激・反応の統合は経絡のはたらきによって可能になるのである．ということは，経絡は子どもの姿勢，運動，人格や行動のパターンの発達にも意味を持っているということになる．このように，運動能力，感覚能力，身体エネルギーが複雑に関連しあっているということを認識することによって，子どもの発達を新しい視角から理解することが可能になり，個々に見合った診断と治療方法を見つけていくことができる．この場合，特に注目すべきは，どの経絡，あるいは経絡グループがどの発達段階の舵取り役をしているのかということである．

　この基本構想が，ヨーロッパで小児鍼や乳幼児・小児指圧がここまで普及してきたことの背景にある．このように，経絡の概念をも統合しての（西欧的）理論体系が背景になければ，東洋の一方法としての小児鍼や指圧は西欧の医学界で認められることはなかなか難しいのが実情である．

　ところで，経絡はどのように発達していくのであろうか．子どもの出生時には，すべての経絡の青写真はひかれているが，それはまだ静止状態で，誕生後徐々にその脈を発展させていき，経絡システムを完成させていく．そして，通常は就学時には経絡の体系ができ上がっている，と見ることができる．

小児鍼，あるいは乳幼児・小児指圧の治療を開始する際には，まず，子どもの実際の年齢はその子の身体エネルギーの発達年齢とは必ずしも合致しない，ということを顧慮しなければならない．治療に重要なのは，その子の身体エネルギーの発達年齢を確認することである．子どもの障害や病気が，身体エネルギーのどの発達段階で生じたのかを，まず検診する．そして，その発達年齢に見合った治療方法を選択する．

子どもの身体エネルギーの発達を促す方法として，従来の皮膚表面を撫でさするテクニックに加えて，下記の4つの新しい方法を採用し，良い効果があることを確認している．治療の対象が経絡か，経穴（ツボ）か，あるいは身体の一定の部分・領域かによって方法はそれぞれ異なるが，どれにも大師流の小児鍼専用の鍼を使う．使用する道具が一貫して一つであるため，治療が途切れることなくスムーズに進行する．

● 身体のある一定の部分をトントンと打つ（図 V-5-2）．
● ツボに振動を送る．
● 経絡をさする．
● 経絡をトントンと打つ．

4）小児鍼の適用範囲

施術者の専門分野によってその対象となる患者のグループ，したがってその適用が異なってくる．助産師は新生児（疳虫が強い，乳を飲みたがらない，腹痛等）治療だけでなく，妊婦の出産準備，また産後の母親（母体の回復が遅い，母乳が停滞）にも小児鍼を応用できる．

整形外科医は主に，子どもの姿勢と運動器官の矯正や治療に，小児科医は乳児の消化器官や呼吸器官の機能不全，また乳幼児や年長の子どもの発達障害にも小児鍼治療を採用できる．

一般医の場合，授業に集中できない学童や生徒，多動児症候（集中力欠如型多動児：ADHD），夜尿症などが主な治療対象である．指圧療法士は乳幼児や小児の指圧治療に小児鍼を組み合わせることによって，その効果をあげることに成功しているし，理学療法士は，軽度の半身麻痺の子どもの治療に際し，（その子が治療を怖がって）一層固くなった筋緊張をほぐすために小児鍼を採用し，良い結果を得ている．

ライン・マイン治療院には，乳幼児の疳虫，乳幼児の呼吸器官系，消化器官系の障害などの疾患に関連して，特に頻繁に小児鍼治療の問い合わせがあるが，その他にも，アトピー性皮膚炎，感染しやすい体質，夜尿症，半身麻痺，てんかん，知覚障害，異常行動および発達の遅れなどがある．

5）斜頸の治療に関する調査

しかし当院で最も多い小児患者は，斜頸の乳児である．この子たちの斜頸は，ほとんどが上部頸椎の変形・異常（図 V-5-3）に起因するものである．筆者が最近，いわゆる"ゆがんだ赤ちゃん"の小児鍼を使った治療に関して，その成果を裏付ける医学的な基準を求めてかなり大がかりな調査研究を行ったことも，このような専門化を促す原因となっているのかもしれない．この調査研究は，頸椎に変形のある乳児（生後6～12週間）40人を対象に行った．この子たちは皆例外なく3回にわたって小児鍼の治療のみを受けたが，その結果，その60％近くの子の頸椎が完全に正常に戻った（図 V-5-4）．

この治療の成果を持続させるためと，またそれまで滞っていた発達，たとえばまだ学

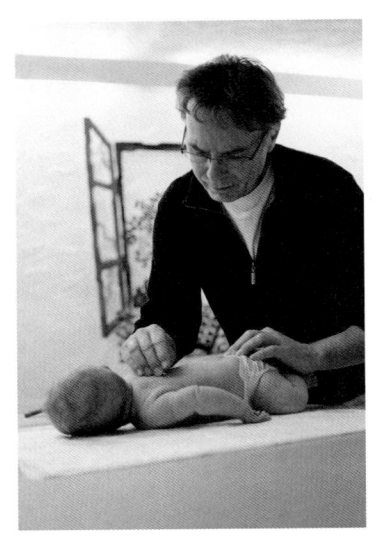

図V-5-2 小児鍼による治療の実際

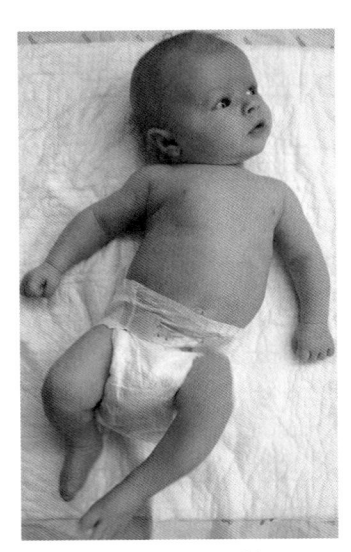

図V-5-3 斜頸の乳児

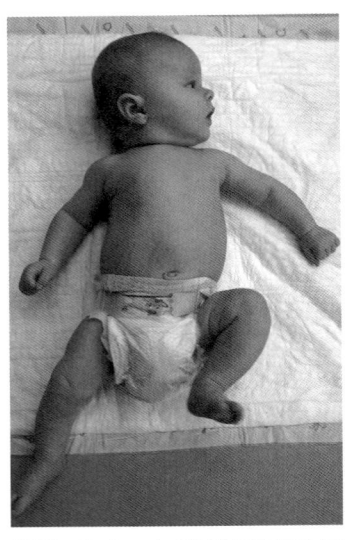

図V-5-4 小児鍼で正常に戻った同症例

習できていない運動のパターンなどを，正常な発達段階に導くために，小児鍼による治療に続いて3〜4回にわたる乳児指圧を施した．

　この調査研究によって，斜頸乳児の治療に，小児鍼がカイロセラピーやオステオパシーなどの従来の治療法に比べてどのような長所を持つか明らかにされた．

- たいていの場合，頸椎そのものに触れたり操作したりせずに，頸椎の変形を解きほぐすことができる．
- 施術は簡単で安全である．
- 赤ちゃんにとっても治療はとても気持ちが良い．
- 治療は赤ちゃんが泣きわめいていてもできる．

その他の長所

- 治療期間が短い（1回から3回の施術）．
- 治療時間が短い（3分から5分）．
- 必要器具が簡単で，その取り扱いもたやすいなど，全体に手間がいらない．
- 両親の受け入れも積極的である．

　これらの理由で，現今ドイツ，オーストリア，スイスにおいて乳児の治療に小児鍼が新たなインパクトを与えている．その中でも，ことに斜頸乳児の小児鍼治療が注目されてきている．

6) 共益的な社会参加

　ドイツでは小児鍼や指圧による治療は法的医療保険の対象になっていない．そこで，ライン・マイン治療院は，2年前に共益団体 Funkelstern e.V.（きらきら星の会）を設立した．この団体の目的は，社会的，また経済的に困窮しており，頼りになる身寄りなどもなく，将来の見通しも乏しく生活に行き詰まっている女性や子どもたちの支援をすることである．医師，鍼・指圧療法士からなるボランティアのチームが，"夫に虐待された女性を保護する家"，"母と子の施設"や，そのほかの子どもの収容施設におもむいて，無料で小児鍼，鍼そして指圧の治療を行っている．

この社会福祉的活動は喜ばしいことに広く一般の協力を得ることができ，その大きな反響のおかげで，2011年秋には小児鍼，小児指圧の無料の外来診療室を開設できるほどになった．

7）国際日本伝統医学協会（IGTJM）

小児鍼が普及するにつれて，伝統的日本医療一般に対する関心も高まり始め，ついに次の目的を掲げてIGTJM(Internationale Gesellschaft für Traditionelle Japanische Medizin e. V.)の発足に至った．

- 日本人および日本の事情に精通しているドイツ人による日本の伝統医療法の伝授．
- 日本伝統医療の文化的，歴史的および社会的背景とその相互の関連を学び，伝える．
- 日本伝統医療の分野で活動するドイツ語圏（また広くヨーロッパ）の医師・セラピスト，研究機関，組織と，日本の同職者，組織，団体との活発な交換を促進する．

同・協会はその具体的活動の第一歩として，他の協会とともに2011年10月28日〜30日までフランクフルト市において，"日本の伝統医学と文化"と題した学術大会を開催した．また，年1回ないしは2回，専門誌"日本伝統医学国際協会ジャーナル"を同協会が発行する（第1版2011年9月発行）．

まとめと展望

- 小児鍼は小児医療の分野で重要な位置を獲得しつつある．医師のみならず，自然療法士，理学療法士，助産師，指圧療法士等が，この子どもにやさしく，そして医療効果の高い治療法をその診療室，治療室で採用し始めているし，特に最近では小児鍼治療を採用する病院も増えてきている．
- 大師流はりによる小児鍼は，ドイツから発足して，オーストリア，スイスへと広まっていき，2012年にはハンガリーとイギリスがそれに続く．
- 小児科の医学会でも小児鍼に対する関心が高まってきて，講演の依頼が増えてきている．
- 精神的外傷（トラウマ）のある母親や子どもの治療に際しても，小児鍼は貴重な補助役を務めている．
- ヨーロッパで日本伝統医学が普及し始めたのも，もとはと言えば，小児鍼のおかげともいえる．

最後に，"子どもの笑顔のために"という谷岡賢徳のお言葉を自分のモットーとして励む小児鍼療法士たちが当地にもたくさんいるということもお伝えしておきたい．そして，この"小児鍼にかぶれた"治療者たちをよくよく見てみると，もう彼ら自らも微笑みを内面化していて，それが知らず知らずにかがやきでてくるようである．

（トーマス・ヴェルニケ：訳・フランク・ビュトゲン）

2. 米国における小児鍼の現状

はじめに

2011年7月中旬の暖かい日曜日の午後に，15名のライセンスを持つ鍼灸師，上級学年の鍼学校の学生，および基本的な鍼治療の知識を持ち自然健康志向に関心がある数名の子どもを持つ親たちがニューヨークシティー，ハーレムの地域保健センターに4時間のShonishin[*1]（小児鍼）基本ワークショップに集まった（図

V-5-5). 発表者とトレーナーは，過去3年間に7つの短いワークショップをすでに行っている者たちである．平均すると，出席者はそれぞれ20～25人程度であった．ほとんどがすでに鍼灸師のライセンスを取得し臨床にたずさわっているか，または上級学年，もしくは診療所で臨床実習を行っている学生である．

さらに，彼ら自身の先生でもあり，日本方式で非挿入の鍼技術を持つ教師も参加していた．その先生は特に小児期および思春期の精神・神経疾患の治療に重点を置いた丸2日間のShonishinのワークショップも行ったことがある．

これらすべての活動は，米国では，伝統的な東洋医学の医療実践としては影の部分に位置づけられていたShonishinが，徐々に表に現れ，主流になろうと成長する過程にあるとともに，実際にもShonishinが使われ，治療の一部に応用されつつあるということを示している．

1）アメリカ人にとっての小児鍼

ある開業医[*2]は，最近，筆者にShonishinが"米国の鍼灸界に隠されていた最良の機密"であると説明している．過去15～20年，鍼治療と，従来の東洋医学とされている漢方薬，灸，推拿，吸角，気功治療等が，米国国民の間にますます広く知られ，頻繁に利用されるようになったにもかかわらず，その伝統も技術も大部分が知られることなく，また聞かれることもないまま，Shonishinは取り残されてきたのである．

これにはいくつかの理由がある．第一の理由は，北米の東洋医学の教育システムに取り入れられた中医学の方式が，近代中国の鍼治療に優位性をおいているからである．そのため，ほとんどの鍼学校ではShonishinが実施も指導もされていない．

子どもたちが鍼治療を受ける場合，それは，通常の中国式鍼治療を行うのである．しかし子どもたちの年齢や治療院など，施設の治療受け入れ環境や漢方薬服用などを考慮して小児鍼以外の鍼を使わない場合もある．基準項目に中医学が含まれていない北米の学校では，ワースリー（Worsley）校[*3]方式や，伝統治療の中にShonishinが含まれてい

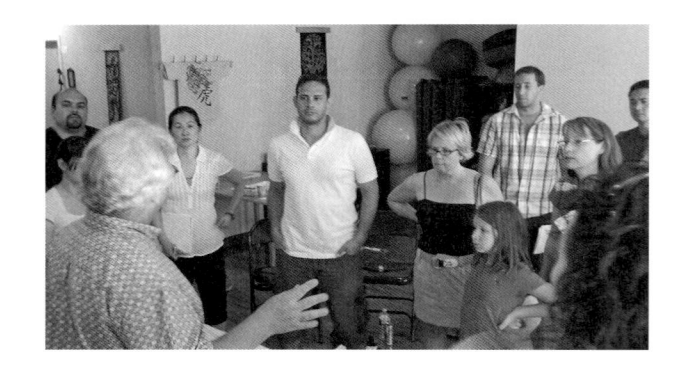

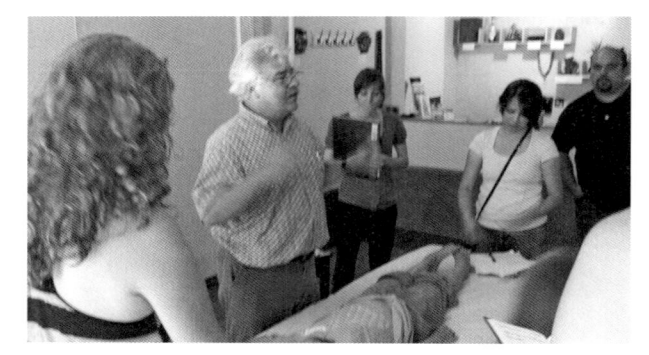

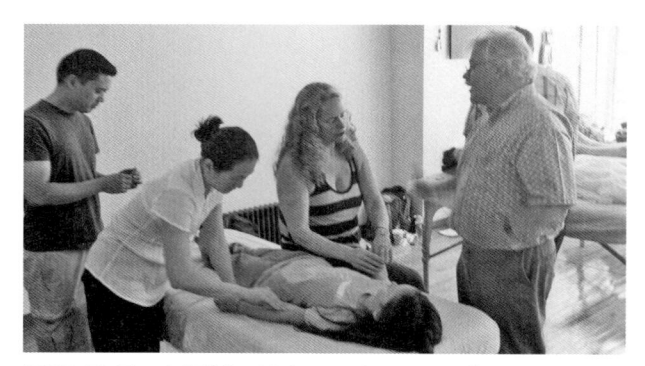

図V-5-5　小児鍼の基本ワークショップ

ない別の伝統医療に従う傾向にある．

　第二の理由は，一般に米国での鍼は，治療の主要な部分に小児を考えていないとともに，多くの臨床家や学生は子どもたちを扱うことには関心がないからである．子どもは気分しだいで泣きじゃくり，かんしゃくを起こし，無気力で，また医師が問診中に急に泣き出すなど，あまりにも扱い困難で，その行動が予測不能なものと認識されているからである．彼らの治療には技術的なアプローチ以外に，対人言語能力面でのスキルという，まったく異なる技能がセットで必要になるというのがその理由である．

　また，小児科診療は名声に欠け，多くの開業医は，不妊治療，スポーツ整形外科，ストレス管理，外傷，または内科や産婦人科など，多くのほか専門分野に引き寄せられている．加えて，米国で子を持つ親は，その子たちがどのような不快感を与えられるのも好まない．したがって，このような親を持つ子どもに診療を行うのには特殊な専門性が必要となる．多くの米国人の親が，連鎖球菌などによる習慣性の感染，繰り返す耳の感染症に対する外科療法と同様に，抗生物質や解熱剤の多用に重きを置いた西洋医学による異種療法としての小児診療に対して，必死に代替療法を探している．しかし，自分の子どもに鍼が刺されることには躊躇する．さらに Shonishin に関しては聞いたことすらない．

　その結果として，子どもたちを治療するための教育的背景は，きわめて限られる．この条件について，小児鍼を使っているものも含め，多くの子どもたちを診ている小児科開業医と対談した．彼らは大学院の継続教育（CEU）[*4]ワークショップの中で，小児科開業医で実習しているか，時にはアジアへ勉強に行くなどで，卒業後に小児科学の意義あるトレーニングを得たものと感じている．これら開業医からのレポートは，正式な修士課程[*5]についてのことである．彼らはどの地域であっても，アジアの内科学コースを2週間ほどの単元で，さらに1つの学期の3分の2までは，個別研究の独立した領域で，小児科学として習得できるのである．

2）私と小児鍼

　Shonishin 自身は，極めて限られた分野である．標準的なカリキュラムの中に選択科目として含まれているのは，基本的には日本語でオリエンテーションされる米国内の学校と，ほんの一握りの選択科目として日本式鍼灸を受講できる学校だけである．

　筆者と，現役の小児専門鍼灸師，Shonishin を使用している開業医との話の中で，修士課程で，正式に示された技術面における授業数は"0"であるという答えを受けた．鍼灸が必修の学生と，東洋医学（鍼と漢方）を選択した学生には，日本式技術のクラス内での1クラスがある．それは東洋医学論の授業の中で，"簡単な講義，および2つの実技，1つは学生に，もう1つは実際の子ども"に行うものであった．しかし，ここでさえ，報告はその内容，知識，および教師の取り組み方等，すなわちクラスそれ自身が驚くほど多種多様であった．

　筆者は，ピーター・イエーツ（Peter Yates LAc）[*6]から技術を学んだ．彼は長年，日本で過ごし，多くの色々な流派の開業鍼灸師および教師のもとで鍼治療を勉強した．筆者らは日本の鍼の技術実習クラスで，学習とお互いへの実践に2週間を費やした．そのときのほとんどの同級生たちは，技術面，実践面，そしてことさら小児の鍼に関してこの時点で学習を終わったのである．

　筆者は小児専門の開業医になる特別な使命があったわけでもなく，またなりたいとい

う強い願望もなかった．唯一，他の人と違っていたのは，そのとき，すでに子どもがいたことである．子どもたちは病気にかかり，さまざまな問題があり，健康に関しても問題があった．私は，直ちに私自身の子どもで頻繁に実践を始めたのだった．当時，われわれはインターン生だった．治療のため親に連れられてクリニックに来た子どもに，比較的まれな場合ではあるが，Shonishinが治療の1つとして選択されたとき，イエーツの特別管理の下で治療した．すでにその治療の有効性に確信と経験があるただ一人のインターン生は筆者であった．そして，自分の子どもに治療を施せば施すほど，クリニックでの治療がさらに多くなり，クリニックで治療すればするほど，さらに自分の子ども，親戚，友人や近所の子どもたちへの治療がますます気持ちのよいものになった．

　筆者は，資格がないまま，まるで小児科の開業医になったかのように感じたものである．

　卒業後，筆者は卒業した自分の母校で教師であるとともに指導主任（スーパーバイザー）として働き始めた．そしてついには，子どもやShonishinの公認開業医で，かつスーパーバイザー（指導主任）となった．さらには，小児の臨床教育用クリニックを始めることにもなった．そこでは，小児を治療すること，またこの技術に深く関わる，熱心な学生によって，Shonishinが教育され，実践されるようになった．

3）米国における小児鍼の今日と今後

　米国での圧倒的な数の開業医はShonishinの学習を修士課程での標準カリキュラムの一部としては行っていない．むしろ実習制度か，継続単位取得CEUのワークショップで勉強したものである．さらに，フォローアップや自主学習を行うのにも英語でできるのは，非常に限られてしまう．スティーブン・バーチ（Stephen Birch）とイダ・ジュンコ（Junko Ida）の本『*Japanese Acupuncture : A Clinical Guide*』（日本の鍼：臨床ガイド）を除いては，なにもない．しかも，これらのほとんどは"刺鍼しない道具"の記述に加えられた短い文章である．たとえば「これもまたShonishinという刺さない小児の鍼治療に有用である」などの文である．

　下記に，技術についての定義をきわめて簡単に記述している短い段落がある．

　『Shonishin：子どもの鍼手法；擦る方法，掻く方法，軽くつつく方法，等の技術がある．その道具には50以上のいろいろな種類がある．鍼を刺入する技術は，一般的に使用されず，また治療時間は非常に短く，通常5分以内である．これらの技術に関心を寄せるいくつかの学校がある』（Birch and Ida, 21）

　加えて，いくつかのYouTubeのビデオがある．それには2～3，筆者が自分の娘に実際にデモンストレーションを行っているもの，また，1人のイタリア開業医が行う技術で，筆者がいまだかつて見たことのない，とても慎重でゆっくりとした，独創的で美しいものも含まれている．

　それがすべてである．

　したがって，ほんの数カ月前に，ゲルダメディカル出版（Thieme Publishing Group）からスティーブン・バーチの幅広い内容のDVDが付いた『*Shonishin：Japanese Pediatric Acupuncture*』（Shonishin：日本の小児はり）というShonishinの画期的な本が刊行されたのは，米国人とすべての英語圏の開業医にとって，また，これから開業医になろうとする者にとっての大きな出来事であることを意味する．これによりわれわれは，ついにケーススタディと臨床応用が記載され，また指南される理論と実践面のテキストと

して，ここから学ぶ，信頼できる本を手にしたのである．

　出版して後，それはあまりにも早い段階なので，米国の鍼治療技術への普及と発展への影響を保証するのはむずかしいが，それが重要な意味を持っていることは明白である．

　筆者は鍼実技の教師およびトレーナーとして，最終的に自らのワークショップの参加者，または，学生，小児専門の開業医，および親たちへ指導するための場所を持っている．そこでは，フォローアップし，研究の継続をすることができる．筆者自身が信じるひとつの出来事は，それらとともに，最終的にShonishinを行うことで，小児の鍼全般を米国の診療における影の部分から引き出し，本流に向かって動かすことになると信じている．

　米国人は概して，無駄や制限を好まない．米国人が，ある症状やある種の患者さんたちを助けるために，ひとつの技術あるいは一連の技術を学ぶときには，その技術を好み，その有効性を信じているならば，その境界をすぐにでも引き延ばそうとする傾向がある．そして，使用が示されている症状や患者群を超えて適用する．それゆえ，米国でのShonishinの適用は広がってきた．さらに，Shonishinの特に有効性が高いとされる呼吸器疾患や胃腸疾患，および習慣性の風邪，インフルエンザなどへと適用は広がり続けることになる．

4）臨床と小児鍼

　特に米国では，Shonishinが一群の小児および思春期の精神・神経障害への治療法の1つとして，代替医師の間で広く使用されている．たとえば，自閉症スペクトラム，アスペルガー症候群，注意欠陥多動性障害などの特定の症状や，小児強迫性障害，恐怖症，社会や学校恐怖症を含むTourette症候群と一過性チック障害，小児期や思春期の不安，不眠，うつ病，およびパニック障害のすべてにShonishinが効果的に用いられている．これらのタイプの症状を持つ子どもは，通常より鍼への恐怖症があり，または敏感である．刺鍼の可能性が暗示されると，しばしば泣いたり，不安を示し，または大騒ぎする．Shonishinは彼らの治療に驚くべき効果的な代替手段を供給できるのである．このことは，米国の鍼治療の社会においてShonishinが表舞台に立ち，最大の成長と，広がりを示しうる領域を示しているかもしれない．

　同様に多くの米国人開業医は，鍼に極端に神経質であり，恐怖心を持つ成人，あるいは一般的な虚弱体質や鍼が禁忌な衰弱した状態の人への代替治療として，Shonishinを使用し，試験的に使用し，学んでいる．疾病自体に加えて化学療法や放射線療法によって衰弱したガン患者を対象にShonishinを使用し，苦痛の緩和や免疫機能の向上をさせることは，化学療法と放射線療法での打撃的な影響を受けた状態を軽減するためにも，良い例である．そして慢性的疾患，虚弱体質，高齢の患者，重度の不安症やパニック障害の患者，および産後の女性の患者へ施す手法としてこれらすべてに適用しているのである．これらすべては米国の開業医がShonishinの技術を使って行った臨床例である．

　おそらく，私がこの論文の準備のためのインタビューを行うことで知り得た中で，Shonishinの臨床例でもっとも興味深かったのは，眼科疾患や他の目の問題を治療するための具体的な実施要項を研究作成した東洋医学の自然療法専門医であり，開業医でもあるアンディ・ローゼンファーブ（Andy Rosenfarb, LAc, ND[*7]）の話である．彼は近視，黄斑変性症，視神経炎，緑内障，コンピューターによる眼精疲労，視神経萎縮，網膜色素変性症，網膜血管閉塞，糖尿病性網膜症の治療のためにShonishinを使用してい

ると言う．彼の患者があたかも自家用車を運転するかのごとくShonishinの道具を使って自分自身を治療するための方法を彼らに教えること，それが彼の仕事の中ではとても重要な部分となっていたということである．

【注釈＊】

- ＊1 Shonishin：米国では小児鍼を"ショウニシン"と呼んでいる
- ＊2 開業医：日本における鍼灸院＝院長と同格
- ＊3 Worsley school：米国において J.R. Worsely が英語によって伝統医学と鍼治療に関する教育を始めた学校．彼は西海岸における鍼治療の先駆者であり教育者である．米国内の鍼学校は彼のスタイルとアイディアを基本としている
- ＊4 CEU：Continuing Education Units の略．継続教育単位
- ＊5 修士課程：米国において鍼灸師受験資格は修士課程をおえなければならない
- ＊6 LAc：Licenced of Acupuncture　鍼灸師資格取得者
- ＊7 ND：Naturopathic Doctor　自然医学専門医
  NDはアメリカ15州，プエルトリコ，カナダ5州で医師としての資格が与えられており，一般家庭医として，保険の適用も認められている

おわりに

　米国の小児科開業医はShonishinそのものに加えて，その他の技法も使用している．筆者のインタビューした中で最も一般的なものは，小児推拿，指圧，漢方薬塗布液，漢方薬軟膏剤，刺鍼，吸玉，隔物灸，磁気治療，種子円皮鍼や皮内鍼の使用，および食事管理であった．ある開業医は「私は小児科治療の出発点としてShonishinを使い，診療を始める．」と述べた．

　まとめとして，一般的な東洋医学を用いた小児科治療の出現と台頭に平行してShonishinは米国の鍼治療社会の強靭な力として現れ始めている．筆者がインタビューした1人である，グリーン・ウェイランドリベリン（Green Wayland-Llewellin LAc）は，米国の開業医の位置付けと動向を次のように総括した．

　「私は，小児患者の数も少なく，まだまだ初心者であると感じている．また，小児科治療は多くの開業医たちがそうであるように，神経を使うし，不安にもさせられるが，それでも私は，喜んで治療を続けている．最大の課題は，鍼学校の公的教育システムと親たちにとって長い目でみた日本の小児鍼治療での小児診療の有益性である」と．

（トーマス・ナッシュ：訳・吉田美智子）

索　引

欧文

A・モンタギュー　118
Ackerman　13, 14
ADHD　141
Ann-Sofi　16
Ash　11
AuxDeco　120
Aβ線維　18
CL・ベルナール　121
CNT　1, 35
C触覚線維　18
Damasio　7
DENVER Ⅱ―デンバー発達判定法　28
EBM　131
Essick　18, 19
Gilles de la Tourette　105
H・セリエ　121
Harlow H. F.　3, 42
HSP　120
James-Lange説　6
Kaup　28
Kozfeld　16
Lund　18
Maclean　9
Magoun　118
Montague　10
Morruzi　118
NK細胞　134
NMDA受容体　10
Pert　7
Porges　20, 21
PTSD　21
Rizzolatti　10
Rohrer　28
Schanberg and Field　42
Seltzer　16
Shonishin　52, 125, 143
tic　105
Tourette症候群　105, 106, 147
W・キャノン　121
WHO　26
Williams　11, 14

あ

アカゲザル　3
アスペルガー症候群　36, 137, 147
アトピー性皮膚炎　25, 27, 30, 36, 41, 74, 84, 86, 112, 122, 136, 141
アトピー素因　84
アドレナリン　27
アレルギー　84
アレルギーマーチ　74
アロスタシス　18, 23
アンディ・ローゼンファーブ　147
阿是穴　46
愛情遮断性小人症　30
愛撫　26
青筋　46
足三里　79, 87
頭イタ　85
頭育て　8
圧痛　64
新渡　44
安心・安全　2, 26, 35, 131
按摩　21, 23

い

イチョウ型の小児鍼　87, 89, 100
インフルエンザ　147
易于康復　105
易寒易熱　105
易虚易実　105
医家のための鍼術入門講座　51
医学正伝　45
医史学的　43
医書十六種　46
医心方　44
胃腸疾患　147
胃愈　47
異常行動　141
異味症　55
遺尿症　30, 55
育児ストレス　4
育児ノイローゼ　1
育児放棄　1
育児法　3
市川隆庵　49

一

一過性チック障害　106, 147
一過性便秘　78
稲田真柳　47
井上恵理　50, 51
茨木元行　44
印象評定　11
印堂　68
咽喉炎　37
咽頭痛　63

う

うさぎ　48
うさぎ鍼（針）　35, 48
うつ病　147
運動チック　106
雲門　87

え

エビデンス　134
エリクソンの漸成的発展理論　28
エンドルフィン　7
嬰孺方　44
腋下リンパの触診　39
円形脱毛症　30
員鍼　51
嚥下困難　70
嚥下痛　64

お

オーデコ　120
オートクレーブ　65
オキシトシン　14, 15, 21
オノマトペ　13
おねしょ　81
小川顕道　48
小津三英　46
小野文恵　52
御縁見　47
嘔吐　55
大坂医師番付　48
大阪医学会雑誌　50
大阪府鍼灸師会会員　132
大須賀流　49
岡島家　49
岡島政　49

索引

あ

岡部素道 …………………………… 50
荻野元凱 …………………………… 48
親子スキンタッチ ……… 52, 127, 135
親子スキンタッチ教室 …… 75, 129
音声チック ………………………… 106
温感 …………………………………… 11
温灸 …………………………………… 71

か

カウプ指数 ………………………… 28
カキばり …………………………… 50
カタル性扁桃炎 …………………… 63
カリキュラム ……………………… 145
ガラス筒形 ………………………… 51
かき鍼（針） ……………………… 37, 51
かめの鍼 …………………………… 35
かゆがる …………………………… 55
仮性近視 …… 36, 37, 99, 101, 112, 136
家伝療治秘伝書 …………………… 45
過換気症候群 ……………………… 30
過期産児 …………………………… 28
過食症 ……………………………… 30
過敏性腸症候群 …………………… 30
過労状態 …………………………… 92
過齢小児方 ………………………… 45
噛みつく …………………………… 36, 136
海馬 …………………………… 9, 10, 15
外在化 ……………………………… 4
外鼻孔の発赤 ……………………… 39
核家族化 …………………………… 132
郭志邃 ……………………………… 47
隔離飼育 …………………………… 3
膈俞 ……………………………… 47, 79
学習困難 …………………………… 113
学童期 ……………………………… 28
顎下リンパ節 …………………… 39, 93
梶原性全 …………………………… 44
肩こり ……………… 1, 36, 83, 92, 136
学校恐怖症 ………………………… 147
学校教育 …………………………… 131
金山重左衛門 ……………………… 48
体育て ……………………………… 8
肝 ……………………………… 101, 107
肝鬱気滞 ………………… 107, 110, 111
肝虚（症） ……………………… 74, 101
肝血虚 ……………………………… 107
肝実症 ……………………………… 101
肝常有餘 ……………………… 105, 107
肝体質 ……………………………… 72
肝俞 ……………………………… 47, 79

肝陽化風 …………………………… 107
肝陽上亢 …………………………… 107
疳が強い …………………………… 136
疳虫 …… 21, 36, 38, 42, 44, 55, 85, 112,
　　　　　　　　　　　115, 122, 136
——の症状 ………………………… 92
疳虫様顔貌 ………………………… 39
乾燥音 ……………………………… 58
乾布摩擦 …………………………… 119
寒症 ………………………………… 102
感覚異常 …………………………… 113
感染しやすい体質 ………………… 141
感染症状 …………………………… 39
漢方概論 …………………………… 51
関元 ………………………………… 89
眼科疾患 ……………… 42, 112, 136, 147
眼瞼 ………………………………… 39
眼瞼下垂等眼 ……………………… 101
眼精疲労 …… 36, 37, 99, 101, 112, 136,
　　　　　　　　　　　　　　　149
顔面診 ……………………………… 99

き

キーキー声を出す ………………… 55
キム・ピーク（レインマンのモデル）
………………………………… 120
ギャングエイジ …………………… 27
気 ……………… 30, 45, 52, 107, 126
気管支炎 …………………………… 71
気管支喘息 … 27, 30, 36, 112, 136, 140
気血 ………………………………… 72
気持ちいい ………………………… 64
奇声 …………………… 36, 42, 112, 136
起立性調節障害 …………………… 30
喜運院子芮 ………………………… 46
絆 …………………………………… 23
吃音 ………………………………… 103
虐待 …………………………… 1, 4, 8
旧哺乳類脳 ………………………… 9
急性感冒 ……………………… 112, 136
急性脳脊髄疾患 …………………… 36
急性腹症 …………………………… 36
急性扁桃炎 ………………………… 91
嗅球 ………………………………… 15
巨大児 ……………………………… 28
虚弱体質 ……………………… 21, 147
魚際穴 ……………………………… 74
魚類 ………………………………… 26
夾脊 ………………………………… 87

恐怖症 ……………………………… 147
胸鎖乳突筋 ………………………… 64
胸部聴診 …………………………… 40
教育現場 …………………………… 133
龔居中 ……………………………… 47
龔信（父） ………………………… 45
龔廷賢（子） …………………… 45, 47
龔父子 ……………………………… 45
曲池（穴） …… 68, 87, 89, 93, 96, 100
近世浪華医家名鑑 ………………… 49
筋を主る …………………………… 107
緊張音 ……………………………… 58
緊張状態 …………………………… 134

く

クリーンニードル・テクニック
…………………………………… 1, 35
グルコン酸クロルヘキシジン溶液
……………………………………… 65
九分灸 ……………………………… 71
虞搏 ………………………………… 45
口コミ ……………………………… 135
国沢式 ……………………………… 51
車鍼（針） ……………………… 37, 91
車戸喜保 …………………………… 49

け

ケンカする ………………………… 55
毛ばり ……………………………… 50
下痢 ………………… 36, 55, 57, 136
外科細瀘 …………………………… 45
外科衆方規矩 ……………………… 46
形気未充 …………………………… 104
啓発 ………………………………… 131
経渠（穴） ………………………… 74
経穴（ツボ） ……………………… 141
経絡治療 …………………………… 50
経絡治療鍼灸臨床入門（小野）…… 52
経絡治療のための鍼灸治療学
　　総論（山下） ………………… 52
景岳全書 …………………………… 105
軽度発達障害児 …………………… 6
継続教育 …………………………… 145
血行改善 …………………………… 42
肩髃 ……………………………… 87, 89
肩井 ………………………… 82, 83, 93, 95
健康管理 ……………………… 36, 42
健康管理法 ……………………… 112, 136
健康増進 …………………………… 80
健脾和胃 …………………………… 110

索　引

謇吃 ……………………………… 109
懸顱 ……………………………… 37
言語遅滞 ………………………… 30
現代小児鍼療法 ………………… 50

こ

コプリック斑 …………………… 39
コマ数 …………………………… 134
コミュニケーション不足 ……… 1
コルチゾール ………………… 15, 16
コンディション ………………… 42
こども虫はり …………………… 35
子育て ……………………… 6, 25, 84
子育て応援団 …………………… 129
小島元璞 ………………………… 47
古今医鑑 ………………………… 45
呼吸音 ………………………… 33, 40
呼吸器疾患 ……… 42, 112, 136, 147
呼吸器疾患・小児疾患 ………… 51
虎口三関 ……………… 92, 98, 101
孤児院 …………………………… 3
五臓六腑 …………………… 101, 104
五輪砕 …………………………… 44
口蓋扁桃 ………………………… 63
口内炎 ……………………… 36, 55, 136
広狭神倶集 ……………………… 46
甲状腺刺激ホルモン …………… 15
交感神経 …………………… 19, 134
行間 ……………………………… 100
行動療法 ………………………… 107
攻撃的態度 ……………………… 113
後天の気 ………………………… 102
校註小児直訣 …………………… 46
高機能化 ………………………… 25
高体重出生児 …………………… 28
高熱 ……………………………… 91
高武 ……………………………… 46
高齢の患者 ……………………… 147
黄俊明 …………………………… 51
喉頭炎 ……………………… 36, 135
硬結 ……………………………… 81
膏肓 ……………………………… 83
講義 ……………………………… 134
合谷 ………………………… 68, 100
毫鍼 ………………… 1, 35, 72, 82, 92
国際日本伝統医学協会 ………… 143
黒質 ……………………………… 15
極低出生体重児 ………………… 28
心 …………………………… 3, 6, 101
心育て …………………………… 8

骨折 ……………………………… 36
骨端症 …………………………… 68

さ

サルツバーガー ………………… 84
佐藤要 …………………………… 50
差別的用語 ……………………… 115
痧脹玉衡 ………………………… 47
催眠療法 ………………………… 107
擦過鍼 …………………………… 87
澤田流 …………………………… 99
三陰交 ……………………… 87, 89
三才看到老 ……………………… 107
三里 ……………………………… 89
　　――の灸 …………………… 66
三稜鍼 ……………………… 45, 54
産後の母親 ……………………… 141
攅竹 ………………………… 68, 89, 100

し

ショックアブソーバー ………… 100
子宮収縮 ………………………… 15
四白 ………………………… 89, 100
刺絡鍼法 …………………… 44, 47
刺絡篇 …………………………… 48
思春期の精神・神経障害 ……… 147
指圧療法士 ……………………… 141
指紋 ……………………………… 12
視神経萎縮 ……………………… 147
視診 ……………………………… 32
清水千里 ……………… 51, 76, 99
自閉症 ………… 36, 112, 122, 136, 137
自閉症スペクトラム …………… 147
自律神経（系） ……………… 9, 19
自律神経調整 …………………… 69
自律神経のコントロール ……… 42
児童虐待相談 …………………… 1
磁砭法 …………………………… 46
七情不和 ………………………… 111
疾病予防 …………………… 42, 80
湿疹 ……………………………… 136
実質音 …………………………… 58
斜頸 ……………………………… 141
斜視 ……………………………… 55
瀉法 ……………………………… 73
弱視 ……………………………… 102
腫脹 ………………………… 63, 64
周期性嘔吐症 …………………… 30
習慣性の風邪 …………………… 147
集毛鍼（針） …………… 37, 51, 71

重度の不安症 …………………… 147
純陽 ……………………………… 104
助産師 …………………………… 141
徐波化 …………………………… 119
小児按摩 ………………………… 47
小児医療制度 …………………… 124
小児疳虫治療 …………………… 35
小児灸 ……………………… 45, 47
小児強迫性障害 ………………… 147
小児治例分 ……………………… 49
小児神経症 …………… 36, 55, 136
小児神経症状 …………………… 42
小児鍼 … 1, 35, 41, 42, 61, 66, 68, 78,
　　　　　　　　　　　126, 138
　　――の使用及応用点（山本）… 50
　　――の普及 ………………… 130
　　――の歴史 ………………… 43
　　　前哨期 …………………… 44
　　　萌芽期 …………………… 44
　　　形成期 …………………… 45
　　　確立期 …………………… 47
　　　定着期 …………………… 48
　　　第1次流行期 ……………… 49
　　　第2次流行期 ……………… 50
　　　第3次流行期 ……………… 52
小児鍼師 ………………………… 47
小児鍼法 ………………………… 118
小児針法 ……………… 51, 91, 99, 117
小児推拿 ………………………… 47
小児推拿秘旨 …………………… 47
小児推拿法和解 ………………… 47
小児絶対健康法 ………………… 50
小児専門鍼灸師 ………………… 145
小児喘息 ………………………… 122
小児丹毒 ………………………… 47
小児の疳と虫 …………………… 47
小児はり（ばり） ……………… 35
小児麻痺 ………………………… 136
小児要決集 ……………………… 46
小児養育の心得 …………… 45, 49
小児養生按摩ノ法 ……………… 47
小品方 …………………………… 44
少海 ……………………………… 89
少子化 …………………………… 132
少年期 …………………………… 28
承泣 ……………………………… 68
消化器疾患 ……… 42, 112, 136
症状悪化 …………………… 57, 63
商丘（穴） ……………………… 74
証 ………………………………… 30

衝動性 ……………………………… 113	腎体質 ……………………………… 72	**そ**
上気道炎 …………………………… 63	**す**	ソマティック・マーカー仮説 ……… 7
上髎 ………………………………… 83	スウォドリング …………………… 22	疏肝解鬱 …………………………… 110
情緒不安定 ………………………… 113	スキンシップ ……………………… 3	疏泄 ………………………………… 107
食思不振 ……………… 1, 36, 55, 112, 136	スキンタッチ ……………… 127, 135	鼠径部リンパの触診 ……………… 39
食物アレルギー …………………… 136	スキンタッチ協議会 ……………… 135	早産児 ……………………………… 28
食物の好き嫌いが多い …………… 55	スキンタッチ教室 ………………… 74	総合診療 …………………………… 40
触刺激 ………………… 42, 118, 119	ステロイド ………………………… 27	叢桂亭医事小言 …………………… 48
触診 ……………………… 32, 57, 76	ストレス …………………………… 85	蔵血 ………………………………… 107
触覚 ………………………………… 117	ストレス学説 ……………………… 121	臓気清霊 …………………………… 105
白井寿庵 …………………………… 46	スピッツ …………………………… 28	臓腑嬌嫩 …………………………… 104
心音 ………………………………… 33	頭痛 …………………… 1, 36, 83, 91, 112, 136	瘙痒 ………………………………… 84
心雑音 ……………………………… 33	睡眠異常 …………………………… 113	卒後研修 …………………………… 131
心身症 ………………… 25, 30, 33, 55	睡眠不足 …………………………… 1, 92	**た**
心身のリラックス ………………… 69	菅沼周桂 …………………………… 47	タッチング ………………………… 118
心療内科 …………………………… 33	筋かへ ……………………………… 48	タッチング理論 …………………… 118
伸発吃音 …………………………… 108	鈴鍼 ………………………………… 72	タブレット型コンピューター（iPad）………………………… 98
身体医学 …………………………… 30	**せ**	ダダをこねる ……………………… 55
身体感覚 …………………………… 7	セイリン製ディスポーザブル小児鍼 ………………………… 37	だるま鍼 …………………………… 35
身体境界 …………………………… 8	セラピューティック・タッチ …… 23	太衝 ………………………………… 100
身体的虐待 ………………………… 1	世界保健機関 ……………………… 26	田中昭三 …………………………… 99
身柱 …… 45, 47, 60, 83, 87, 89, 92, 96, 98	正気蓬勃 …………………………… 104	多重障害児 ………………………… 70
神経症 ………………………… 25, 30, 33	正期産児 …………………………… 28	多動 ………………………………… 113
神経性食思不振症 ……………… 30, 79	生理的早産 ………………………… 25	多動児症候 ………………………… 141
神経ペプチド ……………………… 7	成長痛 ……………………………… 67	食べない …………………………… 85
真鍮製小児鍼 ……………………… 65	成長ホルモン ………………… 42, 134	打診 ………………………………… 32
針術要義 …………………………… 51	性格 ………………………………… 25	打鍼当流別伝 ……………………… 46
新型うつ病 ………………………… 25	青年期 ……………………………… 28	抱き癖 ……………………………… 4
新生児 ……………………………… 141	精気 ………………………………… 101	太淵（穴）………………………… 74
新哺乳類脳 ………………………… 9	精神療法 …………………………… 107	太平聖恵方 ………………………… 44
鍼灸 ……………………………… 21, 23	睛明 …………………………… 68, 100	太陽 …………………………… 37, 100
――のメカニズム ……………… 117	咳 …………………………………… 62	体温計測 …………………………… 40
鍼灸医家評伝 ……………………… 49	接触刺激 ……………………… 76, 79	体質 ………………………………… 25
鍼灸医学全書 ……………………… 50	接触鍼（類）…… 36, 37, 38, 64, 69, 92, 100	体質改善 …………………………… 75
鍼灸師 ……………………………… 131	摂州平野大絵図 …………………… 47	体性感覚野 ………………………… 12
鍼灸聚英 ……………………… 46, 52	薛鎧（父）………………………… 46	対象喪失反応の概念 ……………… 28
鍼灸則 ……………………………… 47	薛己 ………………………………… 46	対人関係に緊張 …………………… 30
鍼灸治療 …………………………… 2	薛父子 ……………………………… 46	胎毒 ………………………………… 45
――の新研究 …………………… 51	先天性白内障 ……………………… 101	帯状回 ……………………………… 9
鍼灸重宝記 ………………………… 46	線香灸 ……………………………… 82	大横 ………………………………… 79
鍼灸抜萃 ……………………… 46, 52	全九集 ……………………………… 45	大学レベル ………………………… 134
鍼灸薬秘伝書（福岡種）………… 54	全国鍼灸医家名鑑 ………………… 49	大巨 ………………………………… 79
鍼灸臨床講義 ……………………… 50	前額皮下静脈の怒張 ……………… 39	大師はり灸療院 …………………… 122
鍼術灸術営業取締規則 …………… 52	前頭前野 …………………………… 7	大師流弱三稜鍼 …………………… 82
鍼術治療大意 ……………………… 49	喘息 …………………… 25, 71, 112, 136, 137	大師流小児鍼（はり）… 37, 52, 56, 82, 135, 139
鍼法秘粋 …………………………… 46		大腸経 ………………… 69, 102, 110
神保玄洲 …………………………… 46		
腎虚 ………………………………… 74		
腎虚熱症 …………………………… 101		

索　引

た

大腸兪 79
大椎（穴） 46, 73, 89
大脳基底核 9
大脳新皮質 9, 25
大脳辺縁系 9
代替療法 145
第一反抗期 27
第二次性徴 27
第二反抗期 27
鷹取秀次 45
濁音 58
辰井文隆 49
脱水（症） 31, 36
谷岡賢太郎 57, 122
谷岡捨蔵（明海） 54, 56, 122
丹毒 45
丹毒療治相伝 48
丹波康頼 44
単純チック 106
単針 51
胆経 102
痰 62
膻中 87, 89

ち

チック 30, 36, 55, 103, 106, 112, 136
ちりけ 44, 45, 48
地域 134
地域密着型 130
地機 79
知覚過敏症 69
知覚障害 141
知的障害 112, 137
稚陰稚陽 104
築賓 87
中医学 144
中脘 79, 87, 89
中府 87
中封（穴） 74
注意欠陥多動児 122
注意欠陥多動性障害 36, 112, 136, 147
長生庵了味 46
超早産児 28
腸管の運動音 33
散気 44
塵気 44

つ

津守・稲毛式乳幼児精神発達
　　質問紙 28
爪をかむ 55
強い劣等感 113

て

ディスポーザブル小児鍼 135
デルマドローム 22
てんかん 36, 136, 141
てんかん発作 70
手三里 68, 69, 70
低出生体重児 28
鍉鍼 69, 71, 72, 92, 98, 110
適応症 124
適応障害 25, 30
天枢 48
天柱 87, 89
点 57
伝統鍼灸 50

と

どもり 36, 55, 108
吐乳 55
島皮質 11, 14
糖尿病性網膜症 147
導引口訣抄 47
瞳子髎 100
時実利彦 118
友達と遊べない 30
頓医抄 44

な

内関 79
内臓体壁反射 57
内部環境の概念 121
中川易之助 49
中野天降鍼療院 35
　――の由来 50
中野新吉 50
中野針 48
中野村 47
中野村松栄堂 48
中村了介 51
長浜宗佶 45, 49
長浜善夫 51
長刀鍼 37
浪速名家不可不知 48
難経四十難 107

難経六十九難 102

に

日本小児鍼略史 53
日本小児はり学会 52, 135
日本の鍼灸 117
日欧文化比較 45
日腫 46
乳児期 28
乳児の斜頸 140
妊婦の出産準備 141

ね

ネグレクト 1
寝起きが悪い 55
寝つきが悪い 55, 136
寝とぼける 55
寝ない 85
熱ショックタンパク 120
熱症 102
熱性痙攣 31
熱中症 31
熱を出す 55

の

ノイローゼ 4
野々井茂 95
脳 6, 25
脳下垂体後葉 14
脳幹 9
脳幹網様体 118
脳性麻痺 36
脳内神経伝達物質 6
脳貧血 91
乗物酔い 68

は

バイタルサイン 64
バソプレシン 15
パニック障害 30, 147
刃鍼 46
爬虫類 26
爬虫類脳 9
歯車鍼 71
背部兪穴 89
肺衛不固 104
肺主聲 107
肺常不足 104, 107
肺体質 72
排便 65

白膩苔 110
白斑 63
八分灸 71
発育迅速 104
発育不全 70
発汗 57, 64
発赤 57, 63, 64
発達障害 36, 112, 137
発達の遅れ 141
発熱 36, 57, 63
抜毛 30
鼻水 62
母親 78
腹イタ 85
腹取様 44
針聞書 44
針中野 35
反抗的態度 113
反応性愛着障害 30
半健康状態 122
半身麻痺 70, 141
阪堺軌道平野支線名勝記 50

ひ

ヒキツケ 55
引きこもり 21, 25, 30
皮内鍼 71
皮膚感覚 11
皮膚緊張度理論 125
皮膚刺激 78
皮膚鍼 51
皮膚知覚 134
皮膚の緊張度 57
悲傷 107
費用対効果 84
脾 102, 103
脾胃虚弱 110
脾虚 74
脾常不足腎常虚 104
脾体質 72
脾愈 46, 47, 79
樋口好運 46
鼻炎 36, 68, 112, 136
東谷立元 45
人見知り 27, 55
人をかむ 55
百会 87, 89, 92, 96, 98, 110
病家示訓余議 47
病気の治療 36, 112, 136
広瀬滋之 112

ふ

フェザータッチ 56
フリードリッヒ2世 3
フロイトの精神性的発達理論 28
プライマリ・ケア 40, 41
不安 147
不安障害 21, 30
不機嫌 36, 112, 136
不注意 113
不登校 25, 30
不眠 91, 147
府舎 79
触れる 3
賦活系 118
跗陽 82
風関 98
風池 87, 89
副交感神経 15, 19
副腎皮質刺激ホルモン 15
副腎皮質ホルモン 42
副鼻腔炎 68
復溜（穴） 74
福田方 44
腹痛 31, 55
腹部打診 58
腹部膨満感 79
複雑チック 106
覆載万安方 44
藤井秀山 46
藤井秀二 42, 46, 49, 50
藤井ヨネ 50
腹結 79
分離不安 30
文献学的 43

へ

ヘリベルト・シュミット 51
ヘレン・ケラー 117
ベトナム 135
平滑筋 14
変調療法 133
扁桃 63
　──の膿栓 39
　──の腫脹 39, 63
扁桃炎 36, 37, 61, 136, 137
扁桃体 7, 9
砭鍼（法） 45, 46
便秘 1, 31, 36, 55, 78, 112, 136, 137

ほ

ホスピタリズム 28
ホメオスタシス 18, 23
　──の概念 120
ボウルビーの愛着理論 28
ボディバウンダリー説 8
ポリヴェイガル理論 20
ポルトマン 25
保育所 135
保嬰撮要 46
保護者 39, 79
哺乳類 26
母性遮断理論 30
母体外胎児 25
胞肓 83
蓬勃 104
鋒鍼（針） 44, 45
縫線核 15
望診 99
北米東洋医学誌 125
本治法 73

ま

マッサージ 23
曲直瀬道三 45
真野保正 50
間中喜雄 51
摩擦 98
摩擦刺激 76
摩擦鍼 38, 65, 92
摩擦鍼類 36, 37
正木健雄 5
松沢浄室 46
万病回春 45
万安方 44
慢性運動性チック障害 106
慢性蕁麻疹 30
慢性的疾患 147
慢性便秘 78

み

ミラーニューロン 9
宮脇仲策 47
脈診 101, 105
脈盛 100

む

無声型吃音 109
夢精 100

索　引　155

め

目に開竅 ……………………… 107
迷走神経背側複合体 ……………… 20
迷走神経腹側複合体 ……………… 20
滅菌消毒 ………………………… 65
免疫細胞 ……………………… 120
免疫バリアー ………………… 118
免疫力 …………………… 42, 119
面 ………………………………… 57

も

毛針 ……………………………… 46
網膜血管閉塞 ………………… 147
網膜色素変性症 ……………… 147
網膜剝離 ……………………… 102
目窓 ……………………………… 89
物を投げつけたり頭を壁や床に
　ぶつける ……………………… 55
森秀太郎 …………………… 51, 91
問診 …………………………… 32, 99

や

やしなひ草 ……………………… 48
八隅景山 ………………………… 48
矢島虎嘯 ………………………… 48
夜驚（症）………… 36, 42, 55, 136
夜尿症 ……… 25, 30, 36, 37, 81, 112, 136,
　　　　　　　　　　　　140, 141
薬物療法 ……………………… 107
柳谷式 …………………………… 51
柳谷素霊 ………………………… 50

山口安斎 ………………………… 47
山下詢 …………………………… 52
山本新梧 ………………………… 50
檜形 ……………………………… 51

ゆ

有効性 ………………………… 124
有隣 ……………………………… 44
憂愁 ……………………………… 107

よ

よく風邪をひく ………………… 55
よく泣く ………………………… 55
夜泣き … 1, 22, 36, 42, 55, 85, 92, 112,
　　　　　　　　　　　　　　136
幼科急救推拿奇法 ……………… 47
幼児期 …………………………… 28
幼稚園 ………………………… 135
陽虚証 …………………………… 73
陽白 ……………………………… 89
陽明経 …………………………… 72
陽陵泉 …………………………… 79
腰眼 ……………………………… 47
養生一言草 ……………………… 48
養生囊 …………………………… 48
抑うつ ………………………… 4, 21
抑制系 ………………………… 119
横山瑞生 ………………………… 51
吉田勇 …………………………… 50
米山式イチョウ型（鍼）… 37, 64, 71,
　　　　　　　　　　　　100, 135
米山博久 ……………… 51, 91, 99, 117

ら

ライン・マイン治療院 ………… 138
ラッセル音 ……………………… 40

り

リスクマネージメント ………… 130
李英昴 …………………………… 51
李聖甫 …………………………… 47
良医名鑑 ………………………… 47
梁門 ……………………………… 79
臨床鍼灸治療学 ………………… 50
臨床推論（診断）……………… 39

る

ルイス・フロイス ……………… 45

れ

レベルアップ ………………… 131
連声型（連続型）吃音 ………… 108

ろ

ローラー鍼 …… 37, 68, 69, 70, 71, 98
ローレル指数 …………………… 28

わ

和韓医話 ………………………… 47
和田養安 ………………………… 46
倭漢嬰童医按会萃 ……………… 46
脇坂義堂 ………………………… 48
私の鍼灸治療学（米山）……… 51

【編者略歴】

尾﨑 朋文（おざき ともふみ）

1977年	大阪鍼灸専門学校（現・森ノ宮医療学園専門学校）卒業
1997年	大阪鍼灸専門学校（現・同上）附属診療所鍼灸室室長
2007年	森ノ宮医療大学准教授
2008年	近畿大学通信教育部法学部卒業
2012年	森ノ宮医療学園専門学校副校長
2013年	森ノ宮医療大学保健医療学部鍼灸学科/大学院保健医療研究科教授

山口 創（やまぐち はじめ）

1996年	早稲田大学大学院人間科学研究科修了
1996年	早稲田大学人間総合研究センター助手
1999年	聖徳大学人文学部講師
2008年	桜美林大学心理・教育学系教授

米山 榮（よねやま さかえ）

1971年	鍼灸師資格取得
1973年	同志社大学心理学部卒業
1973〜1979年	米山鍼灸院
1985年	愛知医科大学卒業
1986年〜	名古屋大学神経内科　入局
1992年	名古屋大学神経内科講座　医学博士取得，神経内科専門医，内科認定医
1992〜2004年	（医）川村病院・小山田記念温泉病院　神経内科部長
2004年〜	米山クリニック（神経内科・内科），Yoneyama-Acu-Therapy 院長

実践小児はり法
子どもの健やかな成長へのアプローチ　ISBN978-4-263-24283-4

2012年6月10日　第1版第1刷発行
2015年4月10日　第1版第3刷発行

編　者	尾﨑　朋文
	山口　　創
	米山　　榮
発行者	大畑　秀穂
発行所	医歯薬出版株式会社

〒113-8612　東京都文京区本駒込 1-7-10
TEL.(03) 5395-7641（編集）・7616（販売）
FAX.(03) 5395-7624（編集）・8563（販売）
http://www.ishiyaku.co.jp/
郵便振替番号 00190-5-13816

乱丁，落丁の際はお取り替えいたします　　印刷・三報社印刷／製本・愛千製本所
© Ishiyaku Publishers, Inc., 2012. Printed in Japan

本書の複製権・翻訳権・翻案権・上映権・譲渡権・貸与権・公衆送信権（送信可能化権を含む）・口述権は，医歯薬出版(株)が保有します．

本書を無断で複製する行為（コピー，スキャン，デジタルデータ化など）は，「私的使用のための複製」などの著作権法上の限られた例外を除き禁じられています．また私的使用に該当する場合であっても，請負業者等の第三者に依頼し上記の行為を行うことは違法となります．

JCOPY ＜(社)出版者著作権管理機構 委託出版物＞

本書を複写される場合は，そのつど事前に（社）出版者著作権管理機構（電話 03-3513-6969，FAX 03-3513-6979，e-mail：info@jcopy.or.jp）の許諾を得てください．

MGP